中原历代中医药名家文库

主编 许敬生

中医名家珍稀典籍校注丛书

太平圣惠方校注

3

〔宋〕王怀隐 等编

田文敬 牛国顺 孙现鹏

任孝德 王 明 校注

河南科学技术出版社

·郑州·

图书在版编目(CIP)数据

《太平圣惠方》校注. 3 /（宋）王怀隐等编；田文敬等校注.
—郑州：河南科学技术出版社，2015.10
ISBN 978 -7 -5349 -7687 -2

Ⅰ. ①太… Ⅱ. ①王… ②田… Ⅲ. ①食物疗法 - 验方
②《太平圣惠方》- 注释 Ⅳ. ①R247.1

中国版本图书馆 CIP 数据核字(2015)第 062796 号

出版发行：河南科学技术出版社
地址：郑州市经五路 66 号　　邮编：450002
电话：(0371) 65788613　65788629
网址：www.hnstp.cn
策划编辑：李喜婷　马艳茹
责任编辑：邓　为　高　杨　赵振华
责任校对：柯　姣
封面设计：张　伟
版式设计：若　溪
责任印制：朱　飞
印　　刷：河南省瑞光印务股份有限公司
经　　销：全国新华书店
幅面尺寸：185 mm×260 mm　印张：22　字数：300 千字
版　　次：2015 年 10 月第 1 版　2015 年 10 月第 1 次印刷
定　　价：138.00 元

“中原历代中医药名家文库（典籍部分）”编委会

主　　编　许敬生

副 主 编　冯明清　侯士良　卢丙辰　刘道清

学术秘书　马鸿祥

本书主编　田文敬　牛国顺

副 主 编　孙现鹏　任孝德　王　明

目　录

卷第二十一

治偏风诸方

夫偏风者，为风邪偏客于身一边也。人体有偏虚者，风邪乘虚而伤之，故为偏风也。其状或不知痛痒，或缓痛，或痹痛是也。

治偏风手足不遂，肌肉顽痹，宜服独活散方。

独活（二两） 赤茯苓（一两） 汉防己（一两） 芎䓖（一两） 赤芍药（一两） 麻黄（一两半，去根节） 牛膝（一两，去苗） 当归（一两，锉，微炒） 附子（二两，炮裂，去皮脐） 甘草（半两，炙微赤，锉） 萆薢（一两，锉） 桂心（二两） 茵芋（一两） 防风（一两，去芦头） 羚羊角屑（一两）

右件药，捣粗罗为散。每服四钱，以水一中盏，入生姜半分，煎至六分，去滓，不计时候温服。忌生冷、油腻、猪、鱼、鸡、犬肉。

治偏风不遂，心神虚烦，头目昏重，肢节不仁，宜服天麻散方。

天麻（一两） 麻黄（一两，去根节） 防风（一两，去芦头） 芎䓖（一两） 枳壳（一两，麸炒微黄，去瓤） 荆芥（一两） 桂心（一两） 附子（一两，炮裂，去皮脐） 独活（一两） 白术（一两） 当归（一两，锉，微炒） 石膏（二两）

右件药，捣罗为散。每服四钱，以水一中盏，入生姜半分，煎至六分，去滓，不计时候温服。

治偏风不遂，肢节烦疼，心胸满闷，缓纵不仁，宜服侧子散方。

侧子（一两，炮裂，去皮脐） 独活（三分） 桂心（三分） 汉防己（三分） 附子（三分，炮裂，去皮脐） 芎䓖（三分） 人参（三分，去芦头） 麻黄（三分，去根节） 当归（三分，锉，微炒） 秦艽（三分，去苗） 茯神（三分） 防风（三分，去芦头） 白术（三分） 细辛（三分） 甘菊花（三分） 甘草（半两，炙微赤，锉） 枳壳（三分，麸炒微黄）

右件药，捣粗罗为散。每服三钱，以水一中盏，入生姜半分，煎至五分，去滓，入竹沥半合，搅令匀，更煎一两沸，不计时候温服。忌生冷、油腻、鸡、猪肉。

治偏风手足不遂，肌体不仁，筋脉拘急，时有疼痛，宜服防风散方。

防风（三分，去芦头） 白术（三分） 芎䓖（三分） 白芷（三分） 牛膝（三分，去苗） 狗脊（三分） 萆薢（三分，锉） 薏苡仁（三分） 杏仁（三分，汤浸去皮尖双仁，麸炒微黄） 侧子（一两，炮裂，去皮脐） 当归（三分，锉，微炒） 羌活（三分） 麻黄（三分，去根节） 石膏（二两） 桂心（三分）

右件药，捣粗罗为散。每服四钱，以水一中盏，入生姜半分，煎至六分，去滓，不计时候温服。忌生冷、油腻、猪、鸡、大[①]肉。

治偏风肌体虚弱，手足不遂，筋脉拘急，心胸烦闷，宜服羚羊角散方。

羚羊角屑（三分） 独活（一两） 酸枣仁（三分，微炒） 薏苡仁（一两） 防风（三分，去芦头） 赤茯苓（一两） 荆芥（三分） 芎䓖（三分） 黄芪（三分，锉） 五加皮（三分） 熟干地黄（三分）

右件药，捣细罗为散。每服二钱，以荆沥半合，酒一小盏，和暖，不计时候调服。

治偏风不遂，肌体烦疼，肢节无力，宜服五加皮散方。

五加皮（一两） 防风（一两，去芦头） 白术（一两） 附子（一两，炮裂，去皮脐） 萆薢（一两，锉） 芎䓖（一两） 桂心（一两） 赤芍药（一两） 枳壳（一两，麸炒微黄，去瓤） 荆芥（一两） 羚羊角屑（一两） 丹参（一两） 麻黄（二两，去根节） 羌活（二两） 甘草（半两，炙微赤，锉）

右件药，捣粗罗为散。每服四钱，以水一中盏，入生姜半分，煎至六分，去滓，不计时候温服。

治偏风，积季不差，脚手枯细，口面㖞斜，精神不守，言语倒错，宜服茵芋

散方。

茵芋（三分）　桂心（三分）　汉防己（三分）　附子（三分，炮裂，去皮脐）　侧子（三分，炮裂，去皮脐）　芎䓖（三分）　人参（一分，去芦头）　麻黄（三分，去根节）　当归（三分，锉，微炒）　赤芍药（三分）　秦艽（一两，去苗）　茯神（三分）　五加皮（三分）　防风（半两，去芦头）　白术（半两）　黄芪（半两，锉）　细辛（半两）　甘菊花（半两）　甘草（半两，炙微赤，锉）

右件药，捣粗罗为散。每服四钱，以水一中盏，入生姜半分，煎至五分，去滓，下竹沥一合，更煎一两沸，不计时候温服。忌生冷、油腻、毒鱼、滑物。

治偏风，手足不遂，失音不语，口眼㖞斜，宜服麻黄散方。

麻黄（一两，去根节）　防风（一两，去芦头）　附子（一两，炮裂，去皮脐）　芎䓖（一两）　桂心（一两）　犀角屑（三分）　前胡（三分，去芦头）　赤芍药（三分）　人参（三分，去芦头）　甘草（半两，炙微赤，锉）　杏仁（三分，汤浸去皮尖双仁，麸炒微黄）

右件药，捣粗罗为散。每服四钱，以水一中盏，煎至六分，去滓，不计时候温服。

治偏风顽痹，心神冒闷，身体疼痛，宜服防风散方。

防风（三分，去芦头）　当归（一两，锉，微炒）　羌活（半两）　川椒（半两，去目及闭口者，微炒去汗）　天雄（半两，炮裂，去皮脐）　附子（半两，炮裂，去皮脐）　赤箭（半两）　白术（三分）　干姜（半两，炮裂，锉）　细辛（半两）　川乌头（半两，炮裂，去皮脐）　前胡（一两，去芦头）　白芷（半两）　莽草（三分）　麻黄（一两，去根节）　山茱萸（半两）　丹参（半两）　人参（三分，去芦头）

右件药，捣细罗为散。每服不计时候，以温酒调下一钱。

治偏风不遂，心神烦闷，言语謇涩，宜服枳壳圆方。

枳壳（一两，麸炒微黄，去瓤）　丹参（半两）　赤茯苓（一两）　川升麻（一两）　黄芪（一两，锉）　防风（三分，去芦头）　羌活（一两）　人参（一两，去芦头）　羚羊角屑（三分）　薏苡仁（二两）　桂心（一两）　生干地黄（二两）

右件药，捣罗为末，炼蜜和捣三二百杵，圆如梧桐子大。每服，不计时候，薄荷汤下二十圆。忌生冷、油腻、猪、鸡肉。

治偏风手足不遂，筋脉缓弱，肢节疼痛，宜服萆薢圆方。

萆薢（一两，锉） 白蒺藜（一两，微炒去刺） 赤茯苓（一两） 附子（一两，炮裂，去皮脐） 麻黄（一两，去根节） 防风（一两，去芦头） 羌活（一两） 人参（一两，去芦头） 羚羊角屑（一两） 柏子仁（一两） 薏苡仁（一两） 桂心（一两） 生干地黄（一两） 当归（一两，锉，微炒）

右件药，捣罗为末，炼蜜和捣三二百杵，圆如梧桐子大。每服，食前以温酒下三十圆。

治偏风，手足不遂，筋骨疼痛，宜服海桐皮圆方。

海桐皮（一两） 柏子仁（三分） 羌活（三分） 石斛（一两，去根，锉） 防风（三分，去芦头） 当归（三分，锉，微炒） 桂心（一两） 侧子（一两，炮裂，去皮脐） 仙灵脾（一两） 芎䓖（一两） 麻黄（一两，去根节） 牛膝（一两，去苗） 莽草（一两，微炙） 枳壳（一两，麸炒微黄，去瓤）

右件药，捣罗为末，炼蜜和捣三二百杵，圆如梧桐子大。每服，食前以温酒下三十圆。

治偏风，手足不遂，皮肤不仁，宜服仙灵脾浸酒方。

仙灵脾（一斤好者）

右细锉，以生绢袋盛，于不津器中，用无灰酒二斗浸之，以厚纸重重密封，不得通气，春夏三日、秋冬五日后旋开取。每日随性暖饮之，常令醺醺不得大醉。若酒尽，再合服之，无不效验，合时切忌鸡、犬见。

治风角弓反张诸方

夫风邪伤人，令腰背反折，不能俯仰，似角弓者，由风邪入于诸阳经故也。

治卒中风，身如角弓反张，口噤不语，宜服麻黄散方。

麻黄（二两，去根节） 防风（一两，去芦头） 羚羊角屑（一两）

独活（一两）　五加皮（一两）　前胡（一两，去芦头）　桂心（一两）　附子（一两，炮裂，去皮脐）　人参（一两，去芦头）　芎䓖（一两）　当归（一两）　石膏（二两）　杏仁（一两，汤浸去皮尖双仁，麸炒微黄）　甘草（一两，炙微赤，锉）

右件药，捣粗罗为散。每服四钱，以水一中盏，入生姜半分，煎至六分，去滓，不计时候温服。

治中风口噤，身体拘急，如角弓反张欲死者，宜服续命散方。

独活（一两）　防风（一两，去芦头）　麻黄（二两半，去根节）　附子（一两，炮裂，去皮脐）　细辛（三分）　芎䓖（三分）　桂心（一两）　杏仁（一两，汤浸去皮尖双仁，麸炒微黄）　当归（三分）

右件药，捣粗罗为散。每服四钱，以水一中盏，入生姜半分，煎至六分，去滓，不计时候温服。

治中风，角弓反张，心神烦乱，口噤不语，宜服犀角散方。

犀角屑（一两）　麻黄（一两，去根节）　防风（三分，去芦头）　石膏（二两）　桂心（三分）　白术（三分）　羌活（一两）　人参（三分，去芦头）　芎䓖（三分）　白茯苓（三分）　细辛（三分）　当归（三分）　附子（一两，炮裂，去皮脐）　杏仁（一两，汤浸去皮尖双仁，麸炒微黄）　甘草（半两，炙微赤，锉）

右件药，捣粗罗为散。每服四钱，以水一中盏，入生姜半分，煎至五分，去滓，入竹沥一合，更煎一两沸，不计时候温服。

治中风，身如角弓反张，心胸满闷，宜服薏苡仁散方。

薏苡仁（一两）　芎䓖（一两）　当归（三分）　桂心（一两）　细辛（三分）　前胡（三分，去芦头）　羌活（三分）　茵芋（三分）　甘草（半两，炙微赤，锉）　生干地黄（三分）　萆薢（三分）　羚羊角屑（三分）

右件药，捣粗罗为散。每服四钱，以水一中盏，入生姜半分，煎至六分，去滓，不计时候稍热服。

治中风，身如角弓反张，筋脉拘急，疼痛，宜服羚羊角散方。

羚羊角屑（一两）　赤茯苓（三分）　芎䓖（三分）　当归（三分）　酸枣仁（三分，微炒）　肉桂（一两半，去粗皮）　细辛（半两）　防风（三分，去芦头）　羌活（一两）　茵芋（一两）　丹参（一两）

右件药，捣粗罗为散。每服三钱，以水一中盏，入生姜半分，煎至六

分，去滓，不计时候稍热服。

治中风，身如角弓反张，言语謇涩，心神烦乱，宜服威灵仙散方。

威灵仙（二两） 独活（一两） 羚羊角屑（一两） 麦门冬（一两，去心，焙） 桂心（一两） 赤茯苓（一两） 防风（一两，去芦头） 细辛（一两） 麻黄（一两，去根节） 五加皮（一两） 薏苡仁（一两）

右件药，捣粗罗为散。每服四钱，以水一中盏，入生姜半分，煎至五分，去滓，入淡竹沥一合，更煎一两沸，不计时候温服。

治卒中风，身如角弓反张，眼斜，口噤，宜服麻黄散方。

麻黄（一两，去根节） 羌活（三分） 附子（三分，炮裂，去皮脐） 防风（三分，去芦头） 桂心（三分） 薏苡仁（三分） 羚羊角屑（三分） 芎䓖（一两） 当归（一两） 甘草（半两，炙微赤，锉） 杏仁（一两，汤浸去皮尖双仁，麸炒微黄）

右件药，捣粗罗为散。每服四钱，以水一中盏，入生姜半分，煎至六分，去滓，不计时候稍热服。

治中风，身如角弓反张，口噤者，宜服天雄散方。

天雄（一两，炮裂，去皮脐） 独活（一两） 羚羊角屑（一两） 白鲜皮（一两） 防风（一两，去芦头） 踯躅花（一两，酒拌微炒） 麻黄（一两，去根节） 芎䓖（一两） 酸枣仁（一两，微炒） 川乌头（半两，炮裂，去皮脐） 桂心（一两） 牛黄（一分，细研）

右件药，捣细罗为散，入研了药令匀。每服，不计时候，以温酒调下二钱，频服，以汗出为度。

治中风，身如角弓反张，不语昏闷，宜服龙脑圆方。

龙脑（一两，细研） 麝香（一分，细研） 干蝎（半两，微炒） 天南星（半两，炮裂） 朱砂（半两，细研） 阿胶（半两，捣碎，炒令黄燥） 香墨（半两） 白附子（半两，炮裂） 蝉壳（一分） 防风（半两，去芦头） 羚羊角屑（半两） 肉桂（半两，去皴皮） 羌活（半两） 乌蛇肉（三分，酒浸，炙令微黄） 牛黄（一分，研入）

右件药，捣罗为末，入研了药令匀，炼蜜和捣三五百杵，圆如绿豆大。每服，不计时候，以温酒下十圆。

治中风，角弓反张，口噤不语，四肢拘急，并肾脏风毒攻注，手足顽麻，一切急风，并宜服天麻圆方。

天麻（一两）　白附子（一两，炮裂）　天南星（半两，炮裂）　附子（一两，炮裂，去皮脐）　腻粉（一分）　牛膝（一两，去苗）　白僵蚕（一两，微炒）　干蝎（半两，微炒）　羌活（一两）　槐胶（一两）　羚羊角屑（一两）　防风（一两，去芦头）　蝉壳（半两）　麝香（一分，细研）　朱砂（半两，细研）　白花蛇（二两，酒浸，去皮骨，炙令微黄）

右件药，捣罗为末，入研了药令匀，炼蜜和捣三二百杵，圆如鸡头实大。每服，以生姜汁、薄荷汁各少许，入热酒二合相和，研下一圆，不计时候频服。

治风身体疼痛诸方

夫风身体疼痛者，由风湿搏于阳气故也。夫人阳气虚者，腠理易开，而为风湿所析[②]，使阳气不得发泄，而与风湿相搏，于分肉之间相击，故疼痛也。诊其脉浮而紧者，则身体疼痛也。

治风身体疼痛，四肢懈惰，宜服附子散方。

附子（一两，炮裂，去皮脐）　五加皮（三分）　麻黄（三两，去根节）　独活（三分）　当归（三分）　秦艽（三分，去苗）　赤茯苓（三分）　芎䓖（三分）　桂心（三分）　萆薢（三分，锉）　枳壳（三分，麸炒微黄，去瓤）

右件药，捣粗罗为散。每服三钱，以水一中盏，入生姜半分，煎至六分，去滓，不计时候温服。忌生冷、油腻、毒鱼、滑物。

治风身体疼痛，筋脉拘急，不可俯仰，宜服羚羊角散方。

羚羊角屑（一两）　羌活（三分）　赤茯苓（三分）　薏苡仁（三分）　防风（三分，去芦头）　赤芍药（三分）　当归（三分）　芎䓖（三分）　桂心（三分）　槟榔（半两）

右件药，捣粗罗为散。每服四钱，以水一中盏，煎至六分，去滓，不计时候温服。

治风，身体疼痛，腰背拘急，宜服独活散方。

独活（半两） 附子（三分，炮裂，去皮脐） 防风（半两，去芦头） 麻黄（三分，去根节） 桂心（半两） 芎䓖（半两） 薏苡仁（一两） 赤茯苓（三分） 牛膝（三分，去苗） 人参（半两，去芦头） 白术（半两） 茵芋（半两） 海桐皮（半两，锉） 枳壳（半两，麸炒微黄，去瓤） 甘草（半两，炙微赤，锉）

右件药，捣粗罗为散。每服三钱，以水一中盏，入生姜半分，煎至六分，去滓，不计时候温服。忌生冷、油腻、毒鱼、滑物。

治风身体疼痛，头目昏重，宜服芎䓖散方。

芎䓖（三分） 防风（半两，去芦头） 麻黄（三分，去根节） 枳壳（半两，麸炒微黄，去瓤） 当归（三分） 白术（半两） 桂心（半两） 天雄（半两，炮裂，去皮脐） 甘草（半两，炙微赤，锉） 蔓荆子（半两） 藁本（半两） 赤芍药（三分）

右件药，捣粗罗为散。每服三钱，以水一中盏，入生姜半分，煎至六分，去滓，不计时候温服。

治风身体疼痛，转侧不得，宜服防风散方。

防风（三分，去芦头） 薏苡仁（一两） 羌活（三分） 细辛（半两） 当归（三分） 仙灵脾（一两） 芎䓖（三分） 肉桂（三分，去皴皮） 附子（一两，炮裂，去皮脐） 牛膝（一两，去苗） 骨碎补（一两） 枳实（半两，麸炒微黄）

右件药，捣粗罗为散。每服三钱，以水一中盏，煎至六分，去滓，不计时候稍热服。

治风气壅滞，身体疼痛，宜服五加皮散方。

五加皮（三分） 桂心（半两） 羌活（三分） 丹参（三分） 防风（半两，去芦头） 枳壳（半两，麸炒微黄，去瓤） 赤芍药（三分） 羚羊角屑（三分） 槟榔（三分）

右件药，捣粗罗为散。每服四钱，以水一中盏，煎至六分，去滓，不计时候稍热服。

治风身体疼痛，肢节不利，宜服茵芋散方。

茵芋（一两） 肉桂（一两，去皴皮） 海桐皮（一两） 芎䓖（一两） 狗脊（一两） 防风（一两，去芦头） 牛膝（一两，去苗） 附子（二两，炮裂，去皮脐） 松节（一两，锉） 苍耳子（一两，微炒） 当归（一两） 羌活（一两） 木香（一两） 麝香（一分，研入）

右件药，捣细罗为散，入研了药令匀。每服，不计时候，以温酒调下二钱。如不饮酒，荆芥薄荷汤下亦得。忌生冷、油腻、猪、鸡、犬肉。

治风走注疼痛诸方

夫风走注者，是风毒之气，游于皮肤骨髓，往来疼痛无常处是也。此由体虚受风邪之气，风邪乘虚所攻，故无其定止，是谓走注也。

治风毒走注，疼痛不定，少得睡卧，宜服虎骨散方。

虎胫骨（二两，涂酥，炙令黄） 败龟（二两，涂酥，炙令黄） 麒麟竭（三分） 赤芍药（三分） 当归（三分） 没药（三分） 自然铜（三分，细研） 牛膝（一两，去苗） 天麻（一两） 槟榔（一两） 五加皮（一两） 羌活（一两） 防风（三分，去芦头） 白附子（三分，炮裂） 桂心（三分） 白芷（三分） 苍耳子（三分，微炒） 骨碎补（三分）

右件药，捣细罗为散。每服不计时候，以温酒调下一钱。

治风走注疼痛及手足拘急，头痛不可忍，宜服乌头散方。

川乌头（半两，炮裂，去皮脐） 干姜（半两，炮裂） 川椒（半两，去目及闭口者，微炒去汗） 天雄（一两，炮裂，去皮脐） 莽草（一两，微炙） 雄黄（一两，细研） 朱砂（一两，细研） 细辛（半两） 桂心（半两）

右件药，捣细罗为散。每服，不计时候，以温酒调下半钱。

治风走注疼痛及白虎历节风等，宜服汉椒散方。

汉椒（一两，去目及闭口者，微炒去汗） 桂心（三分） 侧子（一两，炮裂，去皮脐） 麻黄（三分，去根节） 当归（三分） 木香（三分）

右件药，捣细罗为散。每服，不计时候，以温酒调下半钱。

治风走注疼痛，宜服桂心散方。

桂心 地龙（微炒） 白僵蚕（微炒） 漏芦 威灵仙 芎䓖 白芷

当归　木香　以上各半两

右件药，捣细罗为散。每服，不计时候，以热酒调下一钱。

治风走注疼痛，来往不定，宜服仙灵脾散方。

仙灵脾（一两）　威灵仙（一两）　芎䓖（一两）　桂心（一两）　苍耳子（一两）

右件药，捣细罗为散。每服，不计时候，以温酒调下一钱。

治风走注疼痛不可忍，宜服虎骨散方。

虎胫骨（一两）　硇砂（半两，醋化涂虎骨上，慢火炙令黄）　白芷（一两）　芫花（一分，醋拌炒令黑色）　当归（一两）　漏芦（一两）　赤芍药（三分）　地龙（一分，微炒）　紫笋茶（一两）　桂心（半两）

右件药，捣细罗为散。每服，不计时候，以温酒调下一钱。

治风走注疼痛方。

地龙（一两，微炒）　麝香（一分，细研入）

右件药，捣细罗为散。每服，不计时候，以温酒调下一钱。

治风毒走注，肢节疼痛，不可忍，宜服海桐皮煎圆方。

海桐皮（半斤）　牛膝（半斤，去苗）

以上二味，并细锉，以水一斗于大锅中，煎至一升，用沙盆内烂研，绞取浓汁，即却于银锅中，渐渐入酒三升，煎为膏。

附子（二两，炮裂，去皮脐）　川乌头（一两，炮裂，去皮脐）　虎胫骨（四两，涂酥，炙令黄）　川大黄（三两，锉碎，微炒）　桃仁（二两，汤浸去皮尖双仁，麸炒微黄）　五加皮（一两）　赤芍药（一两）　肉桂（一两，去皴皮）　麻黄（一两，去根节）　当归（一两）　赤箭（一两）　地龙（一两，微炒）　木香（一两）　独活（一两）　没药（一两）　防风（一两，去芦头）　骨碎补（一两）　乳香（一两）　麒麟竭（一两）　干蝎（一两，微炒）　天南星（一两，炮裂）　麝香（半两）

右件药，捣罗为末，入麝香，都研令匀，入前膏，和捣三五百杵，圆如梧桐子大。每服不计时候，以温酒下二十圆。忌生油、毒鱼、滑物。

治风毒走注疼痛不定，宜服虎骨圆方。

虎胫骨（二两，涂酥，炙令黄）　牛膝（一两，去苗）　天雄（一两，炮裂，去皮脐）　天麻（一两）　羌活（一两）　白附子（三分，炮裂）　防风（三分，去芦头）　桂心（三分）　酸枣仁（二分，微炒）　天南星（三分，炮裂）　乌蛇（二两，酒浸去皮骨，炙令微黄）　桑螵蛸（半两，微炒）　槐胶（一两）　桃胶（半两）　朱砂（三分，细研）　麝香（一分，细研）　当归（一两）　川大黄（一两，锉，微炒）

右件药，捣罗为散，入研了药令匀，炼蜜和捣三二百杵，圆如梧桐子大。不计时候，以温酒下二十圆。

治一切风毒走注疼痛，宜服骨碎补圆方。

骨碎补（一两）　桂心（一两）　狗脊（一两）　木香（一两）　仙灵脾（一两）　附子（三分，炮裂，去皮脐）　川乌头（三分，炮裂，去皮脐）　威灵仙（一两）　山茄子（一两）　当归（一两）　甜瓜子（三分）　补骨脂（一两，微炒）　麻黄（三分，去根节）　白附子（一两，炮裂）　虎胫骨（一两，涂酥，炙令黄）　干蝎（半两，微炒）　天南星（半两，炮裂）　自然铜（一两，细研）　芎䓖（三分）　没药（半两）　赤芍药（三分）　朱砂（半两，细研）　白花蛇肉（二两，酒浸，炙令黄）　羌活（三分）　白芷（三分）　甘草（半两，炙微赤，锉）

右件药，捣罗为末，入研了药令匀，炼蜜和捣五七百杵，圆如梧桐子大。每服不计时候，以温酒下二十圆。

治风走注疼痛，宜服此方。

水银（一两）　枣（十五枚，蒸熟取瓤，和水银研令星尽）　天南星（三分，炮裂）　干蝎（半两，生用）

右件药，捣罗为末，入水银枣一处研，和圆如小豆大。别以腻粉拌令白色，阴干。每服不计时候，以豆淋酒下五圆。

治风走注疼痛，宜服野狼毒圆方。

狼毒（一分）　天南星（半两）　附子（半两）

右件药，并生用，临捣合时，以净布裹捶碎，用木臼内捣罗为末，后以石锅内，煎酽醋成膏，和圆如梧桐子大。不计时候，以冷酒下两圆。如不饮酒，用冷水下亦得。

治风走注疼痛，上下不定，随痛处贴之，神效膏方。

牛皮胶（一两，水溶作膏）　芸苔子（半两）　安息香（半两）　附子（半两，生用，去皮脐）　汉椒（半两，生用）

右件药，捣细罗为散，入胶中和成膏，涂纸上，随痛处贴之，立定。

治风走注疼痛不定，宜用此药，随痛处熨之方。

芫花（二两）　柳蚛屑（半两）　汉椒（二两，去目）　桂心（一两）　桑根白皮（二两）　麸（一升）

右件药，捣粗罗为散，用醋一升拌炒令热，以青布裹熨痛处。冷即更入醋重炒，依前熨之，以差为度。

又方。

黑豆（五升）　芫花（一斤）　生姜（半斤，切）

右件药，都炒，旋入醋拌，用青布裹熨痛上，更番炒熨，以效为度。

又方。

针砂（五两）　砒霜（半两）　硇砂（半两）　雌黄（半两）　麝香（一分）　磁石（半两）

右件药，捣为末，临时以醋拌炒令热，用熟帛裹熨患处，立差。

治风走注疼痛及四肢冷顽强硬，展缩不得，宜用此方。

皂荚（一斤，不蚛者）　盐（五升）

右细锉皂荚，和盐炒热，以青布裹熨痛处，立差。

治热毒风诸方

夫热毒风者，皆由脏腑风虚，外邪所中，心肺壅热，风气在于胸心，或因吃热药，或饮酒过度，即头面肿热，心神烦躁，眼目昏昏，或时语涩，痰黏壅滞，皮肤肚热，面赤口干，肢节不利者是其候也。

治热毒风攻，头面赤肿，心膈烦热，肢节疼痛，宜服羚羊角散方。

羚羊角屑（三分）　羌活（半两）　防风（半两，去芦头）　黄芩（一两）　白鲜皮（一两）　芎䓖（半两）　川大黄（一两，锉碎，微炒）　枳壳（一两，麸炒微黄，去瓤）　葳蕤（半两）　牛蒡子（一两）　甘草（一两，炙微赤，锉）

右件药，捣粗罗为散。每服三钱，以水一中盏，煎至六分，去滓，不计时候温服。忌炙煿、热面。

治热毒风或[3]**上头面，微肿，时有烦热，宜服黄芪散方**。

黄芪（一两，锉） 汉防己（三分） 桑根白皮（一两，锉） 赤茯苓（一两） 甘草（半两，炙微赤，锉） 白蒺藜（二两，微炒，去刺） 枳壳（一两，麸炒微黄，去瓤） 防风（一两，去芦头） 羚羊角屑（一两）

右件药，捣粗罗为散。每服三钱，以水一中盏，煎至六分，去滓，不计时候温服。

治热毒风攻，头面壅热，口干心烦，不欲吃食，宜服前胡散方。

前胡（半两，去芦头） 羚羊角屑（一两） 子芩（半两） 栀子仁（半两） 麦门冬（一两，去心焙） 枳壳（一两，麸炒微黄，去瓤） 防风（半两，去芦头） 甘菊花（半两） 沙参（半两，去芦头） 甘草（半两，炙微赤，锉） 石膏（二两）

右件药，捣粗罗为散。每服三钱，以水一中盏，煎至六分，去滓，不计时候温服。

治热毒风攻头面，烦热口干，宜服青羊角散方。

青羊角屑（半两） 黄芩（半两） 川升麻（半两） 栝楼根（半两） 石膏（一两） 川大黄（一两，锉碎，微炒） 玄参（半两） 甘草（半两，炙微赤，锉）

右件药，捣粗罗为散。每服三钱，以水一中盏，煎至六分，去滓，不计时候温服。忌炙煿物。

治热毒风攻头面，壅闷，口鼻干，皮肤瘙痒，宜服汉防己散方。

汉防己（一两） 茯神（一两） 白鲜皮（一两） 杏仁（一两，汤浸去皮尖双仁，麸炒微黄） 白蒺藜（一两，微炒，去刺） 枳壳（一两，麸炒微黄，去瓤） 黄芩（一两） 青羊角屑（一两） 羚羊角屑（一两） 沙参（一两，去芦头） 秦艽（一两，去苗） 麻黄（一两，去根节） 甘草（一两，炙微赤，锉）

右件药，捣粗罗为散。每服三钱，以水一中盏，煎至六分，去滓，不计时候温服。

治热毒风攻，心腹烦闷，宜服犀角散方。

犀角屑（一两） 白鲜皮（一两） 黄芩（一两） 玄参（一两） 葳蕤（一两） 葛根（二两，锉） 石膏（三两） 麦门冬（一两半，去心焙） 甘草（一两，炙微赤，锉）

右件药，捣粗罗为散。每服二钱，以水一中盏，煎至五分，去滓，入竹沥半合，更煎一两沸，不计时候温服。

治热毒风，痰壅头目晕闷，心神不宁，宜服防风散方。

防风（三分，去芦头） 沙参（半两，去芦头） 犀角屑（一两） 川升麻（一两） 木通（一两，锉） 羌活（一两） 秦艽（一两半，去苗） 枳壳（三分，麸炒微黄，去瓤） 甘草（一两，炙微赤，锉） 茯神（一两） 龙齿（一两） 前胡（一两，去芦头）

右件药，捣粗罗为散。每服三钱，以水一中盏，煎至五分，去滓，入生地黄汁一合，更煎一两沸，不计时候温服。

治热毒风攻头面，烦热，大肠不利，宜服牛蒡子散方。

牛蒡子（三两，微炒） 羚羊角屑（一两） 槟榔（一两） 郁李仁（二两，汤浸去皮尖，微炒） 青橘皮（一两，汤浸去白瓤，焙） 川大黄（一两，锉碎，微炒）

右件药，捣细罗为散。不计时候，以温酒调下二钱，以利为度。

治热毒风，心神烦躁，头目昏痛，宜服天竹黄圆方。

天竹黄（一两，细研） 犀角屑（半两） 朱砂（一两，细研，水飞过） 甘菊花（三分） 子芩（一两） 防风（三分，去芦头） 甘草（半两，炙微赤，锉） 石膏（二两，细研水飞过） 苦参（三分，锉）

右件药，捣罗为末，入研了药令匀，炼蜜和捣三二百杵，圆如梧桐子大。不计时候，煎竹叶汤下二十圆。

治热毒风，心神烦躁，头目旋晕，大肠壅滞，宜服枳壳圆方。

枳壳（一两，麸炒微黄，去瓤） 葳蕤（三分） 玄参（三分） 蔓荆子（三分） 防风（三分，去芦头） 麦门冬（一两半，去心，焙） 沙参（三分，去芦头） 羚羊角屑（半两） 栀子仁（三分） 地骨皮（三分） 赤芍药（半两） 甘菊花（半两） 大麻仁（一两） 川大黄（一两，锉碎，微炒）

右件药，捣罗为末。炼蜜和捣三二百杵，圆如梧桐子大。每服不计时候，以温浆水下二十圆。忌炙煿、热酒、猪肉。

治热毒风壅，心神烦躁，头疼目赤，宜服红雪方。

川朴硝（五斤，去滓） 川升麻（三两） 桑根白皮（二两，锉） 犀角屑（二两） 羚羊角屑（二两） 朱砂（二两，细研） 诃黎勒（三

十颗）　槟榔（二十枚）　栀子仁（三十颗）　苏枋木（六两）

右件药，细锉，以水一斗半，浸三宿，煎取五升，去滓，下朴硝，又煎，以柳木篦搅，勿住手，候稍稠即歇火，入朱砂更搅令匀，入于新瓷盆内，候冷即成红雪。每服，含化一枣大，咽津。或为散，每服，以温水调下一钱。

治热毒风攻脑，发落，头目昏闷，白屑甚者，宜用摩膏顶方。

乏铧铁（八两）　黑铅（四两）　诃黎勒皮（一两）　陵零香（一两）　莲子草（一两）　防风（一两，去芦头）　附子（一两，炮裂，去皮脐）　花消（三两）

右件药，细锉，绵裹，用清麻油二斤，于通油瓷瓶中浸，密封七日后，取摩顶上及涂头，良。

治头面热毒风，头黄发拳，头疮目赤，悉主之陵零香油方。

陵零香（半两）　藿香（半两）　甘松香（半两）　白檀香（半两）　马牙消（半两）　莲子草（一分）　没石子（五枚）　诃黎勒（七枚）　干椹子（一两）　沥橙油（二斤）　乏铧子铁（一斤）

右件药，细锉，以绵裹，瓷瓶内用油浸，密封七日后取用。摩顶甚良。

治脑中热毒风攻，眼内生障翳，兼镇心定魂魄，摩顶油方。

生油（二斤）　乏铧铁（半两）　硝石（一两）　寒水石（一两）　马牙消（一两）　曾青（一两）

右件药，捣罗为散，以绵裹，入油中都浸七日，可用少许于顶上及掌中摩之，并滴鼻中甚妙。

治热毒风攻头目及脑中掣痛不可忍者，摩顶膏方。

牛蒡根汁（一升）

右入无灰酒半升，盐花半匙，以慢火煎令成膏。用之摩顶，风毒气散，痛即止。亦治时行头痛，甚良。

治破伤风诸方

夫刀箭所伤，针疮灸烙，踒折筋骨，痈肿疮痍，或新有损伤，或久患疮口未合，不能畏慎，触冒风寒，毒气风邪从外所中，始则伤于血脉，又则攻于脏腑，身体强直，口噤不开，筋脉拘挛，四肢颤掉，骨髓疼痛，面目㖞斜，如此之间，便致难救。此皆损伤处中于风邪，故名破伤风也。

治一切破伤急风，口噤，四肢抽掣，宜服朱砂散方。

朱砂（一两，细研） 麝香（半两，细研） 雄黄（一两，细研） 天南星（一两，炮裂） 白附子（一两，炮裂） 母丁香（一两） 藿香（一两） 白花蛇（二两，酒浸去皮骨，炙令微黄） 桂心（一两） 防风（一两，去芦头） 蝉壳（一两） 芎䓖（一两） 蔓荆子（一两） 天麻（一两） 白僵蚕（一两，微炒） 麻黄（一两，去根节） 川乌头（一两，炮裂，去皮脐）

右件药，捣细罗为散，入研了药令匀。每服不计时候，以温酒调下一钱。

治破伤风，身体拘急，手足搐掣，牙关急强，宜服羌活散方。

羌活（一两） 乌蛇（二两，酒浸去皮骨，炙令微黄） 天麻（一两） 防风（一两，去芦头） 白附子（一两，炮裂） 藁本（一两） 麻黄（一两，去根节） 白芷（一两） 白僵蚕（一两，微炒） 天南星（一两，炮裂） 芎䓖（一两） 细辛（一两） 附子（一两，炮裂，去皮脐） 桂心（一两） 当归（一两，锉，微炒） 桑螵蛸（半两，微炒） 干蝎（一两，微炒） 晚蚕蛾（半两）

右件药，捣细罗为散。每服不计时候，以温酒调下一钱。

治中破伤风，身体反强，牙关拘急，眼目翻张，宜服赤箭散方。

赤箭（一两） 蝉壳（半两，微炒） 干蝎（半两，微炒） 天南星（一两，炮裂） 当归（一两） 白僵蚕（一两，微炒） 芎䓖（一两） 白附子（一两，炮裂） 麻黄（一两，去根节） 羌活（一两） 桂心（一两） 川乌头（一两，炮裂，去皮脐） 朱砂（三分，细研） 麝香（一分，细研） 腻粉（三钱）

右件药，捣细罗为散，入后朱砂等三味，都研令匀。每服不计时候，以温酒调下一钱。

治破伤风，口眼偏斜，四肢拘急，腰背强硬，宜服槐胶散方。

槐胶（二两） 白花蛇（二两，酒浸去皮骨，炙令微黄） 独活（一两） 白附子（一两，炮裂） 防风（一两，去芦头） 干蝎（半两，微

炒）　干姜（半两，炮裂）　天南星（半两，炮裂）　天麻（一两）　麝香（一分，细研）

右件药，捣细罗为散，入麝香研令匀。每服，研薄荷汁半合，入酒三合，暖令温，调下一钱，不计时候服。

治破伤风，身体强直，筋脉拘急，口眼偏斜，宜服附子散方。

附子（一两，炮裂，去皮脐）　川乌头（一两，炮裂，去皮脐）　乌蛇（二两，酒浸去皮骨，炙微黄）　干蝎（一两，微炒）　天麻（一两）　天南星（一两，炮裂）　白附子（一两，炮裂）　防风（一两，去芦头）　白僵蚕（一两，微炒）　蝉壳（一两）　麻黄（一两，去根节）　藿香（一两）

右件药，捣细罗为散。每服，不计时候，以温酒调下一钱。

治破伤风，伤刀中箭，筋脉拘急，疼痛，宜服防风散方。

防风（一两，去芦头）　麻黄（一两，去根节）　川乌头（一两，炮裂，去皮脐）　干姜（半两，炮裂，锉）　肉桂（一两，去皴皮）　羌活（一两）　细辛（一两）　当归（一两）　干蝎（半两，微炒）

右件药，捣细罗为散。每服，不计时候，温酒调下一钱。

治破伤风，四肢不收，口中沫出及中贼风，并治之，独活散方。

独活（一两）　白僵蚕（三分，微炒）　干蝎（半两，微炒）　附子（一两，炮裂，去皮脐）　防风（三分，去芦头）　芎䓖（一两）　当归（三分）　麻黄（一两，去根节）　桂心（一两）　赤芍药（三分）　天麻（一两）　细辛（三分）

右件药，捣细罗为散，不计时候，以温酒调下一钱。

治破伤风，牙关急硬，腰背强直，四肢拘急，宜服天麻散方。

天麻（半两）　腻粉（半两）　干蝎（半两，微炒）　硇砂（半两）　防风（半两，去芦头）　细辛（半两）　川乌头（半两，生用，去皮脐）　羌活（半两）　蝉壳（一分，微炒）

右件药，捣细罗为散，入腻粉都研令匀。每服，不计时候，以豆淋酒调下半钱。

追风散，如有破伤处，用此封闭疮口，其风自出方。

天雄（半两，去皮脐）　桂心（半两）　半夏（半两）　川乌头（半两，去皮脐）　天南星（半两）　密陀僧（半两）

右件药，生用，捣细罗为散。每取三钱，封疮口，其中如风雨声便差。

治破伤风，及急风，宜服天南星散方。

天南星（半两，炮裂） 附子（一分，炮裂，去皮脐） 干姜（半两，炮裂） 半夏（半分，汤洗七遍去滑） 汉防己（半两） 天麻（一分） 甜葶苈（半分，隔纸炒令紫色） 麝香（一两，细研）

右件药，捣细罗为散。每服不计时候，以温酒调下一钱。

治破伤风，角弓反张者，宜服阿胶散方。

阿胶（三分，捣碎，炒令黄爆） 白附子（三分，炮裂） 桂心（三分） 羌活（三分） 当归（一两） 天麻（一两）

右件药，捣细罗为散。每服不计时候，以温酒调下二钱。频服，以出汗为效。

治破伤风及诸风，角弓反张，牙关急硬，言语不得，宜服牛黄圆方。

牛黄（半两，细研） 龙脑（一分，细研） 麝香（一分，细研） 水银（半两，以少煮枣肉同研令星尽） 朱砂（半两，细研） 硫黄（半两，细研） 硇砂（半两，细研） 腻粉（半分） 白龙骨（三分） 天麻（三分） 牛膝（三分，去苗） 藁本（三分） 桔梗（三分，去芦头） 白附子（三分，炮裂） 木香（三分） 白僵蚕（三分，微炒） 肉桂（三分，去皴皮） 当归（三分，锉，微炒） 防风（三分，去芦头） 附子（三分，炮裂，去皮脐） 天南星（三分，炮裂） 独活（三分） 麻黄（一两，去根节） 干蝎（三分，微炒） 芎䓖（三分） 蔓荆子（三分） 乌蛇（二两，酒浸去皮骨，炙令微黄） 犀角屑（三分） 蝉壳（三分） 羚羊角屑（三分） 天竹黄（三分，细研） 槟榔（三分）

右件药，捣罗为末，入研了药令匀，炼蜜和捣三五百杵，圆如梧桐子大。每服，不计时候，以热酒下五圆，并吃三两服，当有汗出为效。

治破伤风，筋脉拘急疼痛，宜服羌活圆方。

羌活（一两） 芎䓖（一两） 藁本（一两） 茵芋（三分） 麻黄（一两，去根节） 白附子（三分，炮裂） 牛膝（三分，去苗） 麝香（一分，细研） 白龙骨（三分） 木香（三分） 防风（三分，去芦头） 桂心（三分） 天麻（一两） 羚羊角屑（一两） 干蝎（半两，

微炒）　当归（一两，锉，微炒）　苍耳喉头（一两）

右件药，捣罗为末，入研了药令匀，煮枣肉，和捣五七百杵，圆如梧桐子大。每服，不计时候，以温酒下十圆。甚者日四五服，以汗出为效。

治破伤风，筋脉拘急，腰背强直，牙关急硬，宜服追风圆方。

雀瓮内虫（七枚）　桑螵蛸（七枚）　干蝎尾（一分）　半夏（一分）　芦荟（一分）　天南星（一分）　川乌头（一分，去皮脐）　大蜘蛛（二枚，干者）　乌蛇肉（一分）

右件药，并生用，捣罗为末，以熟枣瓤和圆，如大豆大。每服，以豆淋酒下五圆，更内一圆于疮口中，上用薄纸盖之，当追风出，如吹动纸为验也。

治破伤风，身体拘急，口噤，眼亦不开，宜服辟宫子圆方。

辟宫子（一条，亦名守宫，酒浸三日，曝干捣罗为末）　腻粉（半分）

右件药，同研令匀，以煮槐胶和圆，如绿豆大。不计时候，拗口开，以温酒灌下七圆，逡巡汗出差，未汗再服。

治破伤中急风，宜服天南星圆方。

天南星（半两，生用）　白附子（三分，生用）　腻粉（半分）　龙脑（一分，细研）　乌蛇肉（一两，生用）　干蝎（半两，生用）　麻黄（三分，去根节）　附子（一两，去皮脐，生用）　牛黄（一分，细研）　麝香（半两，细研）　朱砂（三分，细研）

右件药，捣罗为末，都研令匀，以酒煮面糊，和圆如绿豆大。不计时候，以豆淋酒下七圆。

治一切破伤，角弓反张及诸风，宜服鹿角霜圆方。

鹿角（一斤，以桑柴火及炭火烧，捣罗为末，又以浆水和作团再烧，如此九遍成霜）　蛤粉（五两）　川乌头（半两，炮裂，去皮脐）　麝香（一两，细研）　瓷药（七枚，捣罗为末，研令极细）

右件药，捣罗为末，更研令极细，煮糯米饭，和捣二三百杵，圆如弹子大。一圆分作两服，不计时候，以温酒磨下。

治破伤风，宜用乌头圆敷之方。

川乌头（一两，炮裂，去皮脐）　盐（半两）　桑根白皮（一两，

锉）　灶突内煤（一两）　面（半两）

右件药，捣罗为末，以浓醋和拌，捣一二百杵，圆如梧桐子大。于破处，用醋研破一两圆封之，如无风三五日其疮便可。如有风，即出却黄水，便差。

治中破伤风，口噤，筋脉拘急，不知人事，宜服此方。

天南星（一两，炮裂）　干蝎（一两，微炒）　水银（一两，入少枣肉，研令星尽）　附子（半两，炮裂，去皮脐）　干姜（半两，炮裂，锉）

右件药，捣罗为末，用枣瓤和圆，如绿豆大。不计时候，以温酒下十圆。

治破伤风，如角弓反张，筋脉拘急，口噤，宜服此方。

辟宫子（七枚，微炙）　天南星（一两，炮裂）　腻粉（一两）　白附子（一两，炮裂）

右件药，捣罗为末，炼蜜和圆，如绿豆大。每服不计时候，以温酒研下七圆，以汗出为效。未汗再服。

治风腰脚疼痛冷痹诸方

夫腰脚湿痹者，是风湿冷三气相攻而成也。气胜则通行流转，不为留滞。风湿冷气胜，则住于腰脚，是为湿痹。风湿痹亦如虫行，觉则以手扪之，复不痛。春多入人筋肉间，夏入人气脉中，秋中人皮肤内，搔之湿痒生疮。风湿痹，冬多中人血脉腠理则为诸风矣。本由外风邪入于经络气俞也。

治风腰脚疼痛及冷痹不任行李，宜服萆薢散方。

萆薢（二两，锉）　防风（一两，去芦头）　羌活（一两）　附子（一两，炮裂，去皮脐）　桂心（三分）　当归（三分）　薏苡仁（一两）　石斛（一两，去根，锉）　牛膝（一两，去苗）　赤芍药（一两）　杜仲（一两，去粗皮，炙微黄，锉）　酸枣仁（三分，微炒）

右件药，捣粗罗为散。每服四钱，以水酒各半中盏，煎至六分，去滓，食前温服。忌生冷、油腻、毒鱼、滑物。

治下焦风虚，腰脚疼痛，冷痹，不任行李，宜服羌活散方。

羌活（一两） 防风（三分，去芦头） 五加皮（三分） 牛膝（一两，去苗） 桂心（三分） 木香（三分） 附子（一两，炮裂，去皮脐） 酸枣仁（一两，微炒） 威灵仙（三分） 丹参（三分） 虎胫骨（一两，涂酥，炙令黄） 萆薢（一两，锉） 当归（一两，锉，微炒） 松节（一两，锉）

右件药，捣细罗为散。每服食前，以豆淋酒调下二钱。

治风腰脚冷痹疼痛，行李不得，宜服虎骨散方。

虎胫骨（一两，涂酥，炙令黄） 败龟（一两，涂酥，炙令黄） 天麻（半两） 白附子（半两，炮裂） 乌蛇（一两半，酒浸去皮骨，炙令微黄） 附子（一两，炮裂，去皮脐） 海桐皮（三分） 防风（半两，去芦头） 羌活（半两） 芎䓖（半两） 桂心（三分） 骨碎补（三分，去毛） 干姜（半两，炮裂，锉） 牛膝（一两，去苗） 萆薢（半两，锉） 热干地黄（三分） 当归（三分，锉，微炒） 麝香（一分，研入）

右件药，捣细罗为散，入研了药令匀。每服食前，以温酒调下二钱。忌生冷、鸡、猪等肉。

治风腰脚疼痛冷痹及四肢缓弱，宜服仙灵脾散方。

仙灵脾（一两） 附子（一两，炮裂，去皮脐） 当归（一两，锉，微炒） 萆薢（一两，锉） 杜仲（一两，去粗皮，炙令黄） 木香（一两）

右件药，捣细罗为散。每服食前，以温酒调下二钱。

治风腰脚疼痛冷痹及四肢无力，宜服安息香散方。

安息香（二两） 附子（二两，炮裂，去皮脐） 虎胫骨（二两，涂酥，炙令黄）

右件药，捣细罗为散。每服食前，以温酒调下一钱。

治肝肾藏风毒流注，腰脚疼痛冷痹及筋骨拘急，行李不得，宜服虎骨圆方。

虎胫骨（一两，涂酥，炙令黄） 沉香（半两） 白花蛇（二两，酒浸去皮骨，炙令微黄） 干蝎（半两，微炒） 天麻（三分） 防风（三分，去芦头） 羌活（三分） 天南星（半两，炮裂） 海桐皮（一两） 桂心（三分） 芎䓖（半两） 白附子（半两，炮裂） 麻黄（一两，去根节） 赤芍药（半两） 羚羊角屑（三分） 硫黄（半两，细研） 川乌头（半两，炮裂，去皮脐） 牛膝（一两，去苗） 白僵蚕（半两，微炒）

右件药，捣罗为末，炼蜜和捣三二百杵，圆如梧桐子大。每服，食前以温酒下二十圆。

治风腰脚疼痛冷痹，筋骨无力，宜服牛膝圆方。

牛膝（一两，去苗） 萆薢（一两，锉） 酸枣仁（三分，微炒） 防风（三分，去芦头） 杜仲（一两，去粗皮，炙微黄，锉） 丹参（三分） 附子（一两，炮裂，去皮脐） 芎䓖（三分） 当归（三分，锉，微炒） 桂心（三分） 羌活（一分） 白茯苓（三分） 乳香（一两） 安息香（一两） 石斛（一两，去根，锉）

右件药，捣罗为末，炼蜜和捣三二百杵，圆如梧桐子大。每服，空腹以温酒下二十圆，晚食前再服。忌生冷、油腻、猪、鱼、鸡、犬肉。

治风腰脚疼痛冷痹，宜服浸酒方。

虎胫骨（一斤，涂酥，炙令黄） 侧子（五两，炮裂，去皮脐） 当归（五两，锉，微炒）

右件药，细锉，以生绢袋盛，以清酒一斗五升浸之，春夏三日，秋冬七日，每服，暖一小盏服之，不耐酒人，随性饮之，常令醺醺。

治风腰脚冷痹疼痛，宜用贴熁[4]乌头散方。

川乌头（三分，去皮脐，生用）

右捣细罗为散，以酽醋调涂，于故帛上敷之，须臾痛止。

治风顽麻诸方

夫风顽麻者，由荣气虚，卫气实，风寒入于肌肉之间，使血气不能流通。其状，搔之皮肤下似隔衣是也。诊其寸口脉缓则皮肤不仁，脉数者生，牢急者死。

治顽麻风，搔之皮肤不知痒痛，宜服乌蛇散方。

乌蛇肉（五两，酒浸，炙令黄） 天麻（一两） 桂心（一两） 羌活（半两） 防风（一两，去芦头） 麻黄（一两，去根节） 白僵蚕（一两，微炒） 苦参（一两，锉） 踯躅花（半两，酒拌令匀，炒干） 人参（半两，去芦头） 白蒺藜（三分，微炒，去刺） 赤茯苓（一两） 赤芍药（半两） 威灵仙（一两） 枳壳（一两，麸炒微黄，去瓤） 芎䓖（半两） 天蓼木（一两）

右件药，捣细罗为散。每服，空腹及晚食前，以温酒调下二钱。忌猪、鸡肉。

治顽麻风及腰脚疼痛，宜服白头翁圆方。

白头翁（半两，去芦头，蒸五遍焙干） 当归（半两） 川大黄（半两，锉碎，微炒） 羌活（半两） 苦参（半两，锉） 独活（半两） 防风（半两，去芦头） 牛膝（半两，去苗） 仙灵脾（半两） 枳壳（半两，麸炒微黄，去瓤） 桂心（半两） 晚蚕蛾（半两，微炒） 乌蛇肉（二两，酒浸，炙微黄）

右件药，捣罗为末，炼蜜和捣三五百杵，圆如梧桐子大。每服，食前以温酒下十圆，渐加至二十圆。

治顽麻风，乌头圆方。

川乌头（半斤，用黑豆三升水二斗煮，以黑豆烂熟为度，切作片子曝干） 天麻（二两） 黄芪（二两，锉） 当归（二两，锉，微炒） 羌活（二两） 肉桂（二两，去皴皮） 防风（二两，去芦头）

右件药，捣罗为末，用生姜自然汁六两、蜜十二两，相搅令匀，和药捣三五百杵，圆如绿豆大。每日空心，以温酒下十圆，晚食前再服。

治手足顽麻风，天南星圆方。

天南星（一两，炮裂） 天麻（一两） 白附子（半两，炮裂） 白僵蚕（半两，微炒） 乌蛇肉（一两，酒浸，炙微黄） 羌活（三分） 赤茯苓（一两） 干蝎（一分，微炒）

右件药，捣罗为末，入朱砂更研令匀，炼蜜和捣三二百杵，圆如梧桐子大。每服，食前以温酒下二十圆。忌羊血。

治身体顽麻风，宜服乌蛇圆方。

乌蛇（二两，酒浸去皮骨，炙令微黄） 防风（一两，去芦头） 细辛（一两） 白花蛇（二两，酒浸去皮骨，炙令微黄） 天麻（一两） 独活（一两） 肉桂（一两，去皴皮） 枳壳（一两，麸炒微黄，去瓤） 苦参（一两，锉）

右件药，捣罗为末，炼蜜和捣三二百杵，圆如梧桐子大。每服，食前以温酒下二十圆。

治身体手足有顽麻风，宜用皂荚膏摩方。

皂荚（肥者五梃） 川乌头（一两） 乌蛇肉（二两） 硫黄（三分，细研）

右件药，以酒三升，浸皂荚经三宿，揉取汁，入锅中，同乌头、乌蛇等煎至一升，滤去滓，更熬令稠，离火，入硫黄末，搅令匀，旋取摩顽处即效。

治风脚软诸方

夫肾主于脚，若体虚之人，腠理开疏，风邪之气，搏于肌肉，入于足少阴之经，流注于脚，则令缓弱也。此皆气血不足，风湿所攻，肾衰髓虚，行立无力，久而不差，故成脚膝风软也。

治风毒攻，两脚软弱无力，行立艰难，宜服独活散方。

独活（一两） 石斛（一两，去根，锉） 海桐皮（一两，锉） 防风（一两，去芦头） 当归（一两） 附子（一两，炮裂，去皮脐） 羚羊角屑（一两） 芎䓖（一两） 牛膝（一两，去苗） 五加皮（一两） 仙灵脾（一两） 桂心（一两） 汉防己（一两）

右件药，捣筛为散。每服三钱，以水一中盏，入生姜半分，煎至六分，去滓，食前温服。忌生冷、油腻、毒鱼、滑物。

治风毒攻肾脏，流注脚膝，软弱无力，或时疼痛，宜服天雄散方。

天雄（一两，炮裂，去皮脐） 石斛（一两，去根，锉） 羌活（三分） 麻黄（一两，去根节） 萆薢（三分，锉） 防风（三分，去芦头） 赤箭（一两） 牛膝（一两，去苗） 赤芍药（三分） 肉桂（一两半，去皴皮） 当归（三分） 木香（三分） 薏苡仁（一两） 槟榔

（一两）　枳壳（三分，麸炒微黄，去瓤）

右件药，捣筛为散。每服四钱，以水一中盏，入生姜半分，煎至六分，去滓，食前温服之。

治风，脚膝软弱，筋骨缓纵，不能行立，宜服仙灵脾散方。

仙灵脾（一两）　天雄（一两，炮裂，去皮脐）　石斛（一两，去根，微锉）　天麻（一两）　牛膝（一两，去苗）　麻黄（一两，去根节）　芎䓖（三分）　五加皮（三分）　萆薢（三分，锉）　丹参（三分）　桂心（三分）　当归（三分）　虎胫骨（一两，涂酥，炙令黄）　防风（三分，去芦头）　羌活（三分）　槟榔（一两）

右件药，捣细为散。每服，食前以温酒调下一钱。忌生冷、油腻、猪、鸡肉。

治风，脚膝软弱，行立不得，宜服补益肾脏，强壮骨髓，利风毒，除缓弱，侧子圆方。

侧子（一两半，炮裂，去皮脐）　天麻（一两）　独活（一两）　石斛（一两，去根，锉）　杜仲（一两，去粗皮，炙微黄，锉）　鹿茸（一两，去毛，涂酥，炙微黄）　牛膝（一两，去苗）　附子（一两，炮裂，去皮脐）　当归（一两）　肉桂（一两，去皴皮）　威灵仙（一两）　五加皮（一两）　丹参（一两）　海桐皮（一两，锉）　安息香（一两半）　虎胫骨（一两，涂酥，炙令黄）

右件药，捣罗为末，炼蜜和捣三五百杵，圆如梧桐子大。每服，以豆淋酒下三十圆，渐加至四十圆，空心及晚食前服。

治风脚膝软缓，不能履步，骨节无力，时有疼痛，宜服仙灵脾煎圆方。

仙灵脾（五两）　威灵仙（五两）　牛膝（五两，去苗）　黑豆（一升）　桑根白皮（五两）

右以上五味，细锉，以水二斗，煮至一斗，滤去滓，再煎至五升，入后药末。

天雄（二两，炮裂，去皮脐）　天麻（二两）　肉桂（三两，去皴皮）　酸枣仁（二两，微炒）　当归（二两）　虎胫骨（三两，涂酥，炙令黄）　安息香（二两）

右件药，捣罗为末，入前煎汁中，以慢火熬令稠，以柳木篦不住手搅，候可圆，即圆如梧桐子大。每日空心及晚食前，以温酒下三十圆。

忌生冷、油腻、猪、鸡肉。

治风脚膝软弱，履步不得，骨节疼痛，宜服蒴藋煎圆方。

蒴藋叶汁（二升） 海桐皮（一两，锉） 牛膝（一两，去苗） 羌活（一两） 当归（一两） 侧子（一两，炮裂，去皮脐） 桂心（一两） 仙灵脾（一两） 石斛（一两，去根，锉） 郁李仁（一两，汤浸去皮尖，微炒）

右件药，捣罗为末，先以好酒二升，和蒴藋汁，于银锅中熬令稠，和诸药末，捣三二百杵，圆如梧桐子大。每日空心及晚食前，以温酒下二十圆。

治风毒脚膝软弱，行立不得，宜服海桐皮浸酒方。

海桐皮 五加皮 独活 天雄（炮裂，去皮脐） 石斛（去根） 桂心 防风（去芦头） 当归 杜仲（去粗皮，炙微黄） 仙灵脾 萆薢 牛膝（去苗） 薏苡仁 以上各二两 虎胫骨（三两，涂酥，炙令黄） 生干地黄（二两）

右件药，细锉，以生绢袋盛，用清酒二斗，春夏浸七日，秋冬浸二七日，每日时时暖饮一小盏，常令醺醺不得大醉。重者不过两剂。若酒尽，旋旋添之，以药味尽即止。

治风脚膝软弱，骨节疼痛，肢节无力，行立艰难，宜服乌金煎方。

黑豆（一升） 茄子根（三斤，碎锉，以水三斗与豆同煮至烂熟，去滓，更煎取汁五升入后药末） 桂心（一两） 羌活（一两） 芎䓖（一两） 酸枣仁（一两，微炒） 虎胫骨（一两，涂酥，炙令黄） 防风（一两，去芦头） 萆薢（一两，锉） 当归（一两） 仙灵脾（一两） 牛膝（一两，去苗） 附子（二两，炮裂，去皮脐）

右件药，捣罗为末，入于前二味汁中，以慢火煎，柳木篦搅，勿令住手，可一炊时止，盛于瓷器中。每日早晨，以暖酒调下一茶匙，日晚再服。

治风，脚膝软弱，宜服桑枝煎方。

桑枝（锉，三升） 黑豆（一升） 附子（五两，生用，碎锉） 茄子根（锉，一升）

以上四味，以水三斗，煮至一斗，滤去滓，再煎取五升，入后药末。

石斛（二两，去根，锉） 天雄（二两，炮裂，去皮脐） 天麻（二两） 芎䓖（二两） 牛膝（二两，去苗） 桂心（二两）

右件药，捣罗为末，入前汁中，于银锅内，以慢火熬，用柳木篦不停手搅，候如膏，盛于瓷盒中。每日空心，以热酒调下一茶匙，晚食前再服。

治风脚膝软弱，筋骨挛急疼痛，宜服天雄煎圆方。

天雄（二两，半生半炮裂，去皮脐） 牛膝（二两，去苗） 踯躅花（选其好者，以酒浸一宿，来日取出于甑内蒸一炊饭久，却晒令干又入酒中更浸少时，更蒸，如此三度即止，晒干后即用一两半）

右件药，捣罗为末，以安息香一两、生蜜五两，同熬令稠，和前药末，令软硬得所，捣三二百杵，圆如梧桐子大。每日空心及晚食前，以温酒下十圆。

【校注】

① 大：据文义疑作“犬”。

② 析：据文义疑作“折”。

③ 或：据文义疑作“攻”。

④ 熁（xié 胁）：烤。

卷第二十二

治急风诸方

夫人性禀五行，以成五脏，岁有八节，乃布八风。人则因风所生，物则因风所长，风气虽能养物，亦能伤人，如水浮舟还能覆也。夫急风者，是天地毒厉之气，非山川鼓振之风。世有体虚之人，不避寒湿，触犯之者，乃多中尔。其候身背强直，口噤失音，筋脉拘急，鼻干面黑，遍身壮热，汗出如油，目瞪唇青，心神迷闷，痰涎壅结，喉中如拽锯声，脉候沉微，手足抽掣，仓卒之际，便至膏肓，故名急风也。

治急风，垂涎臂亸，胸膈躁闷，宜服牛黄散方。

牛黄（一分，细研） 龙脑（一分，细研） 朱砂（三分，细研） 雄黄（三分，细研） 麝香（一分，细研） 乌蛇肉（三分，酒浸，炙微黄） 蝉壳（一分，微炒） 天南星（三分，炮裂） 白附子（三分，炮裂） 侧子（半两，炮裂，去皮脐） 白僵蚕（三分，细[1]炒） 芎藭（三分） 防风（三分，去芦头） 天麻（半两） 紫葛（三分，锉） 干蝎（半两，微炒） 甘菊花（半两） 犀角屑（半两） 麻黄（三分，去根节） 羚羊角屑（半两） 天竹黄（半两，细研） 细辛（三分） 藁本（三分）

右件药，捣细罗为散，入研了药同研令匀，不计时候，以热酒调下二钱。

治急风，面青口噤，心膈有涎不可出者，宜服附子散方。

附子（一两，以酒浸过，炮裂，去皮脐） 白附子（一两，生用） 白僵蚕（一两，生用） 天南星（一两，生用） 海桐皮（一两） 狼毒

（半两，以醋煮半日，细切曝干）　麝香（一分，细研）　半夏（一两，汤洗七遍去滑）　干姜（半两，炮裂）

右件药，捣细罗为散，入麝香，都研令匀。每服，以热豆淋酒调下二钱，良久再服，必吐涎出，相次以热葱酒一盏投之，盖覆，令有汗为效。

治急风，四肢搐搦[2]，口面㖞戾，不知人事，宜服蜥蜴[3]散方。

蜥蜴（一两，微炒）　白附子（一两，炮裂）　独活（一两）　槐螵蛸（一两，微炒）　白僵蚕（半两，微炒）　天南星（半两，炮裂）　腻粉（半两）　天麻（一两）　桂心（一两）

右件药，捣细罗为散，不计时候，以温酒调下一钱。

治急风，言语謇涩，心膈烦闷，四肢紧急，宜服乌蛇散方。

乌蛇肉（一两，酒浸，炙微黄）　天南星（半两，炮裂）　白附子（半两，炮裂）　蝉壳（一分，微炒）　白僵蚕（一分，微炒）　天麻（一两）　半夏（半两，汤洗七遍去滑）　牛黄（一分，细研）　附子（一两，炮裂，去皮脐）

右件药，捣细罗为散，不计时候，以温酒下二钱，薄荷汤调下亦得。

治急风，口眼不开，筋脉拘急，宜服阿胶散方。

阿胶（一两，捣碎，炒令黄燥）　当归（一两，锉，微炒）　干蝎（半两，微炒）　白僵蚕（半两，微炒）　蝉壳（半两，微炒）　桂心（一两）　附子（一两，炮裂，去皮脐）　麻黄（一两，去根节）

右件药，捣细罗为散。每服，以温酒调下二钱。良久，以葱酒投之，令汗出为效，未汗再服。

治急风，手足挛急，口噤项强，不知人事，宜服腊鸦散方。

腊月鸦（一只，去爪嘴）　腊月野狸肝（一具，以上二味同入瓷瓶中，以盐泥固济，候干以大火煅令通赤，去火取出，细研为散）　天麻（三分）　天南星（半两，炮裂）　白附子（半两，炮裂）　桑螵蛸（半两，微炒）　藿香（半两）　干蝎（半两，微炒）　蚱蝉（一分，微裂[4]）　乌蛇肉（三分，酒浸，炙微黄）　白僵蚕（半两，微炒）　天竹黄（半两，细研）　阿胶（半两，捣碎，炒令黄燥）　麝香（一分，细研）　牛黄（一分，细研）　龙脑（一分，细研）　腻粉[5]

右件药，捣细罗为散，与前二味相和，更研令匀。每服，以温酒调下二钱，不计时候，频服，以效为度。

治急风及破伤角弓等风，并宜服天南星散方。

天南星（半两，水浸一宿，切作片子焙干） 半夏（半两，汤洗七遍，去滑） 干蝎（半两，微炒） 肉桂（一两，去皴皮） 白花蛇（一两，酒浸，去皮骨，炙令微黄） 白僵蚕（半两，微炒） 细辛（半两） 白附子（半两，炮裂） 犀角屑（三分） 腻粉（一分） 天竹黄（三分）

右件药，捣细罗为散，不计时候，以温豆淋酒调下一钱。

治急风，顽涎壅闷，不知人事，宜服干蝎散方。

干蝎（一分，微炒） 白僵蚕（半两，微炒） 桑螵蛸（一分，微炒） 蝉壳（一分，微炒） 白附子（一分，炮裂） 腻粉（一分）

右件药，捣细罗为散，不计时候，以温酒调下一钱。

治急风及破伤风，立效雄黄圆方。

雄黄（三分，细研） 牛黄（一分，细研） 麝香（一钱，细研） 白附子（三分，炮裂） 蜥蜴（半两，微炒） 天麻（二两） 白僵蚕（半两，微炒） 天南星（三分，醋煮十沸，炙干） 白花蛇肉（一两，酒浸，炙微黄）

右件药，捣细罗为散，入研了药令匀，不计时候，以温酒调下一钱。

治急风，四肢拘挛，牙关紧急，失音不语，宜服天麻散方。

天麻（一两） 天南星（三分，炮裂） 白附子（三分，炮裂） 附子（一两，炮裂，去皮脐） 麻黄（三分，去根节） 桂心（三分） 乌头（三分，炮裂，去皮脐） 半夏（半两，汤洗七遍，去滑） 干姜（半两，炮裂，锉）

右件药，捣细罗为散。每服，以豆淋酒调下二钱，盖覆，当有汗出，良久未汗，即再服之。

治急风，不省人事，宜服雄黄散方。

雄黄（半两，细研） 龙脑（一分，细研） 麝香（一分，细研） 朱砂（三分，细研） 阿胶（一两，捣碎，炒令黄燥） 天南星（一两，炮裂） 丁香（一分） 香墨（半两） 干蝎（半两，微炒） 蝉壳（半两，微炒） 牛黄（一分，细碎[⑥]） 腻粉（一分）

右件药，捣细罗为散，入研了药，都研令匀，不计时候，以温酒调下一钱。

治急风，口噤项强，手足挛急，唇青面黑，宜服白花蛇圆方。

白花蛇（三两，酒浸去皮骨，炙微黄） 干蝎（一两，微炒） 白僵蚕（一两，微炒） 白附子（一两，炮裂） 川乌头（半两，炮裂，去皮脐） 天南星（半两，炮裂） 牛黄（半两，细研） 防风（一两，去芦头） 桂心（一两） 麻黄（一两，去根节） 鹿角胶（一两，捣碎，炒令黄燥） 桑螵蛸（半两，微炒） 半夏（一两，汤浸七遍去滑） 朱砂（三分，细研，水飞过） 雄黄（半两，细研，水飞过）

右件药，捣罗为末，都研令匀，用天麻三两，捣罗为末，以无灰酒一大碗，慢火熬成膏，用和药末，更捣五七百杵，圆如梧桐子大。每服，不计时候，以薄荷酒研下十圆。

治急风，四肢拘急，口眼不正，言语謇涩，宜服龙脑圆方。

龙脑（一⑦分，细研） 麝香（一分，细研） 雄黄（一两，细研，水飞过） 硫黄（一两，细研，水飞过） 朱砂（一两，细研，水飞过） 铅霜（半两，细研） 天麻（二两） 防风（二两，去芦头） 独活（一两） 桂心（一两） 白附子（一两，炮裂） 天南星（一两，炮裂） 阿胶（一两，捣碎，炒令黄燥） 木香（一两） 人参（一两，去芦头） 半夏（半两，汤浸七遍去滑） 香墨（半两）

右件药，捣罗为末，都研令匀，用肥皂荚二斤，去黑皮，以水五升浸软，挼滤取汁，于银锅内慢火熬稀稠得所，和前药末更捣五七百杵，圆如红豆大。每服，不计时候，以温酒化破十圆，服后，别吃一盏热葱酒，令有汗出，至重者并三五服差。

治急风化涎，除口眼㖞斜，言语謇涩，宜服牛黄圆方。

牛黄（半两，细研） 天南星（四两，生捣为末，用牛乳拌湿炒令干，如此二度后细研） 灶突中煤（一两，细研） 白附子（二两，生捣为末，以生姜汁拌湿，炒干细研） 水银（二两） 铅（二两，与水凝结为砂子，细研） 干蝎（二两，头足全者，捣罗为末）

右件药，都研令匀，炼蜜和令得所，入石脑油二两，捣三二千杵，圆如绿豆大，不计时候，以甘豆汤下十圆。

治急风，筋脉拘急，口眼㖞斜，宜服土蜂圆方。

土蜂（十枚） 雄黄（一分） 硫黄（一分） 腻粉（一钱） 朱砂（一分） 干蝎（十枚，须尾全者） 蝉壳（半枚，微炒） 龙脑（一

钱）　麝香（一钱）

右件药，都研为末，用槐胶和圆，如绿豆大。每服，不计时候，以热豆淋酒下十圆，频服，汗出为度。

治急风，四肢搐搦，筋骨疼痛，宜服乳香圆方。

乳香（一两，细研）　乌头（半两，炮裂，去皮脐）　雄黄（半两，细研）　白附子（一两，炮裂）　羚羊角屑（一两）　附子（半两，炮裂，去皮脐）　晚蚕蛾（一两，微炒）　羌活（一两）　防风（一两，去芦头）　白僵蚕（一两，微炒）　乌蛇（三两，酒浸，去皮骨炙令黄燥）　麝香（一分，细研）　当归（三分）　腻粉（一分）

右件药，捣罗为末，都研令匀，炼蜜和圆，如梧桐子大。每服，不计时候，以热豆淋酒下十圆。

治急风及中恶，不识人，面青，四肢逆冷，宜服玳瑁圆方。

生玳瑁（五两，捣罗为末）　安息香（五两，用酒煮似糊，用绢滤去滓）　朱砂（二两，细研水飞过）　雄黄（半两，细研）　琥珀（一两，细研）　麝香（一分，细研）　龙脑（一钱，细研）

右件药，都研令匀，以安息香糊和圆，如鸡头实大，用童子小便三合、生姜自然汁半合，相合暖过，不计时候研下三圆。

治急风，身背强直，面青口噤，心烦，言语不得，宜服牛黄圆方。

牛黄（一分，细研）　雄黄（一两，细研，水飞过）　朱砂（一两，细研，水飞过）　水银（一两）　硫黄（半两，并水银结为砂细研）　麝香（一分，细研）　阿胶（一两，捣碎，炒令黄燥）　桂心（一两）　天南星（半两，炮裂）　独活（一两）　白附子（一两，炮裂）　赤箭（一两）　铅霜（半两，细研）　龙脑（一分，研入）

右件药，捣罗为末，都研令匀，炼蜜和圆，如绿豆大。每服，不计时候，以热豆淋酒研下十圆。

治急风，身强口噤，手足拘急，宜服铅霜圆方。

铅霜（一两，研入）　犀角屑（半两）　桑螵蛸（半两，微炒）　赤箭（一两）　白花蛇（二两，酒浸，去皮骨炙令微黄）　白僵蚕（一两，微炒）　白附子（半两，炮裂）　干蝎（半两，微炒）　天南星（半两，炮裂）　附子（一两，炮裂，去皮脐）　半夏（半两，汤洗七遍，去滑）　羌活（二分）　乌头（半两，炮裂，去皮脐）　羚羊角屑（三分）　防风

（半两，去芦头）　麝香（一分，研入）

右件药，捣罗为末，入研了药令匀，以水煮槐胶和圆，如绿豆大，不计时候，以温酒研下十圆。

治急风，口眼㖞斜，四肢抽掣，宜服麝香圆方。

麝香（半两，细研）　龙脑（一分，细研）　牛黄（半两，细研）　雄黄（三分，细研）　犀角屑（三分）　桂心（三分）　羌活（二分）　腻粉（一分）　白花蛇（二两半，酒浸，去皮骨炙令微黄）　白附子（半两，炮裂）　独活（三分）　晚蚕蛾（二分）　附子（一两，炮裂，去皮脐）　蔓荆子（半两）　防风（三分，去芦头）　白僵蚕（半两，微炒）　干蝎（半两）　天麻（一两半）　芎䓖（三分）　白蒺藜（半两，微炒，去刺）　半夏（三分，汤洗七遍，去滑）　朱砂（一两，细研，水飞过）　乳香（半两）　羚羊角屑（半两）　麻黄（三分，去根节）

右件药，捣罗为末，都研令匀，炼蜜和捣五七百杵，圆如梧桐子大。每服，不计时候，以温酒下十圆。

治急风，筋脉拘急，口面㖞斜，宜服天雄圆方。

天雄（一两，炮裂，去皮脐）　麻黄（一两，去根节）　天麻（一两）　桂心（一两）　天南星（一两，炮裂）　半夏（一两，汤洗七遍，去滑）　羌活（一两）　腻粉（半两）　干蝎（一两，微炒）　麝香（一分，细研）　朱砂（一两，细研，水飞过）　牛黄（一分，细研）　雄黄（半两，细研）　防风（一两，去芦头）

右件药，捣罗为末，入研了药令匀，炼蜜和捣五七百杵，圆如梧桐子大，不计时候，以荆芥酒下十圆。

治急风吐涎，四肢拘急，腰背强硬，宜服半夏圆方。

半夏（半两）　天南星（半两）　干蝎（半两）　乌头（半两，去皮脐）

右件药，并生用，捣罗为末，以黑豆面糊和圆，如绿豆大。每服，不计时候，以温生姜酒下十圆。

治急风，腰背强硬，口眼牵急，宜服白荆花圆方。

白荆花（半两，微炒）　乌头（一分，炮裂，去皮脐）　半夏（一分，汤洗七遍，去滑）　腻粉（半分）　水银（半分，以枣瓤研令星尽）　白花蛇（二两，酒浸，去皮骨炙令微黄）　天南星（一分，炮裂）

右件药，捣罗为末，入水银都研令匀，炼蜜和圆，如绿豆大，不计时候，以热酒下五圆。

治急风，眼前暗黑，心燥吐涎，四肢不举，宜服蛴螬圆方。

蛴螬（半两，干者） 槐蚺粪（半两） 蚕沙（一两，微炒） 晚蚕蛾（一分，微炒） 干地龙（半两，微炒） 蜥蜴（半两，微炒） 白花蛇（二两，酒浸，去皮骨炙令微黄） 乌头（半两，去皮脐生用） 天麻（一两）

右件药，捣罗为末，用乌驴脑髓和圆，如梧桐子大。每服，不计时候，以热酒下十圆，其药于腊月预修合之。

治急风，涎在胸膈，闷乱不已，宜服赤箭圆方。

赤箭（三分） 雄雀粪（半两） 天南星（二[8]分，炮裂） 阿胶（三分，捣碎，炒令黄燥） 干蝎（三分，微炒） 腻粉（半分） 麝香（二钱，细研） 半夏（三分，汤洗七遍，去滑）

右件药，捣罗为末，炼蜜和圆如绿豆大。不计时候，以温生姜酒研下七圆。

治急风立效方。

土蜂子（二七枚，针签灯上微炙[9]） 干蝎（二七枚，全者生用） 雄黄（半两，细研） 牛黄（一分，细研）

右件药，都研极细，用粳米饭和圆，如梧桐子大。不计时候，以温酒研下五圆。

治风亸曳诸方

夫风亸曳者，是肢体舒缓不收摄也。人以胃气养于肌肉经脉，若胃气衰损，其气则不实，气若不实则经脉虚，虚则筋肉懈堕，故风邪搏于筋肉，即便亸曳也。

治毒风亸曳，手脚不遂，身体缓弱，或风入五脏，精神恍惚，多语喜忘，有时恐怖，肢节烦疼，头眩心闷，腹满不食，宜服当归散方。

当归（三分） 羚羊角屑（三分） 川乌头（半两，炮裂，去皮脐） 黄芩（半两） 赤芍药（半两） 远志（半两，去心） 独活（三分）

五味子（半两）　防风（半两，去芦头）　芎䓖（半两）　麻黄（一两，去根节）　秦艽（三分，去苗）　桂心（半两）　石斛（半两，去根，锉）　人参（半两，去芦头）　白茯苓（半两）　黄芪（半两，锉）　五加皮（三分）　石膏（一两）　杏仁（三分，汤浸去皮尖双仁，麸炒微黄）　甘草（半两，炙微赤，锉）

右件药，捣粗罗为散。每服四钱，以水一中盏，入生姜半分，煎至六分，去滓，不计时候稍热服。忌生冷、猪鸡犬肉、毒鱼、滑物。

治卒中恶风，口噤不能言，四肢亸曳，缓弱疼痛，风经五脏，恍惚，恚怒无常，宜服独活散方。

独活（二两）　白芍药（一两）　白术（一两）　葛根（一两，锉）　白茯苓（一两）　防风（一两，去芦头）　茵芋（一两）　细辛（一两）　甘草（一两，炙微赤，锉）　汉防己（一两）　芎䓖（一两）　酸枣仁（一两）　桂心（一两）　人参（一两，去芦头）　五加皮（二两）　麻黄（二两，去根节）　川乌头（一两，炮裂，去皮脐）

右件药，捣粗罗为散。每服四钱，以水一中盏，煎至五分，去滓，入竹沥一合，更煎一两沸，不计时候稍热服。

治风奄忽不能言，四肢亸曳，皮肉痛痒不知，宜服防风散方。

防风（二两，去芦头）　独活（二两）　芎䓖（一两）　赤茯苓（一两）　当归（一两）　葛根（一两，锉）　桂心（一两）　麻黄（一两，去根节）　附子（二两，炮裂，去皮脐）　细辛（一两）　汉防己（一两）　甘草（一两，炙微赤，锉）

右件药，捣粗罗为散。每服四钱，以水一中盏，入生姜半分，煎至六分，去滓，不计时候稍热服。

治风虚百病，肢体亸曳不遂，宜服小八风散方。

人参（一两，去芦头）　当归（一两）　天雄（一两，炮裂，去皮脐）　附子（一两，炮裂，去皮脐）　防风（一两，去芦头）　独活（一两）　川椒（半两，去目及闭口者，微炒去汗）　天门冬（一两半，去心焙）　干姜（三分，炮裂，锉）　山茱萸（半两）　五味子（半两）　前胡（一两，去芦头）　麻黄（半两，去根节）　白芷（三分）　莽草（半两，微炙）

右件药，捣细罗为散。每服，不计时候，以温酒调下二钱。忌生冷、油腻、鲤鱼、猪肉。

治风邪所攻，肌肤虚弱，手足亸曳，筋脉不利，宜服赤箭圆方。

赤箭（二两） 天雄（一两，去皮脐） 丹参（一两） 川乌头（一两，去皮脐） 天南星（一两） 独活（一两） 防风（一两，去芦头） 五加皮（一两） 桂心（一两） 白花蛇（一两） 芎䓖（一两） 白附子（一两） 牛膝（一两，去苗） 仙灵脾（一两） 白僵蚕（一两） 桑螵蛸（一两） 槟榔（一两） 细辛（一两） 酸枣仁（一两） 干蝎（一两） 野狐肝（一两） 蒺藜（一两） 萆薢（一两，锉） 麻黄（一两半，去根节） 牛黄（半两，细研） 朱砂（一两，细研，水飞过） 麝香（半两，细研） 龙脑（一分，细研）

右件药，并生用，都捣罗为末，入研了药，都研令匀，炼蜜和捣五七百杵，圆如梧桐子大。每服，食前以温酒下二十圆。忌生冷、油腻、毒滑鱼肉、羊血。

治风亸曳[10]，手脚不能收摄，肌肤顽痹，筋脉不利，心神恍惚，骨节疼痛，宜服犀角圆方。

犀角屑（半两） 羚羊角屑（半两） 牛黄（一分，细研） 麝香（一分，细研） 天麻（一两） 白附子（一两，炮裂） 蝉壳（半两） 牛膝（半两，去苗） 防风（半两，去芦头） 附子（一两，炮裂，去皮脐） 桂心（半两） 当归（半两） 芎䓖（半两） 羌活（半两） 白僵蚕（半两，微炒） 五加皮（半两） 乌蛇肉（二两，酒浸，炙微黄） 薏苡仁（半两） 麻黄（一两，去根节） 朱砂（一两，细研，水飞过） 远志（半两，去心） 金箔（五十片，细研） 银箔（五十片，细研） 仙灵脾（一两） 道人头（一两） 地骨皮（半两）

右件药，捣罗为末，入研了药令匀，炼蜜和捣五七百杵，圆如梧桐子大。每服，食前以温酒下二十圆，渐至三十圆。忌生冷、羊血。

治风亸曳，手足麻痹，屈伸不得，宜服仙灵脾圆方。

仙灵脾（一两） 牛膝（一两，去苗） 芎䓖（一两） 牛黄（一分，细研） 麻黄（一两，去根节） 乌蛇肉（二两，酒浸，炙微黄） 天麻（一两） 白附子（一两，炮裂） 天雄（半两，炮裂，去皮脐） 防风（一两，去芦头） 独活（一两） 当归（一两，锉，微炒） 桂心（一两） 细辛（半两） 白僵蚕（一两，微炒） 莽草（一两，微炒）

朱砂（半两，细研）　麝香（一分，细研）

右件药，捣罗为末，都研令匀，炼蜜和捣三五百杵，圆如梧桐子大。每服，食前以豆淋酒下十圆。忌毒滑、鱼肉、羊血等。

治毒风亸曳，四肢不收，或挛急顽痹，宜服侧子圆方。

侧子（一两，炮裂，去皮脐）　白附子（半两，炮裂）　天南星（半两，炮裂）　白僵蚕（半两，微炒）　汉防己（半两）　萆薢（半两，锉）　踯躅花（半两，酒拌炒干）　牛膝（半两，去苗）　芎䓖（半两）　乌蛇肉（一两，酒浸，炙微黄）　天麻（一两）　羚羊角屑（半两）　牛黄（一分，细研）　麝香（一分，细研）　硫黄（半两，细研）　干蝎（半两，微炒）　桂心（半两）

右件药，捣罗为末，研入牛黄、麝香等，以水煮槐胶三两，更入少熟蜜同和，捣五七百杵，圆如梧桐子大。每服，食前以热酒研下十圆。忌生冷、油腻、毒滑、鱼肉。

治柔风诸方

夫人血气俱虚，风邪入于阳则皮肤缓，在于阴则腹里急。柔风之状，皮外缓则四肢不能收，腹里急即不能仰息者，是其候也。

治柔风，身体疼痛，四肢缓弱不遂，宜服羌活散方。

羌活（一两）　桂心（一两）　熟干地黄（一两）　葛根（一两，锉）　赤芍药（一两）　麻黄（一两，去根节）　甘草（半两，炙微赤，锉）　芎䓖（一两）

右件药，捣筛为散。每服五钱，以酒一中盏，水一中盏，入生姜半分、枣三枚，煎至一盏二分，去滓，不计时候，分温二服。忌生冷、油腻、猪、鸡、鱼等。

治柔风，皮肤缓弱，四肢不仁，腹内拘急，骨节疼痛，宜服大续命散方。

麻黄（一两，去根节）　人参（一两，去芦头）　黄芩（一两）　赤芍药（一两）[11]　芎䓖（一两）　甘草（半两，炙微赤，锉）　杏仁（一两，汤浸去皮尖双仁，麸炒微黄）　防风（一两，去芦头）　桂心[12]（一

两）　附子（一两，炮裂，去皮脐）

右件药，捣筛为散。每服四钱，以水一中盏，入生姜半分，煎至六分，去滓，不计时候温服。

治卒中柔风，身体缓弱，四肢不收，烦热，腹内拘急，大小便涩，宜服当归散方。

当归（一两）　防风（一两，去芦头）　麻黄（一两，去根节）　白术（一两）　甘草（半两，炙微赤，锉）　白茯苓（一两）　附子（一两，炮裂，去皮脐）　生干地黄（一两）　山茱萸（一两）　黄芩（一两）　桂心（一两）　川大黄（一两，锉碎，微炒）

右件药，捣筛为散。每服四钱，以水一中盏，入生姜半分、枣三枚，煎至六分，去滓，不计时候温服。

治柔风，肌肉软弱，身体疼痛，四肢不仁，宜服独活散方。

独活（一两）　桂心（一两）　芎䓖（一两）　麻黄（一两，去根节）　防风（一两，去芦头）　白术（一两）　赤芍药（一两）　细辛（一两）　附子（一两，炮裂，去皮脐）　枳壳（半两，麸炒微黄，去瓤）　杏仁（一两，汤浸去皮尖双仁，麸炒微黄）　甘草（半两，炙微赤，锉）

右件药，捣筛为散。每服四钱，以水一中盏，入生姜半分、枣三枚，煎至六分，去滓，不计时候温服。

治柔风，两脚疼痛，缓弱不仁，风经五脏，心神烦乱，肢节无力，宜服麻黄散方。

麻黄（二两，去根节）　附子（一两，炮裂，去皮脐）　白茯苓（一两）　独活（一两）　吴茱萸（半两，汤浸七遍，焙干微炒）　秦艽（一两，去苗）　防风（一两，去芦头）　细辛（一两）　芎䓖（一两）　桂心（一两）　干姜（一两，炮裂，锉）　白术（一两）　人参（一两，去芦头）　汉防己（一两）　甘草（半两，炙微赤，锉）　杏仁（一两，汤浸去皮尖双仁，麸炒微黄）

右件药，捣筛为散。每服四钱，以水一中盏，入生姜半分，煎至六分，去滓，不计时候温服。忌生冷、油腻。

治柔风，四肢软弱，皮肤不仁，脚膝浮肿，行立无力，宜服防风散方。

防风（二两，去芦头）　独活（一两）　牛膝（一两，去苗）　茵芋

（一两）　芎䓖（一两）　丹参（一两）　赤芍药（一两）　甘草（一两，炙微赤，锉）　细辛（一两）　泽漆（一两）　汉防己（一两）　麻黄（一两，去根节）　石膏（一两）　桂心（一两）　白茯苓（一两）　乌头（一两，炮裂，去皮脐）

右件药，捣筛为散。每服四钱，以水一中盏，生姜半分，煎至六分，去滓，不计时候温服。

治柔风，筋骨缓慢，脚弱不能行立，宜服葛根散方。

葛根（一两，锉）　羌活（三两）　干姜（一两，炮裂，锉）　桂心（一两半）　半夏（一两，汤洗七遍，去滑）　防风（二两，去芦头）　甘草（一两，炙微赤，锉）　天麻（二两）　麻黄（一两，去根节）　天雄（二两，炮裂，去皮脐）　牛膝（二两，去苗）　萆薢（二两，锉）

右件药，捣筛为散。每服三钱，以水一中盏，入生姜半分，煎至五分，去滓，不计时候热服，以常有汗为度。

治柔风，体虚里急，四肢缓痹不仁，宜服萆薢散方。

萆薢（一两，锉）　防风（一两，去芦头）　人参（三分，去芦头）　桂心（三分）　山茱萸（半两）　干姜（三分，炮裂，锉）　川椒（三分，去目及闭口者，微炒去汗）　细辛（三分）　附子（三分，炮裂，去皮脐）　天雄（半两，炮裂，去皮脐）　牛膝（一两，去苗）　白术（三分）

右件药，捣细罗为散。每服，食前以温酒调下二钱。

治柔风，皮肤虚缓，四肢不收，或时顽痹，腰脚无力，宜服天雄圆方。

天雄（三分，炮裂，去皮脐）　人参（半两，去芦头）　丹参（半两）　沙参（半两，去芦头）　白花蛇（一两，酒浸，去皮骨，炙令微黄）　羚羊角屑（半两）　芎䓖（半两）　白僵蚕（三分，微炒）　独活（半两）　防风（三分，去芦头）　牛膝（三分，去苗）　萆薢（半两，锉）　麻黄（三分，去根节）　甘菊花（半两）　天麻（一两）　桂心（三分）　当归（半两）　枳壳（半两，麸炒微黄，去瓤）　干蝎（半两，微炒）　蝉壳（半两，微炒）　细辛（半两）　白蒺藜（半两，微炒，去刺）　仙灵脾（三分）　白附子（三分，炮裂）　蔓荆子（半两）　阿胶（三分，捣碎，炒令黄燥）　麝香（一分，细研）

右件药，捣罗为末，炼蜜和捣五七百杵，圆如梧桐子大。每服，食前以温酒下二十圆。

治柔风,四肢缓弱及言语謇涩,宜服乌金煎圆方。

羌活　独活　牛膝(去苗)　附子(炮裂,去皮脐)　白蒺藜(微炒,去刺)　芎䓖　牛蒡子　海桐皮(锉)　防风(去芦头)

右件药,各一两,都捣罗为末,用黑豆七升,净淘,以水二斗,煎取汁二升,去豆,入前药末一半相和,却入银锅内,以文火煎成膏,又入余药末和圆如梧桐子大,不计时候,以温酒下二十圆。

治柔风久不差,四肢缓弱,宜服牛蒡酒方。

牛蒡子(三两)　生干地黄(三两)　枸杞子(三两)　牛膝(五分,去苗)

右件药,细锉,用生绢袋盛,以好酒二斗,于瓷器内浸,密封,春夏七日,秋冬二七日后,每日空心温服一小盏,晚食后再服,常令醺醺为妙。

治风癫诸方

夫风癫者,由血气虚,风邪入于阴经故也。人有血气少则心气虚,而精神离散,魂魄妄行,因为风邪所伤,入于阴经则为癫病。又人在胎之时,其母卒大惊,邪气并居,令子发癫,其发则仆地,吐涎沫,无所觉是也,源其癫病皆由风邪故也。

治风癫,精神错乱,发作无时,宜服防葵散方。

防葵(一两)　代赭(一两,细研)　人参(一两,去芦头)　铅丹(一两半)　钩藤(一两)　茯神(一两)　雷圆(一两)　虎头骨(一两半,涂酥炙令黄)　远志(一两,去心)　白僵蚕(一两,微炒)　生猪齿(一两)　防风(一两,去芦头)　卷柏(一两)　川升麻(一两)　附子(一两,炮裂,去皮脐)　虎掌(三分,汤洗七遍,生姜汁拌炒令黄)　朱砂(一两,细研)　牡丹(一两)　牛黄(半两,细研)　龙齿(二两)　蚱蝉(十四枚,微炒)　蛇蜕皮(一条,烧为灰)　白蔹(一两)　白马眼睛(一对,炙令微黄)

右件药，捣细罗为散，入研了药令匀。每服，不计时候，以温酒调下一钱。

治风癫发作，则吐涎狂走，恍惚不知人事，宜服芎䓖散方。

芎䓖（一两） 藁本（一两） 茴茹（一两）

右件药，捣粗罗为散。每服三钱，以水一中盏，煎至六分，去滓，不计时候温服。

治风癫，心气不全，忘前失后，大小便遗失，宜服菖蒲散方。

菖蒲（一两） 蒴藋（一两） 防风（一两，去芦头） 茵芋（一两） 商陆（一两） 附子（一两，生用，去皮脐）

右件药，捣细罗为散。每服，不计时候，以温酒调下一钱。

治风癫，心神不定，狂走无恒，宜服铁粉散方。

铁粉（一两） 马牙消（一两） 光明砂（一两） 铅霜（半两） 金箔（五十片）

右件药，都细研为散，不计时候，以生地黄自然汁，调下一钱。忌生血物。

治风癫，口眼开张，多吐白沫，或作恶声，恍惚虚悸，宜服虎睛圆方。

虎睛（一对，酒浸，炙微黄） 茯神（一两） 龙齿（一两） 石膏（一两） 防风（一两，去芦头） 黄芩（一两） 秦艽（一两，去苗） 川升麻（一两） 汉防己（一两） 铁粉（一两，细研） 川大黄（一两，锉碎，微炒） 人参（一两，去芦头） 防葵（一两） 独活（一两） 远志（三分，去心） 白鲜皮（三分） 鬼臼（三分） 细辛（三分） 银箔（五十片，细研） 金箔（五十片，细研） 天雄（三分，炮裂，去皮脐） 干姜（半两，炮裂，锉） 芎䓖（三分） 麝香（半两，细研） 露蜂房（半两，微炙） 牛黄（半两，细研） 蛇蜕皮（十条，烧灰）

右件药，捣罗为末，入研了药令匀，炼蜜和捣五七百杵，圆如梧桐子大。不计时候，以温酒下二十圆，薄荷汤亦得。

治风癫，发时吐涎，起卧不定及大小便不能知觉，宜服铅丹圆方。

铅丹（一两） 栝楼根（一两） 虎掌（半两，汤洗七遍，生姜汁拌炒令黄） 乌头（半两，炮裂，去皮脐） 白术（半两） 铁粉（二两，细研） 鸱枭头（一枚，烧为灰） 甜葶苈（一两，隔纸炒令紫色） 茴

茹（一两）　川椒（半两，去目及闭口者，微炒去汗）　大戟（半两，微炒）　天雄（半两，炮裂，去皮脐）

右件药，捣罗为末，炼蜜和圆，如梧桐子大。不计时候，以温酒下二十圆。

治风癫，发作吐沫，引胁肋疼痛，宜服茯神圆方。

茯神（一两）　白龙骨（一两）　龙角（一两）　龙胆（一两，去芦头）　铁粉（二两，细研）　蔓菁子（一两）　人参（二两，芦头）　远志（一两，去心）　黄连（一两，去须）　川大黄（一两，锉碎，微炒）　芎䓖（三分）　当归（一两）　黄芩（三分）

右件药，捣罗为末，炼蜜和圆，如梧桐子大。每服，不计时候，以温酒下二十圆。

治风癫，心神愦乱，狂走不恒，言语倒错，宜服水银圆方。

水银（一两）　硫黄（一两，与水银结为砂子）　朱砂（一两）　定粉（一两）　黄丹（一两）

右件药，同细研，入瓷罐子内，以泥封头，候干，以慢火养一复时，取出，入金银箔各五十片，雄黄、铅霜各一分，同研令细，以糯末饭和圆如绿豆大。不计时候，以豆淋酒下五圆。

治风癫，精神不守，言语错乱，宜服此方。

金（十两，细锉为屑充柜）　朱砂（三两，光明者）

右以金屑置鼎子中，作一坑子，安朱砂于坑子内，上又以金屑盖之，用六一泥固济，缓火养七日后取出。朱砂又作一地坑子，内入朱砂，出火毒，七日后取出，研令极细，以粟米饭和圆如绿豆大。每服，不计时候，以热水下五圆。忌羊血。

治风痫诸方

夫风痫病者，皆由脏腑壅热，风邪干于心也。心主于血，故血壅而不行，则荣卫气涩，血脉既乱，神气不定，故发痫也。凡少小有斯病者，亦由五脉下流，六气逆行，乳食不调，风邪所中，或先身热，瘈疭惊啼，而后发作。其脉洪者，病在于六腑及肌肤，中则易治之。若身冷不啼，掣不惊叫，病发时脉沉者，病在于五脏。若入于骨体，则难疗也。其候口鼻干燥，大小便不利，眼视不明，耳后青色，眠卧不安，腰直目眄[13]，青筋生，头发坚，时时作声，口不禁，吐白沫，浑身烦热，头上汗出，恒多惊悸，手足颤掉，梦中叫唤，目瞳子大，是发痫之状也。

治风痫[14]，因心脏积热，痰毒所为，发即吐沫，嚼舌，宜服此方。

水银（一两） 铅（二两，与水银结为砂子，细研） 牛黄（一分，细研） 银箔（五十片，细研） 犀角屑（三分） 熊胆（半两） 朱砂（一两，细研，水飞过） 麝香（一分，细研） 羚羊角（三分） 马牙消（一两） 龙齿（二两） 白僵蚕（三分，微炒） 白附子（三分，炮裂） 干蝎（三分，微炒）

右件药，捣细罗为散，都研令匀。每服，不计时候，以防风汤温酒调下二钱。

治风痫，积季不差，风痰渐多，得热即发，宜服银箔圆方。

银箔（五十片） 龙齿（一两） 麦门冬（一两半，去心，焙） 乌蛇（一两半，酒浸，去皮骨炙微黄） 铁粉（一两，细研） 人参（一两，去芦头） 防风（一两，去芦头） 犀角屑（一两） 川升麻（一两） 熊胆（一两） 生干地黄（一两）

右件药，捣罗为末，炼蜜和捣三五百杵，圆如梧桐子大。每服，不计时候，以温水下三十圆。

治风痫，累季不差，痰毒转甚，精神减耗，时时发动，宜服水银圆方。

水银（三两） 铅（三两，与水银结为砂子，细研） 远志（一两，去心） 人参（一两，去芦头） 菖蒲（一两） 茯神（一两） 蝉壳（半两，微炒） 羌活（一两） 细辛（半两） 半夏（二两，汤洗七遍，去滑）

右件药，捣罗为末，都研令匀，炼蜜和捣三二百杵，圆如梧桐子大。每服，不计时候，以生姜汤下二十圆。

治风痫，久不差，发时吐涎沫，作恶声者，不识人，宜服铅霜圆方。

铅霜（二两，细研） 金箔（一百片，细研） 银箔（一百片，细研） 人参（一两，去芦头） 茯神（一两） 远志（一两，去心） 细辛（一两） 菖蒲（一两） 苦参（一两，锉） 黄芩（一两） 栀子仁

（一两）　犀角屑（一两）　龙齿（二两，细研）　朱砂（一两，细研，水飞过）

右件药，捣罗为末，入研了药，更研令匀，炼蜜和捣三五百杵，圆如梧桐子大。每服，不计时候，以薄荷汤下三十圆。

治风痫，积季不差，发即昏昏须睡，良久方惺，宜服虎睛圆方。

虎睛（一对，酒浸一宿，微炙[15]）　铁粉（一两，细研）　黄丹（一两）　麦门冬（一两半，去心，焙）　人参（一两，去芦头）　玄参（一两）　沙参（一两，去芦头）　苦参（一两，锉）　金箔（一百片，细研）　银箔（一百片，细研）　牛黄（半两，细研）　马牙消（二两）　黑铅（二两）　水银（一两，与铅二味结为砂子，细研）

右件药，捣罗为末，都研令匀，炼蜜和捣三五百杵，圆如梧桐子大。每服，不计时候，以温水下三十圆。

治风痫，发即卒倒，口吐涎沫，手足俱搐[16]，一无所觉，苏而复发，宜服龙齿圆方。

龙齿（半两，细研）　虎睛（一对，微炒）　赤茯苓（半两）　铁精（三分）　人参（半两，去芦头）　川大黄（二两，锉碎，微炒）　独活（一两）　远志（半两，去心）　细辛（半两）　贯众（半两）　鬼箭羽（半两）　天雄（三分，炮裂，去皮脐）　露蜂房（半两，微炙）　桂心（三分）　钩藤皮（半两）　蚱蝉（七枚，微炒）　衣中白鱼（三七枚）　川升麻（半两）　石膏（一两，细研）

右件药，捣罗为末，入研了药令匀，炼蜜和捣五七百杵，圆如梧桐子大。不计时候，以荆芥汤下二十圆。

治风痫病，精神不全，常有痰毒在胸膈，呕吐不出，烦闷气壅者，宜服牛黄圆方。

牛黄（半两，细研）　龙齿（二两）　虎睛（一对，酒浸一宿，微炙）　安息香（一两，入胡桃仁捣熟）　朱砂（二两，细研，水飞过）　犀角屑（一两）　铁粉（二两）　人参（一两，去芦头）　独活（一两）　蜣螂（一两，去头足翅，微炙）　麝香（半两，细研）　茯神（一两）　远志（一两，去心）　防风（一两半，去芦头）　甘草（一两，炙微赤，锉）

右件药，捣罗为末，入研了药令匀，炼蜜和捣五七百杵，圆如梧桐子大。每服，不计时候，以荆芥汤下三十圆。

治风痫，失心狂乱，不识好恶，银粉圆方。

上好银（二两，打作薄片，用猪脂二斤煎令脂尽，又以好醋一升亦煎令尽，细擘破银箔，以水银三两相和，火上熬令极热即泻于水碗中，研令极细即止，内入铁铛中，以瓷碗盖，以火逼飞却水银令尽即出，捣罗为末，更细研入后药） 人参（一两，去芦头） 茯神（一两） 石膏（一两） 虎睛（一对，酒浸一宿，微炒） 牛黄（一分，细研） 铅霜（一两，细研）

右件药，捣罗为末，研入银粉令匀，以枣肉和圆，如皂荚子大。不计时候，以金银汤研下一圆。

治风痫，积季不差，发时迷闷吐沫，或作牛声，宜服银末圆方。

银末（半两） 铁粉（一两） 黑猫儿粪（一两，炒） 黄丹（二两）

右件药，相和，熟研令匀，以醋饭和圆，如绿豆大。如患五季，服十五圆，患十季，服二十圆，患十五季，服三十圆，初服时即于食前以热酒下。如服五服不吐不泻，即第六服用水一大盏，煎黄芪末二钱，煎至五分，温温下圆药，须臾吐黏痰。每日空心服之，不绝半月，其疾永不发动。

治风痫，失性倒仆恶声，吐沫口噤，宜服雄朱丹方。

雄黄（一两） 朱砂（一两） 水银（一两） 雌黄（一两，三味用夹生绢囊盛，以蜜于重汤内煮候蜜色赤为度，取出以河水淘洗曝干） 黑铅（二两，与水银结为砂子）

右件药，同研如粉，用前煮雄黄、蜜和圆，如绿豆大。每服，不计时候，以桃柳松柏桑枝汤下三圆至五圆。

治积痰不散，上冲心脏，变为风痫，不问长幼，宜服半夏圆方。

半夏（五[17]两，汤洗七遍，去滑） 白矾（三两，烧令汁尽） 朱砂（三两，细研，水飞过） 黄丹[18]

右件药，捣罗为末，都研令匀，以粟米饭和圆，如梧桐子大。每服，不计食前后，以人参汤下二十圆。

治心脏积热痰毒，变为风痫，发时烦闷，口噤吐沫，宜服天竹黄圆方。

天竹黄（一两） 水银（一两，与铅同结为砂子） 黑铅（二两）

夜明砂（一两，微炒）　朱砂（一两，细研，水飞过）　雄黄（三分）

右件药，都研为末，用甘草水浸蒸饼和圆，如梧桐子大。每服，不计时候，以消梨汁下五圆。

治风痫，欲发即精神不定，眼目不明，瘈疭恶声，嚼舌吐沫，宜服雌黄[19]圆方。

雌黄[20]（一两，细研，炒令褐色）　黄丹（一两，炒令褐色）　麝香（一钱，细研）

右件药，相和，研令匀，用牛乳一升，慢火熬成膏，候可圆，即圆如梧桐子大。每服，不计时候，以温酒下七圆。

又方。

铁粉（二两）　雌黄（一两，叶子者）　黄丹（二两，与雌黄同，略炒过）

右件药，都细研为末，以粳米饭和圆，如绿豆大。每服，不计时候，以牛乳下五圆。如无牛乳，温水下亦得。

治风痫，有积痰在胸膈不散，发时心躁，恶叫迷闷，吐沫瘈疭，宜服阳起石圆方。

阳起石（一两）　硫黄（一两，与水银结为砂子）　水银（一两）　黄丹（一两）

右件药，都研令细，固济瓷瓶子盐柜中，以文火养三日后，以五斤火煅之，候冷取，出火毒，细研以粟米饭和圆如绿豆大。每服，不计时候，以粥饮下五圆。

又方。

朱砂（一两，细研，水飞过）　铅霜（一两）　铁粉[21]（一两）　马牙消（一两）

右件药，都细研如粉，以枣肉和圆，如绿豆大。每服，不计时候，以熟水下七圆。

治风痫，发时眼前暗黑，迷闷吐沫，不识人，宜服密陀僧圆方。

密陀僧（三两，细研）　朱砂（三两，细研水飞过）　腊月鸦（一只，烧灰细研）　猪牙皂荚（六两，三两去黑皮涂酥炙令燋黄去子，三两去皮生用）

右件皂荚捣罗为末，以米醋二升，熬成膏，入朱砂等三味，和圆如绿豆大。每服，不计时候，以温酒下十圆。

治风痫，心神狂乱，时吐涎沫，叫呼不识人，宜服朱砂散方。

朱砂（二两，光明者，逐块以金箔裹） 磁石（三两，捣为末） 黑铅（二两，以水银一两炒作沙子细研）

右件药，先固济一瓷瓶子，候干，先入磁石末，次安朱砂，后以黑铅末覆之，以文火养七日后，以火五斤煅令通赤，便往，候冷取出，都细研为散。每服，不计时候，以马牙消酒半分煎汤调半钱服之。

治风痫，发作不定，宜服雄黄圆方。

雄黄（一两） 龙齿（一两） 铁粉（半两） 黄丹（半两，与雄黄同炒转色）

右件药，同研如粉，以粳米饭和圆，如绿豆大。每服，不计时候，以牛乳下五圆。

又方。

铅（二两） 水银（一两） 硫黄（一两，细研）

右件药，先将水银、硫黄二味，于铫子中慢火熬，不住手研，待硫黄烟气似定，入铅同炒，候少时将出，细研为末，以粟米饭和圆如梧桐子大。每服，不计时候，以茶下三圆。

治风痫，时久不差，先吐痰沫，宜服乳香散方。

乳香（半两） 降真香（一两） 石胆（一分）

右件药，捣细罗为散。每服一钱，以真黄牛乳一小盏，热暖，空心调下，如人行三二里，再服，如此三服，以吐为度。

治风痫，发作渐频，呕吐涎沫，不问长幼，宜服黄丹圆方。

黄丹（五两） 皂荚（五梃，去皮涂酥炙黄焦，去子）

右件药，捣研为末，和匀，以糯米粥和圆，如梧桐子大。每服，不计时候，以粥饮下十圆。

治风痫，不问长幼，并是积热风痰攻心所为，宜服此方。

蛇黄（二十枚，小者）

右以槲树汁拌，入火令通赤，取出，于净地上，一宿出火毒后，细研如面，又用狗胆一枚取汁相和，以粟米饭和圆，如绿豆大。每服，不计时候，以暖酒下十五圆。三五日后，当吐出恶痰涎便愈。

又方。

右于大虫粪内取骨，酥炒微黄，并粪晒干，一时捣细罗为散。每日空心，以温酒调下二钱。

治风痫，精神不守，恶叫烦闷，吐沫嚼舌，四肢抽掣，宜服太阴玄精圆方。

太阴玄精（三两）　铁粉（三两）

右件药，都研令细，以真牛乳一大盏相和，用文火煎令乳干，取出研令极细，炼蜜和圆，如梧桐子大。每服，不计时候，以薄荷汤下二十圆。

治白虎风诸方

夫白虎风病者，是风寒暑湿之毒，因虚所起，将摄失理，受此风邪，经脉结滞，血气不行，蓄骨节之间，或在四肢，肉色不变，其疾昼静而夜发，即彻骨髓酸疼，如虎之啮，故名白虎风病也。

治白虎风，风毒攻注，骨髓疼痛，发作不定，宜服羌活散方。

羌活（一两）　侧子（一两，炮裂，去皮脐）　秦艽（一两，去苗）　桂心（一两）　木香（一两）　芎䓖（一两）　当归（一两）　牛膝（一两，去苗）　附子（一两，炮裂，去皮脐）　骨碎补（一两）　桃仁（三十枚，汤浸去皮尖双仁，麸炒微黄）

右件药，捣粗罗为散。每服三钱，以水一中盏，入生姜半分，煎至五分，去滓，不计时候稍热服。

治白虎风，血脉结滞，骨髓疼痛，发作无时，宜服虎杖散方。

虎杖（一两半）　桂心（一两）　当归（一两半）　赤芍药（一两）　天雄（一两，炮裂，去皮脐）　桃仁（一两，汤浸去皮尖双仁，麸炒微黄）　芎䓖（一两）　枳实（一两，麸炒微黄）　羌活（一两）　防风（一两，去芦头）　秦艽（一两，去苗）　木香（一两）

右件药，捣粗罗为散。每服三钱，以水一中盏，入生姜半分，煎至六分，去滓，不计时候稍热服。

治白虎风，筋骨疼痛，至夜加甚，四肢懈惰，宜服赤芍药散方。

赤芍药（一两）　羌活（一两）　仙灵脾（一两半）　虎头骨（二

两，涂酥，炙令黄）　天雄（一两，炮裂，去皮脐）　芎䓖（一两）　桂心（一两）

右件药，捣细罗为散。每服，不计时候，以薤白汤调下二钱。

治白虎风，肢节疼痛，发即不可忍，宜服虎骨散方。

虎胫骨（一两，涂酥炙令微黄）　白花蛇（一两，酒浸，去皮骨炙令微黄）　龙骨（一两）　天麻（一两）　防风（一两，去芦头）　干蝎（一两，微炒）　桂心（一两）　当归（一两）　羌活（一两）　麝香（一分[22]，细研）　白僵蚕（一两，微炒）　牛膝（一两，去苗）

右件药，捣细罗为散，研令匀。每服，不计时候，以热豆淋酒调下二钱。

治白虎风，痛彻骨髓，昼静夜发，宜服酸枣仁散方。

酸枣仁（半两，微炒）　败龟（三分，涂酥炙令黄）　虎胫骨（一两，涂酥炙微黄）　羌活（三分）　牛膝（三分，去苗）　桂心（三分）　附子（三分，炮裂，去皮脐）　枳壳（三分，麸炒微黄，去瓤）　地龙（一两，微炒）　当归（一两）　没药（半两）　乳香（半两）　补骨脂（三分，微炒）　赤芍药（三分）

右件药，捣细罗为散。每服，不计时候，以温酒调下二钱。

治白虎风，疼痛不止，宜服当归散方。

当归（一两）　桂心（一两）　地龙（一两，微炒）　白僵蚕（一两，微炒）　威灵仙（一两）　漏芦（一两）　芎䓖（一两）　白芷（一两）

右件药，捣细罗为散。每服，不计时候，以热酒调下二钱。

治白虎风，注流筋骨疼痛，宜服没药散方。

没药（一两）　独活（一两）　虎胫骨（二两，涂酥炙令黄）　晚蚕沙（一两半，微炒）　芎䓖（一两半）　防风（一两，去芦头）　蔓荆子（一两）　当归（一两）　赤芍药（一两）　桂心（一两）

右件药，捣细罗为散。每服，不计时候，以热酒调下二钱。

治白虎风，四肢疼痛，至夜转甚不可忍者，宜服白头翁煎方。

白头翁（二两）　牛膝（三分，去苗）　附子（三分，炮裂，去皮脐）　桂心（三分）　羌活（三分）　赤芍药（三分）　赤茯苓（半两）　人参（半两，去芦头）　防风（三分，去芦头）　虎胫骨（一两，涂酥炙

微黄）　牡丹（半两）　当归（二分）　酥（五合）　生姜汁（二合）

右件药，都捣细罗为散，用好酒五升，都煎如饧。每服，不计时候，以温酒调下一茶匙。服药后仍须炒蚕沙熨之为妙。

治白虎风，不计月日远近，夜加疼痛，走转不定不可忍者，宜服麝香圆方。

麝香（一分，细研）　雄黄（一分，细研）　朱砂（一分，细研）　地龙（三分，微炒）　白附子（半两，炮裂）　芫花（三分，醋拌炒令干）　斑蝥（五枚，用糯米炒令黄，去翅足）　狼毒（三分，锉，醋拌微炒）

右件药，捣罗为末，以醋煮面糊和圆，如绿豆大。不计时候，以温酒下五圆。

治白虎风，疼痛不可忍，宜服地龙散方。

地龙（一两，微炒）　好茶末（一两）　白僵蚕（一两，微炒）

右件药，捣细罗为散。每服，不计时候，以温酒调下二钱。

治白虎风，疼痛走转不定，宜服此方。

虎胫骨（二两，涂酥炙令黄）　羌活（一两）　地龙（一两，微炒）

右件药，捣细罗为散。每服，不计时候，以温酒调下二钱。

治白虎风，走转疼痛，两膝热肿，宜服防风散方。

防风（一两，去芦头）　地龙（二两，微炒）　漏芦（二两）

右件药，捣细罗为散。每服，不计时候，以温酒调下二钱。

又方。

虎胫骨（一两，涂醋炙令黄）　附子（一两，炮裂，去皮脐）

右件药，捣细罗为散。每服，不计时候，以温酒调下一钱。

又方。

麒麟竭（一两）　硫黄（一两，细研）

右件药，捣罗为散，研令匀。每服，不计时候，以温酒调服一钱。

又方。

地龙（半两，微炒）　阿魏（半分）　乳香（一分）

右件药，捣细罗为散。每服，不计时候，以好茶调服一钱。

治白虎风，疼痛，走转不定，宜用雄黄散涂方。

雄黄（一两）　莽草（一两）　藜芦（一两，去芦头）　斑蝥（二十枚）　赤小豆（半合）　白矾（三分）　芫荑（三分）　皂荚（三分，烧

灰） 蛇床子（三分） 吴茱萸（三分） 硫黄（半两，细研） 附子（一两，去皮脐，生用） 巴豆（十五枚，去皮心）

右件药，捣细罗为散，都研令匀。每用散一钱，以生油调，薄涂于痛处，日二易之。

治白虎风，痛走不定，无问老少，宜用地龙粪散熨之方。

地龙粪（一升） 红蓝花（三两） 炭灰（五升）

右件药，搅和，熬令极热，以酽醋拌之令匀，以故帛三四重裹，分作三裹，更替熨痛处，以效为度。

治白虎风，疼痛彻骨不可忍，宜用熏药方。

精猪肉（四两，切作片子） 安息香（二两）

右将肉裹香，即用一瓶子内着灰火，火上着一铜片子隔之，即安香于上烧之，以瓶子口就痛处熏之，以衣遮盖，勿令透气，三二上差。

治白虎风，寒热发歇，骨节微肿，彻骨疼痛，宜用燕窠土圆摩之方。

燕窠土（二两） 伏龙肝（二两） 飞罗面（二两） 砒黄（一钱） 水牛肉脯（一两，炙令黄，别捣罗为末）

右件药，捣细罗为散，后入砒、黄牛脯末等，和令匀。每将少许，以新汲水和如弹圆大，于痛处摩之，候痛止，即取药抛于热油铛中。

治白虎风，疼痛彻骨髓，不可忍者，宜用葱白熨方。

右取酽醋五升，煎三五沸，切葱白二升，煮一两沸即滤出，以布帛裹，热熨痛处，极效。

治白虎风疼痛，宜用皂荚散敷之方。

皂荚 旅生荞麦 白蒺藜 谷精草 五灵脂 芸苔子 以上各半两

右件药，捣细罗为散，用酽醋调涂之，效。

治刺风诸方

夫刺风者，由体虚之人，肤腠开张，为风邪侵也。其风邪走于遍身，而皮肤淫浊，邪气与正气交争，风邪击搏，如锥刀所刺，故名刺风也。

治大风，周身皮肤肌体之内，如针所刺，精神昏昧，宜服大麻仁散方。

大麻仁（三两） 防风（一两，去芦头） 麻黄（二两，去根节） 陈橘皮（一两，汤浸去白瓤，焙） 桂心（二两） 独活（二两） 石膏（二两） 附子（一两，炮裂，去皮脐） 白蒺藜（一两，微炒，去刺）

右件药，捣粗罗为散。每服四钱，以水一中盏，入生姜半分，煎至六分，去滓，不计时候温服。忌猪鸡肉、生冷、油腻。

治体虚，风邪所中，攻走皮肤，状如针刺，四肢不仁，筋脉拘急，宜服薏苡仁散方。

薏苡仁（二两） 独活（一两） 茵芋（一两） 细辛（一两） 桂心（一两） 侧子（一两，炮裂，去皮脐） 防风（一两，去芦头） 酸枣仁（一两，微炒） 麻黄（一两，去根节） 五加皮（一两） 羚羊角屑（一两） 甘草（半两，炙微赤，锉）

右件药，捣粗罗为散。每服四钱，以水一中盏，入生姜半分，煎至六分，去滓，不计时候温服。

治刺风，皮肤顽痹，宜服羌活散方。

羌活（一两） 白蒺藜（一两，微炒去刺） 白鲜皮（一两） 枫香（三分） 乌蛇肉（一两，酒浸炙令黄） 当归（一两） 防风（一两，去芦头） 肉桂（一两，去皴皮） 茵芋（一两） 附子（一两，炮裂，去皮脐） 芎䓖（一两） 酸枣仁（一两，微炒） 海桐皮（一两，锉） 麻黄（二两，去根节） 麝香（一分，细研）

右件药，捣细罗为散。每服，食前以温酒调下二钱。忌生冷、油腻、湿面、毒滑鱼肉。

治刺风，皮肤如针刺，或顽痹不仁，宜服天麻圆方。

天麻（一两） 踯躅花（一两） 独活（一两） 麻黄（二两，去根节） 附子（一两，炮裂，去皮脐） 白附子（一两，炮裂） 晚蚕蛾（一两） 乌蛇肉（二两，酒浸炙令黄） 防风（一两，去芦头） 道人头（一两） 白蒺藜（一两，微炒去刺） 麝香（半两，细研） 桂心（一两） 当归（一两） 川乌头（一两，炮裂，去皮脐）

右件药，捣罗为末，入麝香都研令匀，炼蜜和捣三二百杵，圆如梧桐子大。每服，不计时候，以温酒下二十圆。如有汗出，切宜避风。

治刺风，遍身如针刺，肩背四肢拘急，筋骨疼痛，宜服白蒺藜圆方。

白蒺藜（一两，微炒去刺）　茵芋（一两）　羌活（一两）　木香（一两）　羚羊角屑（一两）　附子（一两，炮裂，去皮脐）　白花蛇肉（二两，酒浸炙微黄）　白附子（一两，炮裂）　当归（一两，锉，微炒）　干蝎（一两，微炒）　薏苡仁（三分）　槟榔（半两）　牛膝（一两，去苗）　芎䓖（一两）　牛黄（一分，细研）　麝香（一分，细研）　杏仁（一两，汤浸去皮尖双仁，别研为膏）　防风（三分，去芦头）　酸枣仁（一两，微炒）

右件药，捣罗为末，入杏仁膏，相和令匀，炼蜜和捣五七百杵，圆如梧桐子大。每服，不计时候，以温酒下二十圆。忌生冷、油腻、毒滑鱼肉。

治头面风诸方

夫头面风者，由体虚之人，阳脉为风所乘也。诸阳之经，皆上走于头面，若运动劳役，阳气发泄，腠理开疏而受之风邪，谓之首风。其状头面多汗，恶风头痛。又新沐头未干不可便卧，使头重身热，或则烦闷。又夏月露下卧，露堕面上，令面皮厚，喜成疮癣。乃作面风也。

治头面风，皮肤瘙痒，心膈烦闷，目眩头痛，宜服山茱萸散方。

山茱萸（半两）　甘菊花（半两）　荆芥穗（半两）　秦艽（三分，去苗）　芎䓖（一两）　茯神（三分）　蔓荆子（三分）　山栀子（半两）　羚羊角屑（半两）　汉防己（半两）　藁本（三分）　甘草（半两，炙微赤，锉）

右件药，捣粗罗为散。每服三钱，以水一中盏，入薄荷三七叶，煎至六分，去滓，不计时候温服。忌湿面、油腻。

治头面风，皮肤不仁，头疼心闷，四肢不利，宜服蔓荆散方。

蔓荆子（三分）　防风（半两，去芦头）　枳壳（三分，麸炒微黄，去瓤）　山茱萸（半两）　麻黄（三分，去根节）　旋覆花（三分）　甘菊花（三分）　芎䓖（三分）　莽草（三分，微炙）　甘草（半两，炙微赤，锉）　羚羊角屑（三分）

右件药，捣粗罗为散。每服三钱，以水一中盏，入生姜半分，煎至六分，去滓，不计时候温服。

治头面风，皮肤瘙痒，头目昏疼，上焦烦壅，宜服赤箭散方。

赤箭（三分）　前胡（一两，去芦头）　白蒺藜（半两，微炒，去刺）　黄芪（半两，锉）　枳壳（三分，麸炒微黄，去瓤）　防风（一两，去芦头）　羚羊角屑（半两）　甘菊花（半两）　甘草（一分，炙微赤，锉）

右件药，捣粗罗为散。每服四钱，以水一中盏，煎至六分，去滓，不计时候温服。

治毒风上冲，头面赤热，或生细疮，皮肤瘙痒，心神烦躁，宜服乌蛇散方。

乌蛇肉（二两，酒浸，炙微黄）　羚羊角屑（三分）　人参（三分，去芦头）　赤茯苓（三分）　沙参（三分，去芦头）　麻黄（一两，去根节）　防风（三分，去芦头）　白蒺藜（三分，微炒，去刺）　白鲜皮（三分）　独活（一两）　黄芩（三分）　秦艽（一两，去苗）　川升麻（三分）　川大黄（三分，锉，微炒）　牛蒡子（半两，微炒）

右件药，捣细罗为散。每服，不计时候，以温浆水调服二钱。

治头面有风，牵引眼睛疼痛，偏视不明，宜服藁本散方。

藁本（一两）　细辛（三分）　秦艽（一两，去苗）　羌活（三分）　桂心（半两）　山茱萸（半两）　天雄（半两，炮裂，去皮脐）　薯蓣（三分）　蔓荆子（半两）

右件药，捣细罗为散。每服，不计时候，以温酒调下二钱。

治头面风，目眩耳聋，宜服薯蓣散方。

薯蓣（一两）　防风（一两，去芦头）　细辛（半两）　山茱萸（半两）　川升麻（半两）　甘菊花（半两）　蔓荆子（半两）　藁本（半两）

右件药，捣细罗为散。每服，不计时候，以温酒调下二钱。

治头面风，皮肤痹痒，肢节疼痛，头目不利，项强耳聋，宜服甘菊花圆方。

甘菊花（三分）　人参（三分，去芦头）　当归（三分）　防风（半两，去芦头）　秦艽（半两，去苗）　山茱萸（半两）　白鲜皮（半两）　黄芪（半两，锉）　汉防己（半两）　桂心（半两）　白术（半两）　白蒺藜（半两，微炒，去刺）　生干地黄（半两）　独活（半两）　薯蓣（半两）　芎䓖（半两）　细辛（半两）　苍耳子（半两）

右件药，捣罗为末，炼蜜和捣三五百杵，圆如梧桐子大。每服，不计时候，以温酒下二十圆。

治热毒风攻，头面瘙痒，如似虫行，时发风瘾[23]，宜服白蒺藜圆方。

白蒺藜（三分，微炒，去刺） 独活（三分） 羚羊角屑（三分） 防风（三分，去芦头） 枳壳（三分，麸炒微黄，去瓤） 薯蓣（三分） 地骨皮（三分） 莽草（一两，微炙） 葳蕤（半两） 苦参（一两，锉） 枫香（一两） 蝉壳（半两，微炒）

右件药，捣罗为末，用炼蜜和捣五七百杵，圆如梧桐子大。每服，不计时候，以温酒下二十圆。忌猪、鱼肉。

治头面风，瘙痒如虫行，上焦痰滞，脏腑壅塞，宜服皂荚煎圆方。

皂荚（一斤，不蚛者槌碎，以淡浆水二升挼滤取汁，慢火熬成膏） 乌蛇肉（三两，酒浸，炙微黄） 枳壳（一两，麸炒微黄，去瓤） 川大黄（一两，锉碎，微炒） 防风（一两，去芦头） 苦参（一两，锉） 牛蒡子（一两，微炒） 天麻（一两） 荆芥（一两）

右件药，捣罗为末，入皂荚煎和，圆如梧桐子大。每服，不计时候，以温浆水下三十圆。

治风头旋诸方

夫风头旋者，良由体虚，风邪乘于阳脉。诸阳之经，皆上注于头面，风邪随入于脑，遂成头旋。亦因痰水在于胸膈之上，犯大寒，使阳气不行，令痰水结聚，而阴气逆上，风与痰相结上冲于头，则令头旋也。

治上焦风痰，攻头目旋晕，心神烦乱，宜服汉防己散方。

汉防己（一两） 羚羊角屑（三分） 人参（三分，去芦头） 荆芥（三分） 芎䓖（三分） 半夏（半两，汤洗七遍，去滑） 赤茯苓（三分） 旋覆花（半两） 防风（半两，去芦头） 前胡（一两，去芦头） 细辛（半两） 麦门冬（一两，去心，焙） 枳实（三分，麸炒微黄） 甘草（半两，炙微赤，锉）

右件药，捣粗罗为散。每服三钱，以水一中盏，入生姜半分，煎至六

分，去滓，不计时候温服。忌饴糖、羊肉。

治上焦风痰，头旋目晕，不欲饮食，宜服前胡散方。

前胡（一两，去芦头） 白术（一两） 防风（一两，去芦头） 枳壳（一两，麸炒微黄，去瓤） 茯神（一两） 细辛（半两） 蔓荆子（三分） 半夏（三分，汤洗七遍，去滑） 甘草（半两，炙微赤，锉）

右件药，捣粗罗为散。每服三钱，以水一中[24]盏，入生姜半分、薄荷三七叶，煎至六分，去滓，不计时候温服。

治风，头旋晕闷，起则欲倒，宜服蔓荆子散方。

蔓荆子（三分） 赤箭（半两） 细辛（半两） 麦门冬（一两，去心，焙） 地骨皮（半两） 石膏（一两） 黄芩（三分） 防风（三分，去芦头） 羚羊角屑（三分） 枳壳（三分，麸炒微黄，去瓤） 芎䓖（三分） 茯神（三分） 甘菊花（三分） 甘草（半两，炙微赤，锉） 半夏（三分，汤洗七遍，去滑）

右件药，捣粗罗为散。每服三钱，以水一中盏，入生姜半分，煎至六分，去滓，不计时候温服。忌热面、饴糖、羊肉。

治风头旋，上膈多痰，宜服羚羊角散方。

羚羊角屑（一两） 防风（半两，去芦头） 枳壳（三分，麸炒微黄，去瓤） 半夏（半两，汤洗七遍，去滑） 茯神（一两） 白芷（半两） 甘草（半两，炙微赤，锉） 附子（三分，炮裂，去皮脐） 芎䓖（半两）

右件药，捣粗罗为散。每服三钱，以水一中盏，入生姜半分，煎至六分，去滓，不计时候温服。

治风头旋，心胸不利，宜服白术散方。

白术（一两） 前胡（一两，去芦头） 防风（三分，去芦头） 枳壳（三分，麸炒微黄，去瓤） 赤茯苓（一两） 蔓荆子（三分） 甘草（半两，炙微赤，锉） 半夏（半两，汤洗七遍，去滑） 芎䓖（三分）

右件药，捣粗罗为散。每服三钱，以水一中盏，入生姜半分，煎至六分，去滓，不计时候温服。

治风头旋，忽忽如醉，痰逆，不下饮食，宜服甘菊花散方。

甘菊花（三分） 天麻（一两） 石膏（二两） 芎䓖（三分） 独活（三分） 防风（三分，去芦头） 白术（三分） 杏仁（半两，汤浸

去皮尖双仁，麸炒微黄）　茯神（一两）　羚羊角屑（三分）　杜若（三分）　黄芩（三分）　甘草（半两，炙微赤，锉）

右件药，捣粗罗为散。每服三钱，以水一中盏，入生姜半分，煎至六分，去滓，不计时候温服。

治风头旋，发则心腹满急，眼晕欲倒，宜服芎䓖散方。

芎䓖（三分）　独活（半两）　防风（半两，去芦头）　赤茯苓（三分）　杏仁（半两，汤浸去皮尖双仁，麸炒微黄）　白术（半两）　枳壳（三分，麸炒微黄，去瓤）　黄芩（半两）　羚羊角屑（半两）

右件药，捣粗罗为散。每服三钱，以水一中盏，入生姜半分，煎至六分，去滓，不计时候温服。

治风，头旋眼晕，如似屋转，起即旋倒者，宜服远志散方。

远志（三分，去心）　防风（一两，去芦头）　芎䓖（一两）　人参（三分，去芦头）　独活（一两）　葛根（三分，锉）　桂心（半两）　山茱萸（半两）　薯蓣（三分）　白术（半两）　天雄（半两，炮裂，去皮脐）　茯神（半两）　莽草（半两，微炙）　甘菊花（半两）

右件药，捣细罗为散。每服，不计时候，以温酒调下二钱。

治风头旋，手足厥逆，身体疼痛，心乱，反倒如癫，发歇无恒，宜服独活散方。

独活（一两）　白术（三分）　防风（三分，去芦头）　细辛（半两）　人参（半两，去芦头）　干姜（半两，炮裂，锉）　天雄（一分，炮裂，去皮脐）　桂心（一分）　栝楼根（三分）

右件药，捣细罗为散。每服，不计时候，以温酒调下二钱。

治风，头旋目疼，身体痛，宜服山茱萸散方。

山茱萸（一两）　防风（一两，去芦头）　薯蓣（半两）　芎䓖（半两）　细辛（半两）　甘菊花（半两）　天雄（半两，炮裂，去皮脐）

右件药，捣细罗为散。每服，不计时候，以温酒调下二钱。

治风，头旋口㖞，目痛耳聋，宜服天雄散方。

天雄（三分，炮裂，去皮脐）　细辛（三两）　山茱萸（三两）　干姜（三两，炮裂）　薯蓣（七两）　防风（七两，去芦头）

右件药，捣细罗为散。每服食前，以温酒调下二钱。

治风头旋，每发眩冒，宜服鸱头圆方。

鸱头（一枚，炙令黄）　蔄茹（一两）　白术（一两）　川椒（一两，去目及闭口者，微炒去汗）

右件药，捣罗为末，炼蜜和捣五七百杵，圆如梧桐子大。每服食前，以温酒下二十圆。

治肺脾风痰攻，心膈烦满，头目旋晕，不纳饮食，宜服旋覆花圆方。

旋覆花（半两）　枳壳（一两，麸炒微黄，去瓤）　石膏（二两）　川升麻（半两）　前胡（一两，去芦头）　防风（一两，去芦头）　羚羊角屑（三分）　赤茯苓（三分）　黄芩（三分）　白蒺藜（三分，微炒，去刺）　川大黄（三分，锉，微炒）　甘草（半两，炙微赤，锉）

右件药，捣罗为末，炼蜜和捣三二百杵，圆如梧桐子大。每服，于食后，煎竹叶汤下三十圆。

治风头旋，宜用摩顶细辛膏方。

细辛（三两）　当归（三两）　桂心（二两）　天雄（二两，去皮脐，生用）　白芷（一两半）　芎䓖（一两半）　干姜（一两）　乌头（二两，去皮脐，生用）　松柏叶（各四两）　生地黄（五斤，取自然汁）　朱砂（一两，细研）　猪肪（三斤）

右件药，九味，捣筛，如麻子大，以地黄汁浸一宿，先煎猪肪，销去筋膜，下火停冷，下地黄汁，并浸者[25]药同煎，令白芷黄色，去滓，入朱砂末，用柳木篦不住手搅，令凝，收于瓷盒内，用摩头顶，甚效。

治风，头旋脑转，宜服蝉壳散方。

蝉壳（二两，微炒）

右捣细罗为散。每服，不计时候，以温酒调下一钱。

治风头旋，起倒无定，宜服枳实散方。

枳实（三分，微炒令黄）　独活（一两半）　石膏（一两）　蒴藋（一两）

右件药，捣粗罗为散。每服三钱，以酒一中盏，煎至六分，去滓，不计时候温服。

治风头旋，菊花酝酒方。

甘菊花（开者）

右件药，九月九日取曝干作末，以糯米饭中蒸熟，每一斗米，用五两菊花末，溶拌如常酝法，多用细曲为良，候酒熟即压去滓，每暖一小盏服。

治风头旋脑皮肿痹，宜服松花浸酒方。

松花（并台）

右件药，春三月取五六寸如鼠尾者，不计多少，蒸，细切一升，用生绢囊贮，以酒三升，浸五日。每服，空腹暖饮五合，晚食前再服。

治头风目眩诸方

夫头风目眩者，由血气虚，风邪入脑，而牵引目系故也。五脏六腑之精气，皆上注于目，血气与脉并上为目系，系属于脑后，出于项中，血脉若虚则为风邪所伤，入脑则转而目系急，目系若急，故成眩也。诊其脉洪大而长者，风眩也。风眩冬不差，则变为痫也。

治头风目眩，心胸痰壅，不下饮食及四肢不利，宜服杜若散方。

杜若（一两） 防风（一两，去芦头） 赤茯苓（一两） 山茱萸（一两） 蔓荆子（三分） 茵芋（三分） 天雄（三分，炮裂，去皮脐） 飞廉（三分） 石膏（一两） 藁本（半两） 甘草（半两，炙微赤，锉） 芎䓖（半两）

右件药，捣粗罗为散。每服三钱，以水一中盏，入生姜半分，煎至六分，去滓，不计时候温服。

治头风，目眩眼旋欲倒，头痛，宜服防风散方。

防风（一两，去芦头） 枳壳（三分，麸炒微黄，去瓤） 麻黄（三分，去根节） 茯神（一两） 芎䓖（半两） 前胡（半两，去芦头） 细辛（半两） 石膏（二两） 虎掌（半两，汤洗七遍，生姜汁拌炒令黄） 黄芩（半两） 甘草（半两，炙微赤，锉）

右件药，捣粗罗为散。每服三钱，以水一中盏，煎至六分，去滓，入淡竹沥、荆沥各半合，更煎二三沸，不计时候温服。

治头风目眩，痰逆头痛，水浆不下，宜服前胡散方。

前胡（一两半，去芦头） 旋覆花（三分） 防风（一两，去芦头） 甘草（半两，炙微赤，锉） 飞廉（半两） 黄芩（半两） 杜若（半

两）　防己（半两）　赤茯苓（一两）　石膏（二两）　芎䓖（半两）

右件药，捣粗罗为散。每服三钱，以水一中盏，入甜竹茹一分，煎至六分，去滓，不计时候温服。

治头风目眩，水浆不下，食辄呕吐，起即眩倒，宜服汉防己散方。

汉防己（一两）　杜若（一两）　防风（一两，去芦头）　细辛（半两）　虎掌（半两，汤洗七遍，生姜汁拌炒令黄）　附子（半两，炮裂，去皮脐）　桂心（半两）　甘草（一分，炙微赤，锉[26]）　芎䓖（三分）

右件药，捣粗罗为散。每服三钱，以水一中盏，煎至六分，去滓，不计时候温服。

治头风目眩，心腹满闷，不下饮食，宜服芎䓖散方。

芎䓖（三分）　杜若（三分）　天雄（三分，炮裂，去皮脐）　半夏（半两，汤洗七遍，去滑）　防风（半两，去芦头）　白术（半两）　赤茯苓（三分）　人参（三分，去芦头）　陈橘皮（三分，汤浸，去白瓤，焙）　甘草（一分，炙微赤，锉）

右件药，捣粗罗为散。每服三钱，以水一中盏，入生姜半分，煎至六分，去滓，不计时候温服。

治头风目眩晕闷，起即欲倒，不下饮食，宜服赤茯苓散方。

赤茯苓（三分）　防风（三分，去芦头）　甘菊花（三分）　天雄（半两，炮裂，去皮脐）　麻黄（半两，去根节）　细辛（半两）　芎䓖（半两）　杜若（三分）　前胡（三分，去芦头）　白术（三分）　杏仁（半两，汤浸，去皮尖双仁，麸炒微黄）　甘草（半两，炙微赤，锉）

右件药，捣粗罗为散。每服三钱，以水一中盏，入生姜半分，煎至六分，去滓，不计时候温服。

治风热上攻，头旋晕闷，喜卧怔忪[27]，起即欲倒，项背急强，宜服旋覆花散方。

旋覆花（半两）　蔓荆子（半两）　白术（三分）　麦门冬（一两，去心，焙）　前胡（一两，去芦头）　枳壳（三分，麸炒微黄，去瓤）　甘菊花（三分）　半夏（半两，汤洗七遍，去滑）　防风（半两，去芦头）　川大黄（一两，锉碎，微炒）　独活（半两）　甘草（半两，炙微赤，锉）

右件药，捣粗罗为散。每服三钱，以水一中盏，入生姜半分、煎至六分，去滓，不计时候温服。

治头风目眩痛，宜服甘菊花散方。

甘菊花（三分） 茯神（一两） 犀角屑（三分） 防风（一两，去芦头） 川升麻（三分） 石膏（二两） 白芷（半两） 芎䓖（半两） 甘草（半两，炙微赤，锉） 牡荆子（一两） 葛根（一两，锉） 枳壳（半两，麸炒微黄去瓤）

右件药，捣粗罗为散。每服三钱，以水一中盏，入生姜半分、竹叶二七片，煎至六分，去滓，不计时候温服。

治头风目眩晕，如屋转旋倒者，宜服天雄散方。

天雄（一两，炮裂，去皮脐） 防风（一两，去芦头） 芎䓖（一两） 人参（一两，去芦头） 独活（一两） 葛根（一两，锉） 桂心（一两） 山茱萸（一两） 白术（一两） 远志（一两，去心） 薯蓣（一两） 茯神（三分） 莽草（半两）

右件药，捣细罗为散。每服，不计时候，以温酒调下二钱。

治头风目眩，宜服茯神散方。

茯神（一两） 甘菊花（一两） 蔓荆子（一两） 白蒺藜（一两，微炒去刺） 地骨皮（一两） 石膏（二两） 防风（三分，去芦头） 甘草（三分，炙微赤，锉） 枳壳（三分，麸炒微黄，去瓤）

右件药，捣细罗为散。每服，不计时候，以熟水调下二钱。

治头风，目眩痛及耳聋，宜服薯蓣散方。

薯蓣（一两） 防风（一两，去芦头） 细辛（半两） 山茱萸（三分） 杜若（三分） 白茯苓（三分） 芎䓖（半两） 甘菊花（半两） 蔓荆子（半两）

右件药，捣细罗为散。每服，不计时候，以温酒调下二钱。

治头风目眩，恶风冷，心闷，不下饮食，宜服白芷散方。

白芷（半两） 防风（一两，去芦头） 白茯苓（一两） 细辛（一两） 芎䓖（一两） 天雄（一两，炮裂，去皮脐） 薯蓣（一两） 人参（一两，去芦头） 杜若（半两） 桂心（三分） 白术（一两） 前胡（一两，去芦头）

右件药，捣细罗为散。每服，不计时候，以暖酒调下二钱。

治风毒气上攻，头痛目眩，宜服踯躅散方。

踯躅花（一两，酒拌微炒）　白花蛇肉（一两，酒浸，炙令微黄）　天雄（一两，炮裂，去皮脐）　甘菊花（半两）　天麻（一两）　肉桂（一两，去皴皮）　藁本[28]（一两）　细辛（三分）　羌活（一两）　秦艽（一两，去苗）　防风[29]（三分，去芦头）　羚羊角屑（三分）　甘草（半两，炙微赤，锉）

右件药，捣细罗为散。每服，不计时候，以温酒调下二钱。

治头风目眩，风毒冲脑，脑户留热及脑中诸疾，或脑脂流入目中，致令昏暗，往往头痛旋闷，脑痛兼眼诸疾及发不生，白屑，目中风泪，宜用生发明目去诸疾，青莲摩顶膏方。

生油（一升）　真酥（三两）　莲子草汁（一升）　吴蓝（一两）　大青（一两）　葳蕤（一两）　槐子仁（一两，微炒）　山栀子（一两）　淡竹叶（一握，以上六味细锉绵裹）　长理石（一两）　盐花（二两）　曾青（一两）　川朴硝（二两）

右件药，先取油酥莲子草汁三味，于铜锅中，以慢火熬令如鱼眼沸，即入绵袋内药，煎之半日，去药，别用绵滤过，又净拭铛，却入药油，煎令微沸，即下长理石等四味，以柳篦轻搅，十余沸膏成，收于不津器中。每用，涂顶及无发处，匀涂，以铁匙摩之，令膏入脑即止，亦不得频。每二三夜一度摩之，摩膏后头稍垢腻，任依寻常洗之，用桑柴灰洗头，更益眼戾。

【校注】

① 细：抄本作“微”。

② 搐搦：痉挛。肌肉不自觉地抽动的症状。

③ 蜱螂：抄本作“蚺螂”。

④ 裂：抄本作“炒”。

⑤ 粉：抄本其下有“一分”二字，此处脱文。

⑥ 碎：抄本作“研”。

⑦ 一：抄本作“二”。

⑧ 二：抄本作“三”。

⑨ 炙：抄本作“抄”。

⑩ 亸（duǒ 朵）曳：筋脉弛缓无力。

⑪ “赤芍药一两”五字：据抄本补，此处脱文。

⑫ “桂心”二字：据抄本补，此处脱文。

⑬ 眄（miǎn 免）：斜着眼看。

⑭ 痛：抄本作“痫”。

⑮ 微炙：抄本“微炒”。

⑯ 俱搐：抄本作“拘搐”。

⑰ 五：抄本作“半”。

⑱ 丹：抄本其下有“五两”二字，此处脱文。

⑲ 雌黄：抄本作“雄黄”。

⑳ 雌黄：抄本作“雄黄一两细研”。

㉑ 铁粉：抄本作“朧粉”。

㉒ 分：抄本作“两”。

㉓ 眕：皮肤上因病所引起的小红点。同疹。

㉔ 中：抄本作“大”。

㉕ 者：据文义疑作“诸”。

㉖ “一分，炙微赤，锉”六字：据抄本补，此处脱文。

㉗ 怔忪：惊惧。

㉘ “藁本”二字：据抄本补，此处脱文。

㉙ “防风”二字：据抄本补，此处脱文。

卷第二十三

治中风半身不遂诸方

夫半身不遂者，因脾胃虚弱，血气偏虚，风邪所侵故也。脾胃为水谷之海，是水谷之精，化为血气，润养身体。今脾胃既虚弱，即水谷之精润养不周，致令血气偏虚，而为风邪所侵，故半身不遂也。诊其脉，寸口沉细，名曰阳中之阴，病苦悲伤不乐，恶闻人声，少气，时时汗出，臂偏不举。又寸口脉偏绝者，则臂偏不遂，其人两手脉尽绝者，不可治也。

治中风半身不遂，头目昏痛，心烦体热，宜服麻黄散方。

麻黄（二两，去根节） 桂心（一两） 葛根（二两，锉） 犀角屑（一两） 地骨皮（一两） 丹参（一两） 白术（一两） 独活（一两） 芎䓖（一两） 石膏（一两） 甘菊花（一两） 甘草（半两，炙微赤，锉）

右件药，捣粗罗为散。每服四钱，以水一中盏，煎至六分，去滓，不计时候温服。忌油腻、毒滑鱼肉。

治中风半身不遂，肢节无力疼痛，宜服附子散方。

附子（一两，炮裂，去皮脐） 防风（一两，去芦头） 五加皮（一两） 萆薢（一两） 薏苡仁（一两） 桂心（一两） 牛膝（一两，去苗） 独活（一两） 当归（一两） 杜仲（一两，去粗皮，炙微黄，锉） 海桐皮（一两） 木香（一两） 仙灵脾（一两） 枳壳（一两，麸炒微黄，去瓤）

右件药，捣筛为散。每服三钱，以水一中盏，入生姜半分，煎至六分，去滓，不计时候温服。

治中风半身不遂，身体筋脉挛急，肝心壅滞，宜服独活散方。

独活（二两） 黄芪（二两，锉） 防风（一两半，去芦头） 白鲜皮（一两半） 茯神（一两） 羚羊角屑（一两半） 桂心（一两） 酸枣仁（二两，微炒） 五加皮（一两）

右件药，捣粗罗为散。每服四钱，以水一中盏，煎至六分，去滓，不计时候温服。

治中风半身不遂，筋脉拘急疼痛，宜服牛膝散方。

牛膝（二两，去苗） 羚羊角屑[①] 漏芦（二两） 败酱（二两） 茯苓（二两） 酸枣仁（二两，微炒） 芎䓖（一两半） 防风（一两，去芦头） 枳壳（一两，麸炒微黄，去瓤）

右件药，捣粗罗为散。每服五钱，以水一大盏，煎至六分，去滓，入荆沥一合，更煎一两沸，不计时候温服。

治中风半身不遂，宜服天麻散方。

天麻（二两） 乌蛇（二两，酒浸，去皮骨，炙微黄） 白附子（一两，炮裂） 白僵蚕（一两，微炒） 防风（一两，去芦头） 麻黄（二两，去根节） 甘菊花（一两半） 白鲜皮（一两） 藁本（一两） 羌活（一两） 独活（一两） 细辛（一两） 阿胶（一两，捣碎，炒令黄燥） 干蝎（一两，微炒） 当归（一两） 桂心（一两） 白茯苓（一两） 干姜（半两，炮裂，锉） 甘草（半两，炙微赤，锉）

右件药，捣细罗为散。每服食前，以温酒调下二钱。忌生菜、猪鸡肉、油腻。

治中风半身不遂，筋脉挛急，行立艰难，宜服萆薢圆方。

萆薢（三两，锉） 牛膝（三两，去苗） 杜仲（一两半，去粗皮，炙微黄，锉） 酸枣仁（二两，微炒） 当归（一两） 防风（二两，去芦头） 丹参（一两半） 赤芍药（一两半） 桂心（一两） 石斛（一两半，去根节） 槟榔（二两） 郁李仁（一两半，汤浸去皮尖微炒）

右件药，捣罗为末，炼蜜和捣三二百杵，圆如梧桐子大。每服，空心及晚食前，以暖酒下三十圆。

治中风半身不遂，身体顽麻，宜服乌犀圆方。

乌犀角屑（一两） 羚羊角屑（一[②]两） 天南星（一两，醋浸一宿，炒令黄） 天雄（一两，炮裂，去皮脐） 天麻（一两） 乌蛇（二两，酒浸，炙令黄，去皮骨） 桂心（一两） 白僵蚕（一两，微炒） 干蝎（一两，微炒） 防风（二两，去芦头） 麻黄（二两，去根节） 芎䓖（一两） 独活（一两） 干姜（一两，炮裂，锉） 川乌头（一两，炮裂，去皮脐） 白术（一两） 当归（一两） 白芷（一两） 细辛（一两） 牛膝（一两，去苗） 槟榔（一两） 青橘皮（一两，汤浸去白瓤，焙） 白附子（一两，炮裂） 桑螵蛸（一两，微炒） 阿胶（一两，捣碎，炒令黄燥） 牛黄（一分，细研） 麝香（一分，细研）

右件药，捣罗为末，入研了药令匀，炼蜜和捣五七百杵，圆如梧桐子大。每服，食前以温酒下十圆。

治中风半身不遂，或举体痹麻，宜服牛黄圆方。

牛黄（一分，细研） 麝香（一分，细研） 赤箭（一两半） 白僵蚕（一两，微炒） 白附子（一两，炮裂） 白花蛇肉（二两，涂酥炙微黄） 羌活（三分） 桂心（三分） 干蝎（三分，微炒）

右件药，捣罗为末，研入牛黄、麝香令匀，炼蜜和捣三二百杵，圆如梧桐子大。每于食前，以温酒下十五圆。

治肝肾久虚，外中风毒，半身不遂，肢节挛急，腰间酸疼，渐觉羸瘦，宜服赤箭圆方。

赤箭（一两） 茯神（一两） 五加皮（一两） 鹿茸（二两，去毛，涂酥炙令黄） 防风（一两，去芦头） 牛膝（一两半，去苗） 桂心（一两） 独活（一两） 蛇床子（一两） 菟丝子（三两，酒浸三日，曝干，别捣为末） 酸枣仁（一两，微炒） 山茱萸（一两） 巴戟（一两） 附子（二两，炮裂，去皮脐） 仙灵脾（一两） 萆薢（一两，锉） 石斛（二两，去根） 熟干地黄（一两）

右件药，捣罗为末，炼蜜和捣三二百杵，圆如梧桐子大。每于食前，以温酒下三十圆。

治中风半身不遂，言语謇涩，肌肤顽痹，筋脉不利，骨节疼痛，宜服天雄圆方。

天雄（一两，炮裂，去皮脐） 羚羊角屑（半两） 牛黄（一分，细研） 麝香（一分，细研） 天麻（一两） 桑螵蛸（半两，微炒） 蝉壳（半两） 牛膝（半两，去苗） 附子（一两，炮裂，去皮脐） 桂心

（半两） 当归（半两） 芎䓖（半两） 羌活（半两） 白僵蚕（半两，微炒） 五加皮（半两） 乌蛇肉（二两，酒浸炙微黄） 薏苡仁（半两） 麻黄（一两，去根节） 防风（半两，去芦头） 干蝎（半两，微炒） 乳香（一两） 仙灵脾（一两） 道人头（一两） 朱砂（半两，细研）

右件药，捣罗为末，炼蜜和捣五七百杵，圆如梧桐子大。每服，以温酒下二十圆，渐加至三十圆，日三四服。

治中风半身不遂，肢节疼痛无力，宜服仙灵脾浸酒方。

仙灵脾（一两） 天麻（一两） 独活（一两） 天雄（一两，炮裂，去皮脐） 牛膝（一两，去苗） 桂心（一两半） 当归（一两） 五加皮（一两） 芎䓖（一两） 石斛（一两半，去根） 茵芋（一两） 萆薢（一两） 狗脊（一两） 海桐皮（一两） 虎胫骨（二两，涂酥炙令黄） 鼠粘子（一两） 苍耳子（一两） 川椒（一两，去闭口及目，微炒去汗）

右件药，细锉，以生绢袋盛，用好酒二斗浸之，密封，经七日后，每日不计时候，温饮一小盏，常令酒气相续，其酒出一盏入一盏，以药味薄即止。

治中风偏枯不遂诸方

夫中风偏枯者，由血气偏虚，则腠理开躁[③]，受于风湿，客于半身，在分腠之间，使血气凝涩，不能润养，久不差者，真气渐少，邪气独留，则成偏枯。偏枯其状半身不遂，肌肉偏枯，小小而痛，言不变，智不乱是也。邪物在分肉之间，宜温卧取汗，益其不足，损其有余，乃可复治也。诊其胃脉沉大，心脉小牢急者，皆为偏枯。男子则发左，女子则发右，若不失喑，舌转者可治。

治中风偏枯不遂，口眼不正，语涩，四肢拘急，宜服独活散方。

独活（半两） 枳壳（一两，麸炒微黄，去瓤） 芎䓖（一两） 防风（三分，去芦头） 当归（一两，锉，微炒） 细辛（一两） 桂心

（半两）　赤箭（半两）　羚羊角屑（半两）

右件药，捣粗罗为散。每服四钱，以水一中盏，煎至六分，去滓，入竹沥半合，更煎一两沸，不计时候温服。忌生冷、油腻、猪鸡肉。

治中风，偏枯不遂，言语謇涩，膈上热，心神恍惚，昏昏如醉，宜服竹沥饮子方。

竹沥（三合）　羚羊角屑（半两）　石膏（二两）　茯神（一两）　麦门冬（三分，去心）　独活（三分）

右件药，细锉，都以水三大盏，煎至一盏半，去滓，入竹沥，分为四服，不计时候温服之。

治中风偏枯，手足不遂，筋脉拘急疼痛，腹胁不利，宜服桂心散方。

桂心（一两）　续断（半两）　虎掌（半两，汤洗七遍，锉，生姜汁拌，炒令黄）　枳壳（一两，麸炒微黄，去瓤）　牛膝（一两，去苗）　海桐皮（三分）　萆薢（三分，锉）　犀角屑（三分）　木香（三分）　槟榔（一两）　当归（三分）　羌活（三分）

右件药，捣筛为散。每服四钱，以水一大盏，入生姜半分，煎至五分，去滓，不计时候温服。

治中风偏枯，手足不遂，筋骨疼痛，宜服乌蛇散方。

乌蛇（二两，酒浸，去皮骨，炙令微黄）　赤箭（一两）　羌活（一两）　防风（一两，去芦头）　桂心（一两）　海桐皮（一两）　藁本（一两）　萆薢（一两，锉）　独活（一两）　当归（一两）　阿胶（一两，捣碎，炒令黄燥）　麻黄（一两，去根节）　天雄（一两，炮裂，去皮脐）　枳壳（一两，麸炒微黄，去瓤）　干姜（一两，炮裂，锉）　牛蒡子（一两，干者，刮去皮）

右件药，捣细罗为散。每服，不计时候，以温酒调下二钱。忌生冷、油腻、鸡猪犬肉。

治中风，偏枯不遂，轻利四肢，宜祛风毒，脉[4]黄散方。

麻黄（半两，去根节）　羌活（半两）　芎䓖（半两）　荆芥（半两）　附子（半两，炮裂，去皮脐）　独活（半两）　防风（半两，去芦头）　天麻（半两）　甘草（半两，炙微赤，锉）　赤芍药（半两）　桂心（半两）　槟榔（半两）

右件药，捣细罗为散。每服，不计时候，以温酒调下二[5]钱。

治中风跛蹇，偏枯不遂，肢节疼痛，昼夜呻吟，宜服天雄散方。

天雄（一两，炮裂，去皮脐） 白蔹（一两） 桂心（一两） 附子（一两，炮裂，去皮脐） 吴茱萸（半两，汤浸七遍，焙干，微炒） 干姜（半两，炮裂，锉） 薯蓣（一两） 干漆（一两，捣碎，炒令烟出） 狗脊（一两） 防风（一两，去芦头） 当归（一两） 枳壳（半两，麸炒微黄，去瓤）

右件药，捣细罗为散。每服不计时候，以温酒调下二钱。忌生冷、油腻。

治中风偏枯不遂，筋脉拘急，肢节疼痛，宜服山茱萸散方。

山茱萸（一两半） 天雄（一两半，炮裂，去皮脐） 麻黄（一两，去根节） 川椒（一两，去目及闭口者，微炒去汗） 萆薢（一两，锉） 桂心（一两） 川乌头（一两，炮裂，去皮脐） 防风（一两，去芦头） 甘草（一两，炙微赤，锉） 牛膝（一两，去苗） 狗脊（一两） 莽草（一两，微炙） 石楠（一两） 踯躅花（一两，酒拌，炒令干）

右件药，捣细罗为散。每服不计时候，以温酒调下一钱。

治中风，偏枯不遂，手足挛急疼痛，宜服川乌头圆方。

川乌头（一两，炮裂，去皮脐） 天南星（半两，炮裂） 白僵蚕（三分，微炒） 桂心（半两） 赤箭（一两） 安息香（一分） 麝香（三钱，细研） 牛黄（半两，细研）

右件药，捣罗为末，研入后二味令匀，炼蜜和捣三二百杵，圆如梧桐子大。每于食前，麻黄酒下五圆，兼取麻黄末三两，以酒二升，慢火煎如膏，放冷，圆如弹子大。每服，以冷酒或冷水研下一圆。须臾，偏枯处有汗通，手足舒展。

治中风偏枯不遂，常在床枕，转动艰难，宜服牛黄圆方。

牛黄（一分，细研） 麝香（一分，细研） 朱砂（一两，细研，水飞过） 踯躅花（一两半，酒拌炒干） 乌蛇（三两，酒浸去皮骨，炙令微黄） 羌活（一两半） 人参（一两半，去芦头） 白僵蚕（一两半，微炒） 独活（一两半） 天南星（一两，炮裂） 天雄（一两，炮裂，去皮脐） 牛膝（一两，去苗） 赤茯苓（一两） 威灵仙（一两） 乌犀角屑（一两） 防风（一两半，去芦头） 羚羊角屑（一两） 芎䓖（一两半） 当归（一两半，锉，微炒） 萆薢（一两，锉） 天麻（一

两半）

右件药，捣罗为末，入前研了药令匀，炼蜜和捣三五百杵，圆如梧桐子大。每服，食前以温水下十五圆。

治中风，偏枯不遂，肢节疼痛，行李[⑥]艰难，宜服龙脑圆方。

龙脑（一分，细研） 雄黄（一分，细研） 麝香（一分，细研） 朱砂（半两，细研，水飞过） 牛黄（一分，细研） 乳香（半两，细研） 川乌头（一两，去皮脐，生用） 干蝎（半两，微炒） 白僵蚕（半两，微炒） 天麻（一两） 天南星（一两，炮裂） 羌活（一两） 踯躅花（一分，酒拌，炒干） 白附子（三分，炮裂） 附子（一两，去皮脐，生用） 白花蛇（一两，酒浸，去皮骨，炙令微黄） 麻黄（五两，去根节，捣碎，以酒五升煎取一升，去滓熬成膏） 安息香（半两）

右件药，捣罗为末，研入前六味令匀，用麻黄膏，和捣三五百杵，圆如梧桐子大。每服，食前以温酒下十圆。忌生冷、羊血、油腻、毒滑、鱼肉。

治中风，偏枯不遂，口不收涎，宜服三灵丹方。

朱砂（三两，细研如粉） 雌黄（一两半，细研如粉） 硫黄（半两，细研如粉）

右件药，先将雌黄、硫黄于铛中，消成汁后下朱砂末，搅令匀，候冷，却下桑柴灰汁，煮三日三夜，旋旋添暖灰汁，候日足即住，刮入鼎子中，以文火逼干，出阴气尽，入固济了合子中，以二十斤火煅，候火销至三五斤，其药已在合底，作一片，候冷，凿取，以甘草余甘子瓷器中，入水煮一日，出火毒了，更研令细，入枣肉和圆，如绿豆大。每日空心，以冷椒汤下三圆，渐加至五圆，服之半月便差。忌羊血。

治中风，偏枯不遂，骨节冷痛，宜服独活浸酒方。

独活（一两） 桂心（一两） 防风（一两，去芦头） 附子（一两，炮裂，去皮脐） 大麻仁（二合） 牛膝（一两） 川椒（二两，去目及闭口者，微炒去汗） 天蓼木（二两，锉）

右件药并[⑦]细锉，以生绢袋盛，以酒一斗，密封头，浸三日后开。每日食前及临卧时，暖一中盏饮之，以药力尽为度。患者不过三两剂，必效。

治中风，偏枯不遂，失音数季，宜服天蓼木浸酒方。

天蓼木（十斤，细锉，以水一硕，煎至五斗，用此水造酒，须及五斗，熟后浸后药） 桑根白皮（半斤） 地骨皮（半斤） 石斛（半斤，去根） 生地黄（半两） 防风（半两，去芦头） 远志（半斤，去心） 牛膝（半斤，去苗） 菟丝子（半斤） 槐子（半斤） 白蒺藜（半升，微炒，去刺） 乌蛇（二条，酒浸，炙令黄） 乌鸡粪（五合⑧炒黄）

右件药，细锉，以生绢袋盛，入天蓼木酒中，密封闭，冬月三七日，春夏二七日，量性饮之，令常有酒容，如觉热，即减之。眼鼻及面口偏者，七日取正。手脚不遂者，半月内差，失音服之即语，此方抽验不具言之。

治中风，偏枯不遂，行李艰难，出汗大效，皂荚圆方。

肥皂荚（十梃，去黑皮，涂酥，炙令黄，去子） 羌活（二两） 防风（三两，去芦头） 干薄荷（四两） 附子（二两，炮裂，去皮脐） 桂心（三两）

右件药，捣罗为末，炼蜜和捣三二百杵，圆如梧桐子大。每服，以温酒或薄荷汤下二十圆，日三服，常以患处有汗为效。

治中风，偏枯不遂，手脚冷顽强硬，展缩不得，疼痛方。

皂荚（一斤，不蚛者，寸截） 盐（二斤）

右件药相和，炒令热，以青布裹熨冷麻疼痛处，以差为度。

治历节风诸方

夫历节风之状，短气，白汗出，历节疼痛不可忍，屈伸不得是也。此由饮酒后腠理开，汗出当风之所致也。亦有血气虚，受风邪而得之者，风历关节，与血气相搏交击故疼痛也。血气虚则汗出，风冷搏与筋，则不可屈伸，为历节风也。

治历节风，疼痛不可忍，肢节无力，宜服桂心散方。

桂心（一两） 丹参（一两） 牛膝（一两，去苗） 附子（一两，炮裂，去皮脐） 当归（一两） 赤芍药（一两） 木香（一两） 萆薢

（一两，锉） 麻黄（一两，去根节）

右件药，捣筛为散。每服三钱，以水一中盏，入生姜半分，煎至五分，去滓，每于食前温服。忌猪鸡犬肉、生冷油腻。

治历节风，手脚曲戾，疼痛，心神闷乱，宜服茯神散方。

茯神（一两） 防风（一两，去芦头） 当归（一两） 天雄（一两，炮裂，去皮脐） 麻黄（一两，去根节） 甘草（一两，炙微赤，锉） 芎䓖（一两） 独活（一两） 远志（一两，去心） 丹参（一两） 桂心（一两） 酸枣仁（一两，微炒）

右件药，捣筛为散。每服三钱，以水一中盏，入生姜半分，煎至六分，去滓，每于食前温服。

治历节风，四肢疼痛不可忍，宜服萆薢散方。

萆薢（一两，锉） 汉防己（一两） 赤芍药（一两） 松节（一两） 桂心（一两） 丹参（一两） 当归（一两） 茵芋（一两） 五加皮（一两） 侧子（一两，炮裂，去皮脐） 牛膝（一两，去苗） 枳壳（半两，麸炒微黄，去瓤）

右件药，捣粗罗为散。每服三钱，以水一中盏，入生姜半分，煎至六分，去滓，食前温服。忌生冷、猪、鱼、鸡、犬肉。

治历节风，骨节疼痛，四肢微肿，行立无力，宜服赤芍药散方。

赤芍药（二两） 附子（一两，炮裂，去皮脐） 桂心（二[⑨]两） 芎䓖（一两） 当归（二两） 汉防己（一两） 萆薢（一两，锉） 桃仁（半两，汤浸去皮尖双仁，麸炒微黄） 海桐皮（二两）

右件药，捣筛为散。每服五钱，以水一大盏，入生姜半分，煎至五分，去滓，于食前温服。

治历节风，身体四肢无力，骨节疼痛，宜服海桐皮散方。

海桐皮（一两） 附子（二两，炮裂，去皮脐） 麻黄（二两半，去根节） 天麻（二两） 牛膝（二两，去苗） 桂心（一两） 防风（一两，去芦头） 当归（一两） 酸枣仁（一两，微炒）

右件药，捣罗为末。每服三钱，以水一中盏，入生姜半分，煎至六分，去滓，于食前温服。

治历节风，四肢疼痛，筋脉不利，宜服肉桂散方。

肉桂（二两，去皴皮） 麻黄（一两，去根节） 海桐皮（一两，锉） 川乌头（一两，炮裂，去皮脐） 黑豆（二两，炒熟） 五加皮（一两） 防风（一两，去芦头） 牛膝（一两，去苗） 附子（二两，炮裂，去皮脐） 松节（一两，锉） 道人头（一两）

右件药，捣细罗为散。每服食前，以温酒调下二钱。

治历节风疼痛，宜服酸枣仁散方。

酸枣仁（一两半，微炒） 败龟（二两，涂酥，炙令黄） 虎胫骨（二两，涂酥，炙令黄） 羌活（一两） 秦艽（一两半，去苗） 防风（一两半，去芦头） 牛膝（一两，去苗） 芎䓖（一两半） 桂心（一两） 骨碎补（一两） 茵芋（一两） 附子（一两，炮裂，去皮脐） 枳壳（一两，麸炒微黄，去瓤） 当归（一两半，锉，微炒） 木香（一两）

右件药，捣细罗为散。每服，以温酒调下二钱，空心及晚食前服。

治历节风，筋骨肢节疼痛，久不差，宜服松脂散方。

松脂（五两，用桑灰汁一斗，煮至三升已来，倾入冷水内，放凝，别用浆水一斗，再煮至三升已来，又倾入冷水中放凝，又用清水一斗，煮至五升已来，又倾入冷水内放凝，取出，干即同入药用） 虎胫骨（三两，涂酥，炙令黄） 天雄（三两，炮裂，去皮脐） 牛膝（三两，去苗） 酸枣仁（二两，微炒） 薏苡仁（三两） 羌活（二两） 白附子（二两，炮裂） 桂心（一两） 当归（一两，锉，微炒） 没药（二两） 麝香（一分，细研）

右件药，捣细罗为散，入研了药令匀。每服食前，以温酒调下二钱。

治历节风，手足抬拳[10]不起，顽痹不仁，宜服虎骨散方。

虎胫骨（二两，涂酥，炙令黄） 海桐皮（一两，锉） 麻黄（一两，去根节） 羌活（一两） 天麻（一两） 白蒺藜（一两，微炒，去刺） 桂心（一两） 天雄（一两，炮裂，去皮脐） 道人头（一两） 牛蒡子（一两，微炒） 仙灵脾（二两） 牛膝（一两，去苗）

右件药，捣细罗为散。每于食前，以豆淋酒调下二钱。

治历节风，流入腰膝疼痛，宜服天雄散方。

天雄（一两，炮裂，去皮脐） 独活（一两） 桂心（一两） 当归（一两） 酸枣仁（二两，微炒） 木香（一两） 干蝎（半两，微炒） 枳壳（半两，麸炒微黄，去瓤） 麝香（一分，细研）

右件药，捣细罗为散，研入麝香令匀。每服，食前以温酒调下二钱。忌生冷、油腻、猪鱼鸡犬肉。

治历节风疼痛，手足顽痹，行步艰难，宜服仙灵脾煎方。

仙灵脾（二斤） 黑豆（二升⑪） 茄子根（二斤）

以上三味，细锉，都以水三斗，煮至一斗，去滓，更煎至五升即止。

桂心（一两） 羌活（一两） 芎䓖（一两） 败龟（一两，涂酥，炙令黄） 虎胫骨（一两，涂酥，炙令黄） 防风（一两，去芦头） 萆薢（一两，锉） 当归（一两） 安息香（一两） 赤箭（一两） 附子（二两，炮裂，去皮脐） 乳香（一两）

右件药，捣罗为末，入于前三味汁中，以慢火煎，柳木篦搅，勿令住手，可一炊时止，盛于瓷器中。每服，食前以温酒调下一茶匙。忌生冷、油腻、猪鸡犬肉。

治历节风疼痛，宜服虎骨圆方。

虎胫骨（六两） 硇砂（一两，先以醋一中盏浸化，于虎胫骨上涂，炙尽为度） 桂心（一两） 当归（一两） 芎䓖（一两） 防风（一两，去芦头） 芸苔子（一两） 地龙（一两半，微炒） 赤芍药（一两） 芫花（三分，醋拌，炒令干） 海桐皮（一两，锉） 牛膝（一两，去苗） 干蝎（三分，微炒） 侧子（一两，炮裂，去皮脐） 羌活（一两）

右件药，捣罗为末，炼蜜和捣三五百杵，圆如梧桐子大。每服，食前以温酒下二十圆。

治历节风，骨髓疼痛，挛急，久不差，宜服雄黄圆方。

雄黄（半两，细研，水飞过） 麝香（一分，细研） 天麻（二两） 乌蛇（一两，酒浸，去皮骨，炙令微黄） 天雄（一两，炮裂，去皮脐） 当归（三分） 川乌头（一两，炮裂，去皮脐） 芎䓖（一两） 五灵脂（一两半） 独活（一两） 虎胫骨（一两，涂酥，炙令黄） 天南星（一两，炮裂） 败龟（一两，涂酥，炙令黄） 干蝎（一两，微炒） 白僵蚕（三分，微炒） 安息香（二两） 桂心（一两）

右件药，捣罗为末，入研了药令匀，炼蜜和捣三二百杵，圆如梧桐子大。每服，食前以温酒下十圆。忌猪、鸡、鱼、犬肉。

治历节风疼痛，发歇不止，宜服川乌头圆方。

川乌头（半两，盐拌，炒令黄，去皮脐） 白花蛇肉（一两，酒浸，炙微黄） 雄黄（半两，细研） 白僵蚕（一两，微炒） 天南星（一两，微炒） 麝香（半两，细研） 朱砂（半两，细研） 腻粉（一分） 天麻（一两） 当归（一两） 天雄（一两，炮裂去皮脐） 干蝎（一两，微炒） 麻黄（半两，去根节） 蝉壳（一分，微炒） 独活（一两） 芎䓖（半两） 地龙（半两，微炒） 乳香（半两）

右件药，捣罗为末，入研了药，更研令细，炼蜜和捣三五百杵，圆如梧桐子大。每服，以温酒下十五圆。

治历节风疼痛，皮坼及血出者，宜服茵芋圆方。

茵芋（三分） 狗脊（三分） 麻黄（三分，去根节） 丹参（半两） 五加皮（一两） 杜仲（一两，去粗皮，炙微黄） 朱砂（三分，细研，水飞过） 甘草（半两，炙微赤，锉） 侧子（一两，炮裂，去皮脐）

右件药，捣罗为末，研入朱砂令匀，炼蜜和圆，如梧桐子大。每服，食前以温酒下二十圆。忌羊血。

治历节诸风，百节疼痛，昼夜不可忍方。

松脂（十斤，以桑柴灰汁炼二十遍后，以淡浆水炼十遍，候干，细研如粉） 牛酥（二斤，炼过者）

右件药，相和令匀，每服不计时候，以温酒调下一茶匙。

又方。

虎胫骨（一具，涂酥，炙令黄）

右搥碎，以绢袋盛，用清酒二斗，浸五宿，随性多少暖饮之，妙。

治风虚多汗诸方

夫人䐃[12]肉不牢，而无分理，理粗而皮不致者，腠理疏也。此则易生于风，风入于阳，阳虚则汗出也。若少气，口干而渴，近衣则身热如火，临食则汗流如雨，骨节懈堕，不欲自营，此为漏风，由酒醉当风之所致也。

治风虚多汗，恶风寒颤，宜服防风散方。

防风（一两，去芦头） 泽泻（一两） 牡蛎（一两，煨为粉） 苍术（一两，锉，炒微黄） 桂心（三分）

右件药，捣细罗为散。每服，不计时候，以温粥饮调下二钱。忌炙煿、热面。

治风虚汗出，少气，宜服牡蛎散方。

牡蛎（一两，煨[13]为粉） 白术（一两） 防风（一两，去芦头）

右件药，捣细罗为散。每服不计时候，以温水调下二钱。恶风倍防风，少气倍术，汗多出面肿[14]倍牡蛎。

治风虚汗出不止，宜服石膏散方。

石膏（一两，研） 甘草（一两，炙微赤，锉） 苍术（一两，锉，炒微黄） 麻黄根（一两）

右件药，捣细罗为散。每服不计时候，以温浆水调下二钱。

治风虚汗出不止，恶风头痛，宜服秦艽散方。

秦艽（三分，去苗） 附子（一两，炮裂，去皮脐） 石膏（一两） 菖蒲（一两） 麻黄根（二两） 苍术（二两，锉碎，炒微黄） 桂心（一两） 防风（二两，去芦头）

右件药，捣细罗为散。每服不计时候，以温水调下二钱。

治风虚汗出不止，宜服石斛散方。

石斛（三分，去根，锉） 附子（三分，炮裂，去皮脐） 白术（三分） 桂心（三分） 秦艽（一分，去苗） 黄芪（三分，锉）

右件药，捣细罗为散。每服，不计时候，以温水调下二钱。

治风虚汗出，热闷甚者，宜服人参散方。

人参（二两，去芦头） 牡蛎（一两半，烧为粉） 石膏（三两） 甘草（一两，炙微赤，锉）

右件药，捣细罗为散。每服不计时候，以温水调下二钱。

治风虚汗出不止，宜敷麻黄根散方。

麻黄根（二两） 附子（一两，炮裂，去皮脐） 牡蛎（二两，烧为粉）

右件药，捣细罗为散，以药末一两，和白米粉一升拌令匀，以粉汗上，即止。

治风热诸方

夫风热者，由人肌体虚弱，则腠理开疏，风邪之气，先中于皮毛，次入于手太阴之经，太阴者肺也，为五藏之华盖，外合皮毛，居其膈上，与心藏相近，上焦风气壅滞，故令心肺烦热也。

治风热头痛，肢节烦疼，项背拘急，宜服羚羊角散方。

羚羊角屑（一两） 枳壳（一两，麸炒微黄，去瓤） 独活（一两） 防风（一两，去芦头） 黄芩（一两） 细辛（一两） 赤芍药（一两） 甘草（一两，炙微赤，锉） 人参（一两，去芦头） 麻黄（二[15]两，去根节） 石膏（三两）

右件药，捣粗罗为散。每服三钱，以水一中盏，煎至六分，去滓，不计时候温服。

治风热攻于肝心，语涩烦躁，或四肢拘急，宜服麦门冬散方。

麦门冬（三两，去心，焙） 茯神（二[16]两） 甘草（二两半，炙微赤，锉） 木通（二两半，锉） 犀角屑（一两） 川升麻（一两半） 川朴硝（三两） 防风（一两半，去芦头） 独活（一两） 人参（一两，去芦头） 酸枣仁（一两，微炒）

右件药，捣粗罗为散。每服五钱，以水一大盏，煎至五分，去滓，入荆沥半合，煎一两沸，放温，不计时候服。忌炙煿、热面。

治风热，恍惚烦燥，及筋脉拘急，宜服茯神散方。

茯神（一两） 防风（一两，去芦头） 黄芩（一两） 葳蕤（一两） 人参（一两，去芦头） 羚羊角屑（一两） 酸枣仁（一两，微炒） 白鲜皮（一两） 甘草（半两，炙微赤，锉）

右件药，捣粗罗为散。每服五钱，以水一大盏，入葱白二茎，豉五十粒，煎至五分，去滓，不计时候温服。

治风热，心肺壅滞，恒多烦闷，宜服丹砂散方。

朱砂（三分，细研，水飞过） 犀角屑（半两） 天竹黄（半两） 秦艽（半两，去苗） 白鲜皮（半两） 沙参（半两，去芦头） 寒水石

（一两） 麦门冬（二两，去心，焙干） 马牙消（半两，研入） 川升麻（半两） 甘草（半两，炙微赤，锉） 龙脑（一钱，研入）

右件药，捣细罗为散，入研了药令匀。每服不计时候，以温水调下一钱。

治风热，心神烦闷，卧即多惊，口舌干燥，头目不利，宜服牛黄散方。

牛黄（一分，细研） 犀角屑（三分） 栀子仁（三分） 川升麻（三分） 龙齿（半两，细研） 茯神（三分） 天竹黄（三分，细研） 人参（三分，去芦头） 天麻（三分） 白鲜皮（三分） 甘草（一分，炙微赤，锉）

右件药，捣细罗为散，入研了药令匀，不计时候，以竹叶汤调下一钱。

治风热，心神壅闷，头目不利，口舌干燥，皮肤枯槁，宜服真珠圆方。

真珠（半两，细研） 牛黄（一分） 朱砂（半两，细研） 金箔（三十片） 铁粉（半两） 天竹黄（半两） 玳瑁（半两） 胡黄连（半两） 犀角屑（半两） 沙参（半两，去芦头） 苦参（一两，锉[17]） 玄参（半两） 石膏（一两，细研，水飞过） 龙齿（半两，细研） 甘草（半两，炙微赤，锉）

右件药捣细罗为末，入研了药令匀，炼蜜和捣三二百杵，圆如梧桐子大。每服，不计时候，以麦门冬汤下十五圆。

治风热，语涩心躁，舌根急，四肢痛，腰背闷，气壅不通，宜服犀角圆方。

犀角屑（一两） 槟榔（一两） 人参（一两半，去芦头） 防风（一两半，去芦头） 羚羊角屑（一两） 赤芍药（一两半） 茯神（一两） 桂心（一两） 川大黄（一两半，锉碎，微炒） 马牙消[18] 地骨皮[19]

右件药，捣罗为末，炼蜜和捣三二百杵，圆如梧桐子大，不计时候，以温水下三十圆。

治风热，发即头痛烦闷，不能食饮，睡卧不安，心神恍惚，宜服人参圆方。

人参（一两半，去芦头） 铁粉（一两半） 甘草（一两半，炙微赤，锉） 黄连（一两，去须） 石膏（二两） 茯神（一两半） 葳蕤（一两） 黄芩（一两） 麦门冬（一两半，去心，焙）

右件药，捣罗为末，炼蜜和捣三二百杵，圆如梧桐子大。不计时候，以温水下二十圆。忌猪肉、热面、炙爝。

治风冷诸方

夫风冷者，由脏腑虚，血气不足，受风冷之气也。血气得温则流通，冷则凝涩，然风之伤人有冷有热，若挟冷者，冷折于气血，使人面青心闷，呕逆吐沫，四肢疼冷，故谓之风冷也。

治风冷，脏腑虚弱，及腰脚疼痛，宜服巴戟散方。

巴戟（一两） 五加皮（一两） 萆薢（一两，锉） 牛膝（一两，去苗） 石斛（一两半，去根，锉[20]） 天麻（一两） 白茯苓（一两） 附子（一两，炮裂，去皮脐） 虎胫骨（一两，涂酥，炙令黄） 木香（一两） 磁石（一两，烧醋淬七遍，细研，水飞过）

右件药，捣细罗为散。每于食前，以温酒调下二钱。忌生冷、油腻。

治风冷气攻疰肾脾，致腹胁四肢疼痛，面色青黄，腰脚无力，肌体不仁，宜服天麻散方。

天麻（一两） 羌活（一两） 附子（一两，炮裂，去皮脐） 白蒺藜（一两，炒，去刺） 干蝎（半两，微炒） 硫黄（一两，细研，水飞过） 萆薢（一两，锉） 木香（一两） 槟榔（一两） 干姜（三分，炮裂，锉） 肉桂（三分，去皴皮）

右件药，捣细罗为散。每于食前，以温酒调下二钱。

治诸风冷入脏腑，骨节疼痛，筋脉拘急，耳内蝉声，宜服雄黄圆方。

雄黄（半两，细研，水飞过） 麝香（一分，细研） 天麻（一两） 桂心（半两） 当归（三分） 干蝎（半两，微炒） 石菖蒲（一两） 乌蛇（二两，酒浸去皮骨，炙令微黄） 天南星（一两，炮裂） 白僵蚕（半两，微炒） 附子（一两，炮裂，去皮脐） 牛膝（一两，去苗）

右件药，捣罗为末，研入雄黄、麝香令匀，炼蜜和捣三二百杵，圆如梧桐子大。每于空心及晚食前，以温酒下十圆。

治脏腑气血俱虚，风冷攻注，四肢疼痛，腰脚无力，宜服牛膝圆方。

牛膝（二两，去苗） 羌活（一两） 巴戟（一两半） 桂心（一两） 五加皮（一两） 杜仲（二两，去粗皮，炙微黄，锉） 补骨脂

（一两半，微炒） 石斛（一两半，去根，锉） 安息香（一两） 附子（二两，炮裂，去皮脐） 干姜（一两，炮裂，锉） 当归（一两）

右件药，捣罗为末，炼蜜和捣三二百杵，圆如梧桐子大。每服空心晚食前，以温酒下三十圆。

治风冷，心腹四肢多疼，骨节时痛，宜服安息香圆方。

安息香（一两） 石菖蒲（一两） 当归（一两） 桂心（一两） 丁香（一两） 朱砂（一两，细研，水飞过） 没药（三分） 芎䓖（一两） 椒红（一两，微炒） 天麻（一两） 乌蛇肉（二两，酒浸，炙微黄） 附子（一两，炮裂，去皮脐） 牛膝（一两，去苗） 天南星（一两，炮裂） 干蝎（半两，生用） 防风（三分，去芦头） 麝香（一分，细研） 木香（一两）

右件药，捣罗为末，炼蜜和捣三二百杵，圆如梧桐子大。每服空心及晚食前，以温酒下二十圆。

治风冷，四肢疼痛，腰脚缓弱，虚损无力，宜服萆薢圆方。

萆薢（二两，锉） 薯蓣（一两） 牛膝（二两，去苗） 泽泻（一两） 地肤子（一两） 附子（二两，炮裂，去皮脐） 干漆（一两，捣碎，炒令烟出） 石斛（二两，去根，锉） 威灵仙（一两） 狗脊（一两） 茵芋（一两） 钟乳粉（二两） 熟干地黄（一两）

右件药，捣罗为末，炼蜜和捣三二百杵，圆如梧桐子大。每服空心及晚食前，以温酒下二十圆。

治脏腑久虚，风冷所攻，四肢无力，背膊多疼，膀胱冷气流注，腰脚沉重，宜服祛风补益蛜蝌圆方。

蛜蝌（一两半，微炒） 白附子（一两，炮裂） 沉香（一两） 肉桂（一两，去皴皮） 芎䓖（一两） 槟榔（一两） 木香（一两） 天麻（一两） 石斛（二两，去根，锉） 牛膝（二两，去苗） 白蒺藜（一两，微炒，去刺） 附子（一两，炮裂，去皮脐） 巴戟（三分） 白僵蚕（三分，微炒） 羌活（三分） 肉苁蓉（二两，酒浸一宿，刮去皴皮，炙令干） 当归（三分，锉，微炒） 山茱萸（三分）

右件药，捣罗为末，炼蜜和捣三二百杵，圆如梧桐子大。每服空心及晚食前，以温酒下二十圆。

治风冷气，补虚损，暖脏腑，利腰脚，附子圆方。

附子（一两，炮裂，去皮脐） 巴戟（一两） 天麻（一两） 牛膝（一两，去苗） 防风（三分，去芦头） 桂心（一两） 芎䓖（三分） 独活（三分） 石斛（一两，去根，锉） 肉苁蓉（一两，酒浸，去皴皮，微炙） 补骨脂（一两） 干蝎（三分，微炒） 萆薢（一两，锉） 椒红（一两，微炒，去汗[21]） 仙灵脾（一两） 沉香（一两） 安息香（一两） 木香（一两）

右件药，捣罗为末，炼蜜和捣三二百杵，圆如梧桐子大。每服空心及晚食前，以温酒下三十圆[22]。

治腲退风[23]诸方

夫腲退风者，为四肢不收，身体疼痛，肌肉虚满，骨节懈怠，腰背缓弱，不自觉知是也。由皮肉虚薄，气虚不胜四时之风，故令风邪侵于分肉之间，流于血脉之内使之然，经久不差，即变成水[24]疾矣。

治腲退风，肌肤虚弱，四肢缓弱，湿痹不仁，心胸满闷，宜服芎䓖饮子方。

芎䓖（一两） 白术（一两） 薏苡仁（一两） 桂心（一两） 附子（一两，炮裂，去皮脐） 羚羊角屑（一两） 前胡（一两，去芦头） 赤茯苓（一两） 麻黄（一两，去根节） 汉防己（一两） 羌活（一两） 赤芍药（一两） 人参（一两，去芦头） 丹参（一两） 甘草（半两，炙微赤，锉）

右件药，细锉和匀，每服半两，以水一大盏，煎至五分，去滓，食前温服。忌生冷、油腻、毒滑物。

治腲退风，肌肉虚满，肢节缓弱，皮肤不仁，骨节疼痛，宜服防风散方。

防风（一两，去芦头） 赤茯苓（一两） 芎䓖（一两） 白蒺藜（一两，微炒，去刺） 麻黄（一两，去根节） 桂心（一两） 海桐皮（一两，锉） 当归（一两） 人参（一两，去芦头） 白术（一两半） 独活（一两） 细辛（一两） 杏仁（一两，汤浸去皮尖双仁，麸炒微黄）

右件药，捣筛为散。每服四钱，以水一中盏，入生姜半分、枣三枚，煎至六分，去滓，食前稍热服。

治腲退风，肢节缓弱，腰脚无力，皮肤湿痹，宜服侧子散方。

侧子（一两，炮裂，去皮脐） 五加皮（二[25]两） 磁石（四两，捣碎，淘去赤汁） 甘菊花（二[26]两） 汉防己（一两） 萆薢（一两，锉） 羚羊角屑（一两半） 防风（一两，去芦头） 薏苡仁（一两） 杏仁（一两半，汤浸去皮尖双仁，麸炒微黄） 赤芍药（一两） 芎䓖（一两） 秦艽（一两，去苗） 麻黄（二两，去根节） 甘草（一两，炙微赤，锉）

右件药，捣筛为散。每服四钱，以水一中盏，煎至六分，去滓，食前稍热服。

治腲退风，肌骨虚满，四肢不收，骨节疼痛，腰脚缓弱无力，宜服独活散方。

独活（二[27]分） 附子（三分，炮裂，去皮脐） 防风（半两，去芦头） 麻黄（三分，去根节） 当归（半两，锉，微炒） 薏苡仁（三分） 桂心（半两） 赤茯苓（三分） 牛膝（三分，去苗） 茵芋（半两） 天麻（半两） 海桐皮（半两，锉） 赤芍药（半两） 槟榔（半两） 萆薢（半两，锉） 枳壳（半两，麸炒微黄，去瓤）

右件药，捣筛为散。每服四钱，以水一中盏，入生姜半分，煎至六分，去滓，食前稍热服。

治腲退风，脏腑虚弱，风湿所攻，致腰脚缓弱，肌肉虚满，肢节疼痛，宜服赤箭圆方。

赤箭（二两） 赤茯苓（半两） 芎䓖（半两） 防风（半两，去芦头） 白附子（半两，炮裂） 桂心（半两） 羚羊角屑（三分） 白术（三分） 羌活（三分） 汉防己（半两） 附子（半两，炮裂，去皮脐） 当归（半两） 五加皮（半两） 牛膝（半两，去苗） 杜仲（一两，去粗皮，炙微黄，锉） 石斛（半两，去根，锉） 麻黄（半两，去根节） 海桐皮（一两，锉） 木香（半两） 枳壳（半两，麸炒微黄，去瓤）

右件药，捣罗为末，炼蜜和捣三二百杵，圆如梧桐子大。每于食前，以豆淋酒下二十圆。

治腲退风，体虚，风邪所攻，肌肉肿满，腰脚无力，骨节缓弱，四肢湿痹，宜服薏苡仁圆方。

薏苡仁（二两） 天雄（一两，炮裂，去皮脐） 威灵仙（一两） 汉防己（一两） 槟榔（一两） 防风（半两，去芦头） 羌活（半两） 石斛（半两，去根，锉） 枳壳（半两，麸炒微黄，去瓤） 五加皮（半两） 桂心（半两） 赤芍药（半两） 牛膝（三分，去苗） 当归（三分） 赤茯苓（半两）

右件药，捣罗为末，炼蜜和捣三二百杵，圆如梧桐子大。每于食前，以温酒下三十圆。

治腲退风，皮肤虚满，四肢缓弱，宜用苍耳子汤渍方。

苍耳子（五升，捣碎） 羊桃根（三升，锉） 蒴藋（五升，锉） 赤小豆（二升） 盐（一斤）

右件药，捣，以水一硕，煮取七斗，去滓，适寒温，避风处，渍所患处。

治中风手脚不遂诸方

夫诸阳之经，皆起于手足，而循行于身体。若人腠理开疏，气血不足，风邪伤于阳经，逐其虚处，即使[28]停滞，与血气相搏，血气行迟，使机关舒纵，故令手足不遂也。

治中风，手足不遂，肌肉顽痹，骨节疼痛，宜服五加皮散方。

五加皮（一两） 桂心（一两） 芎䓖（一两半） 羌活（一两） 秦艽（一两半，去苗） 防风（一两，去芦头） 杏仁（一两，汤浸去皮尖双仁，麸炒微黄） 萆薢（一两，锉） 枳壳（一两，麸炒微黄，去瓤） 当归（一两半，锉，微炒） 附子（一两，炮裂，去皮脐） 牛膝（一两，去苗） 薏苡仁（一两） 丹参（一两）

右件药，捣粗罗为散。每服五钱，以水一大盏，入生姜半分，煎至五分，去滓，空心温服。良久再服，衣覆得微汗佳。忌生冷、油腻、毒滑、动风物。

治中风，手脚不遂，关节疼痛，心胸躁热，宜服犀角散方。

犀角屑（一两）　防风（一两，去芦头）　枳壳（一两，麸炒微黄，去瓤）　独活（一两）　桂心（三分）　秦艽（一两半，去苗）　当归（一两半，锉，微炒）　赤芍药（一两）　仙灵脾（一两）　葛根（一两半，锉）　人参（一两，去芦头）　赤茯苓（一两半）　牛膝（一两半，去苗）　熟干地黄（二两）　黑豆（三合，净淘，炒熟）

右件药，捣粗罗为散。每服五钱，以水一大盏，入生姜半分，煎至五分，去滓，不计时候温服。若躁甚语涩者，每服，加竹沥半合同服。

治中风，手脚不遂，口面偏斜，语涩垂涎，宜服醋石榴煎方。

醋石榴皮（一两）　防风（一两，去芦头）　羌活（一两半）　桂心（一两）　白术（一两）　赤箭（一两）　附子（一两，炮裂，去皮脐）　赤茯苓（一两）　牛膝（一两，去苗）　赤芍药（一两）　枳壳（一两，麸炒微黄，去瓤）　山茱萸（一两）　羚羊角屑（一两）

右件药，捣罗为末，用酒五升，慢火熬成膏，盛于不津器中。每于食前，以暖酒调下半匙。

治中风，手足不遂，肢节疼痛，宜服附子散方。

附子（二两，炮裂，去皮脐）　桂心（二两）　赤箭（一两）　牛膝（一两，去苗）　狗脊（一两）　萆薢（一两，锉）　当归（一两）　丹参（一两）　枳壳（一两，麸炒微黄）　仙灵脾（一两）　海桐皮（一两）

右件药，捣细罗为散。每服食前，以温酒调下二钱。

治中风，手足不遂，肌肉冷痹，骨节疼痛，缓弱不随，宜服仙灵脾散方。

仙灵脾（一两）　天雄（一两，炮裂，去皮脐）　天麻（一两）　独活（三分）　牛膝（一两，去苗）　芎䓖（三分）　石斛（一两，去根）　肉桂（一两，去粗皮）　茵芋（三分）　麻黄（一两半，去根节）　当归（三分）　侧子（三分，炮裂，去皮脐）　乌蛇肉（一两，酥拌，炒令黄）　虎胫骨（一两，涂酥，炙令黄）　桑螵蛸（三分，微炒）　丹参（三分）　五加皮（三分）　海桐皮（三分）　防风（三分，去芦头）　薏苡仁（三分）　干蝎（三分，生用）　牛黄（一分，研入）　麝香（一分，研入）

右件药，捣细罗为散，入研了药令匀。每于食前，以温酒调下二钱。

治中风，手足不遂，言语謇涩，缓纵不仁，肢节疼痛，宜服丹砂圆方。

朱砂（一两） 天南星（一两，生用） 赤箭（一两） 附子（一两，炮裂，去皮脐） 防风（一两，去芦头） 牛膝（一两，去苗） 汉防己（一两） 白附子（一两，生用） 独活（一两） 白僵蚕（一两，微炒） 麻黄（一两，去根节） 芎䓖（一两） 桂心（一两） 白花蛇肉（一两，酥拌，炒令黄） 蝉壳（一两） 川乌头（一两，炮裂，去皮脐） 羚羊角屑（一两） 干蝎（一两，生用） 桑螵蛸（一两，微炒） 乌犀角屑（一两） 雄黄（半两，研入） 麝香（一两，研入） 牛黄（一分，研入） 龙脑（一分，研入）

右件药，捣罗为末，入研了药，更研令匀，炼蜜和捣三五百杵，圆如梧桐子大。每服，空心及晚食前，以温酒下十圆。

治中风，手足不遂，骨节疼痛，肌肉顽麻，宜服石斛浸酒方。

石斛（一两，去根） 天麻（一两） 芎䓖（一两） 仙灵脾（一两） 五加皮（一两） 牛膝（一两，去苗） 萆薢（一两） 桂心（一两半） 当归（一两） 鼠粘子（一两） 杜仲（一两，去粗皮） 附子（一两半，炮裂，去皮脐） 虎胫骨（一两，涂酥，炙令黄） 乌蛇肉（一两，微炒） 茵芋（一两） 狗脊（一两） 丹参（一两） 川椒（一两半，去目及闭口者，微炒去汗）

右件药，细锉，以生绢袋盛，用好酒二斗，于瓷瓮中浸，密封。经七日后，每日旋取一小盏，不计时候温饮之，常令酒气相续，其酒取一盏，入一盏，以药味薄即止。

治风四肢拘挛诸方

夫风四肢拘挛不得屈伸者，皆由身体虚，腠理开，风邪在于筋故也。春遇痹为筋痹，则筋不得屈伸，邪客于机关，则使筋挛，邪客于足厥阴之经令人拘急背强也。足厥阴肝之经也，肝主通诸筋，主在春，其经若虚，春又遇于风邪，则伤于筋，使四肢拘挛不得屈伸也。诊其脉急细如弦者，为筋急足挛也。若筋屈伸不得，又遇于邪，则移变入肝，其病状夜卧则惊，小便数也。

治风，四肢不利，筋脉拘挛，发歇疼痛，宜服防风散方。

防风（一两，去芦头） 羌活（一两） 黄芪（一两，锉） 五加皮（一两） 牛膝（一两，去苗） 丹参（一两） 酸枣仁（一两，微炒） 桂心（一两） 赤茯苓（一两） 麻黄（一两，去根节） 槟榔（三分） 当归（三分） 附子（一两，炮裂，去皮脐） 枳壳（三分，麸炒微黄，去瓤）

右件药，捣筛为散。每服五钱，以水一大盏，入生姜半分，煎至五分，去滓，不计时候温服。忌生冷、油腻、猪鸡犬肉。

治风，手足拘挛，百节疼痛，烦热心乱，恶寒，经日不能饮食，宜服薏苡仁散方。

薏苡仁（二两） 细辛（二两） 黄芪（三分，锉） 人参（三分，去芦头） 枳壳（三分，麸炒微黄，去瓤） 羚羊角屑（三分） 五加皮（一两） 赤芍药（二分） 独活（一两） 麻黄（一两，去根节） 天雄（一两，炮裂，去皮脐） 白术（一两）

右件药，捣粗罗为散。每服五钱，以水一大盏，入生姜半分，煎至五分，去滓，不计时候温服。

治风，四肢不仁，及不能语，但拘挛背痛，不得转侧，宜服当归散方。

当归（二两锉，微炒） 麻黄（四两，去根节） 桂心（二两） 芎䓖（一两） 海桐皮（一两，锉） 干姜（一两，炮裂，锉） 杏仁（一两，汤浸去皮尖双仁，麸炒微黄） 独活（二两） 甘草（一两，炙微赤，锉）

右件药，捣粗罗为散。每服五钱，以水一大盏，入生姜半分，煎至五分，去滓，不计时候温服。

治风，口眼不正，语涩，四肢拘挛，宜服独活散方。

独活（一两半） 枳壳（一两，麸炒微黄，去瓤） 芎䓖（一两） 防风（一两半，去芦头） 当归（一两，锉，微炒） 细辛（三分） 桂心（三分） 羚羊角屑（三分） 桑根白皮（三分，锉） 薏苡仁（一两） 酸枣仁（一两，微炒）

右件药，捣粗罗为散。每服五钱，以水一大盏，煎至五分，去滓，入竹沥半合相和，不计时候温服。

治风，毒攻四肢，筋脉拘挛，宜服羚羊角散方。

羚羊角屑（一两） 桂心（一两） 附子（一两，炮裂，去皮脐） 羌活（一两） 防风（三分，去芦头） 酸枣仁（一两，微炒） 桑根白皮（二两，锉） 天蓼木（一两，锉）

右件药，捣粗罗为散。每服三钱，以水一中盏，入生姜半分，煎至五分，去滓，不计时候温服。

治风，毒入四肢，筋脉拘挛疼痛，宜服羌活散方。

羌活（一[29]两半） 天麻（一两半） 芎䓖（一两） 酸枣仁（一两半，微炒） 鹿角胶（一两，捣碎，炒令黄燥） 侧子（一两，炮裂，去皮脐） 羚羊角屑（一两半） 人参（一两，去芦头） 白附子（一两，炮裂） 牛膝（二两，去苗） 桂心（一两） 薏苡仁（一两） 乌蛇（三两，酒浸去皮骨，炙令黄） 犀角屑（三分） 海桐皮（一两，锉） 地骨皮（一两半） 柏子仁（一两半）

右件药，捣细罗为散。不计时候，以豆淋酒调下二钱。

治风，四肢筋脉拘挛，骨节疼痛，宜服天麻圆方。

天麻（半两） 干蝎（一分，微炒） 没药（一分） 麻黄（三分，去根节） 地龙（半两，去土，焙干） 朱砂（一分，细研） 麝香（一分，细研） 川乌头（半两，去皮捣，生用） 防风（一分，去芦头） 乳香（半两）

右件药，捣罗为末，研入朱砂、麝香令匀，炼蜜和捣三二百杵，圆如梧桐子大。每服不计时候，以薄何酒下二十圆。忌羊血。

治风，毒攻四肢，筋脉拘挛，宜服牛黄圆方。

牛黄（半两，细研） 麝香（半两，细研） 白附子（一两，炮裂） 乌蛇（二两，酒浸，去皮骨，炙令微黄） 麻黄（三分，去根节） 白僵蚕（二两，微炒） 天麻（一两半） 羌活（一两半） 附子（二两，炮裂，去皮脐） 防风（一两，去芦头） 虎胫骨（一两，涂酥，炙令黄） 川大黄（一两，锉碎，微炒） 桂心（一两） 羚羊角屑（一两）

右件药，捣罗为末，以无灰酒五升，于银锅内，用药末一半同熬，候如膏，入余上药末，并牛黄、麝香和捣三五百杵，圆如鸡头实大。每服，不计时候，以温酒嚼下三圆。

治风毒流注四肢，筋脉拘挛疼痛，少[30]**得睡卧，宜服酸枣仁圆方。**

酸枣仁（一两半，微炒） 羚羊角屑（一两半） 防风（一两半，去芦头） 晚蚕沙（一两半） 附子（一两，炮裂，去皮脐） 藁本（一两） 槟榔（一两半） 柏子仁（一两） 羌活（一两） 赤芍药（一两） 熟干地黄（二两）

右件药，捣罗为末，炼蜜和捣三二百杵，圆如梧桐子大。每服，不计时候，以温酒下三十圆。

治风毒所攻，四肢拘挛，骨节疼痛，脚膝无力，宜服萆薢圆方。

萆薢（一两） 酸枣仁（一两，微炒） 独活（一两） 附子（一两，炮裂，去皮脐） 芎䓖（三分） 石斛（一两，去根，锉） 仙灵脾（三分） 丹参（三分） 牛膝（三分，去苗） 当归（三分） 防风（三分，去芦头） 桂心（三分） 狗脊（三分） 赤箭（三分） 虎胫骨（一两，涂酥，炙令黄） 干蝎（半两，微炒） 海桐皮（三分） 木香（三分） 槟榔（一两） 麝香（一分，细研）

右件药，捣罗为末，入研了药令匀，炼蜜和捣三二百杵，圆如梧桐子大。每服，不计时候，以温酒下一十圆。

治风，四肢拘挛，筋骨疼痛，宜服乳香圆方。

乳香（一两，细研） 乌头（半两，炮裂，去皮脐） 雄黄（半两，细研，水飞过） 白附子（一两，炮裂） 羚羊角屑（一两） 附子（半两，炮裂，去皮脐） 晚蚕蛾（一两，微炒） 羌活（一两） 防风（一两，去芦头） 白僵蚕（一两，微炒） 乌蛇（一两，酒浸去皮骨，炙令微黄） 腻粉（一分） 麝香（一分，细研）

右件药，捣罗为末，炼蜜和圆，如梧桐子大。每服，以热豆淋酒下十圆，如人行十里再服。

治风，四肢拘挛疼痛，宜服蜂儿圆方。

蜂儿（一两） 白花蛇肉（一两） 天雄（一两，去皮脐） 天南星（一两） 干蝎（一两） 白僵蚕（一两） 桑螵蛸（一两） 地龙（一两） 麝香（半两，细研）

右件药，并生用，捣细罗为末，以酒煮槐胶，入少炼了蜜，和捣三二百杵，圆如梧桐子大。每服，不计时候，以温酒下五圆。

治大肠风热秘涩不通诸方

夫大肠风秘涩不通者，是五脏气不调，阴阳偏有虚实，三焦不和，冷热并结也。胃为水谷之海，化谷精之气，流行荣卫，其糟粕传行大肠出焉，五脏三焦既不调和，冷热壅结在肠胃，肠胃本实，而有冷热气相并，津液枯燥，结聚大肠，胃中干涩，故令大便不通也。

治大肠风热，秘涩不通，心腹壅闷，宜服犀角散方。

犀角屑（三分）　白鲜皮（三分）　防风（三分，去芦头）　麦门冬（一两，去心）　大麻仁（一两）　木通（三分，锉）　大腹皮（三分，锉）　川大黄（一两，锉碎，微炒）　甘草（半两，炙微赤，锉）

右件药，捣筛为散。每服五钱，以水一大盏，煎至五分，去滓，食前温服。

治大肠风热，秘涩躁闷，宜服秦艽散方。

秦艽（三分，去苗）　防风（一两，去芦头）　枳壳（一两，麸炒微黄，去瓤）　大麻仁（一两）　槟榔（一两）　川朴硝（一两半）　羚羊角屑（一两）　木香（三分）　甘草（半两，炙微赤，锉）

右件药，捣粗罗为散。每服三钱，以水一中盏，入生姜半分，煎至六分，去滓，食前温服。

治大肠风热，秘涩不通，四肢烦闷，宜服槟榔散方。

槟榔（二两）　木香（三分）　羌活（三分）　川朴硝（二两）　牵牛子（三两，微炒）　陈橘皮（一两，汤浸，去白瓤，焙）　川大黄（一两，锉碎，微炒）

右件药，捣细罗为散。每服空腹，以生姜汤调下三钱，以利为度。

治大肠风热，秘涩，气壅闷，宜服麻仁圆方。

大麻仁（三两）　羚羊角屑（一两）　枳壳（一两，麸炒微黄，去瓤）　芎䓖（一两）　木香（一两）　鳖甲（二两半，涂酥，炙令黄，去裙襕）　独活（二两）　槟榔（二两）　川大黄（二两，锉碎，微炒）　郁李仁（二两，汤浸去皮尖，微炒）　牵牛子（二两半，一半微炒，一半

生用）

右件药，捣罗为末，炼蜜和捣三五百杵，圆如梧桐子大。每服食前，以温水下三十圆，以利为度。忌苋菜。

治风热壅滞，调气，利大肠，羚羊角圆方。

羚羊角屑（三分） 人参（半两，去芦头） 诃黎勒皮（半两） 槟榔（半两） 川大黄（一两，锉碎，微炒） 枳壳（三分，麸炒微黄，去瓤） 独活（半两） 黄芪（半两，锉） 乌蛇（一两半，酒浸去皮骨，炙令微黄） 地骨皮（三分） 大麻仁（一两半） 郁李仁（一两半，汤浸去皮尖，微炒） 赤茯苓（三分）

右件药，捣罗为末，炼蜜和捣三二百杵，圆如梧桐子大。每服，食前以温水下三十圆，以利为度。

治风壅大肠涩滞，宜服大黄圆方。

川大黄（一两半，锉碎，微炒） 大麻仁（一两半） 车前子（一两半） 菟丝子（三分，酒浸，三日晒干，别捣为末） 郁李仁（一两半，汤浸去皮尖，微炒） 枳壳（一两半，麸炒微黄，去瓤） 防风（三分，去芦头） 独活（三分） 山茱萸（三分） 薯蓣（三分） 槟榔（一两半） 牛膝（三分，去苗）

右件药，捣罗为末，炼蜜和捣三二百杵，圆如梧桐子大。每夜临卧时，以温浆水下三十圆。

治大肠风热，结涩不通，宜服威灵仙圆方。

威灵仙（二两） 川大黄（二两，锉碎，微炒） 独活（一两） 芎䓖（一两） 槟榔（一两） 牵牛子（二两）

右件药，捣罗为末，炼蜜和为圆，如梧桐子大。每服食前，以温水下十五圆。

【校注】

① 屑：其下抄本有“二两半”三字，此处脱文。

② 一：抄本作“二”。

③ 躁：抄本作“疏”，义胜。

④ 脉：抄本作“麻”，义长可从。

⑤ 二：抄本作“一”。

⑥ 行李：即行人，本当作“行理，理，治也。作‘李’者，古字假借通用。”此指人的

行动。

⑦ 并：抄本作"杵"。

⑧ "五合"二字：据人卫本补，此处脱文。

⑨ 二：抄本作"三"。

⑩ 拳：抄本作"举"，义长可从。

⑪ 升：抄本作"斤"。

⑫ 腘（hùn 混）：肥貌。

⑬ 煨：抄本作"烧"。

⑭ 面肿：抄本作"面臊"。

⑮ 二：抄本作"一"。

⑯ 二：抄本作"一"。

⑰ 锉：抄本作"切"。

⑱ 消：其下抄本有"一两半"三字，此处脱文。

⑲ 皮：其下抄本有"一两"二字，此处脱文。

⑳ 锉：抄本作"节"。

㉑ 汁：抄本作"汗"。

㉒ 三十圆：抄本作"二十圆"。

㉓ 腲退风：古病名。以肢体偏瘫、失音为主症。参见中风、喑痱条。

㉔ 水：人卫本作"斯"。

㉕ 二：抄本作"一"。

㉖ 二：抄本作"一"。

㉗ 二：抄本作"三"。

㉘ 使：抄本作"便"。

㉙ 一：抄本作"二"。

㉚ 少：抄本作"不"。

卷第二十四

治大风疾诸方

夫风病者，有四百四种，总而言之，不出五种，即是五风所摄，一曰黄风，二曰青风，三曰赤风，四曰白风，五曰黑风。人身中有八万尸虫，若无，即人身不成不立，复有诸恶横病，诸风害于人身。所谓五种风作，便有五种虫生，能害于人。黄风生于黄虫，青风生于青虫，赤风生于赤虫，白风生于白虫，黑风生于黑虫，此五种风皆是恶风，能坏人身者，曰疾风，或入五脏，即与脏合，故虫生也。其虫无量，在人身中乃入骨体[①]，来去无碍。若蚀人肝，则眉睫堕落；若蚀人肺，则鼻柱崩倒；若蚀人脾，则语声变散；若蚀人肾，则耳鸣啾啾，或如雷声。其脉来迟去疾，上虚下实为恶风也。

治大风，肌肤不仁，头面身体生疮，颜色肿黑，腹内生虫，鼻柱崩倒，宜服朱砂散方。

朱砂（一两，细研，水飞过）　紫檀（一两，锉）　漏芦（一两）　雄黄（一两，细研）　雌黄（半两，细研）　白蔹（一两）　石胆（半两，细研）　紫石英（一两，细研，水飞过）　牛黄（三分，细研）　阿魏（半两，面裹，焙令面熟为度）　犀角屑（一两）　龙骨（一两）　石膏（一两，细研，水飞过）　硝石（一两半）

右件药，捣细罗为散，入石药末，更同研令匀。每服食前，以温酒调下一钱。如饥，即宜吃小豆饭及枣汤，食无令过饱，饱即其虫难出。服药后似淋，即以盆子盛著，当有虫出，或当日出，或三两日出者，或至七日虫出，见虫即且[②]服药，候虫尽便差。

治大风，疾初觉，未生疮，肿头面，皮肤顽黑瘙痒，宜服杏仁圆方。

杏仁（一两半，汤浸去皮尖双仁，麸炒微黄） 雷圆（一两） 贯众（一两） 木香（一两） 鸡头实（一两，去壳） 羌活（一两半） 附子（一两半，炮裂，去皮脐） 桂心（一两） 栀子仁（一两） 石斛（一两，去根，锉） 羚羊角屑（一两） 白术（一两） 诃黎勒皮（一两半） 安息香（一两）

右件药，捣罗为末，炼蜜和捣三二百杵，圆如梧桐子大。每服，食前以温酒下二十圆。

治大风，遍身结聚如桃李核，作疮，苦参圆方。

苦参（五两，锉） 生干地黄（四两） 朱砂（二两，细研，水飞过） 薰黄（半两） 甘草（一两，炙微赤，锉）

右件药，捣罗为末，研入朱砂令匀，炼蜜和捣三二百杵，圆如梧桐子大。每服，不计时候，以温水下三十圆。

治大风，头面热毒，皮肤生疮，面上生结，如眉在，即服此石榴浸酒方。

酸石榴（七枚，和皮捣烂） 甜石榴（七枚，和皮捣烂） 人参（二两，去芦头） 苦参（二两，锉） 沙参（二两，去芦头） 丹参（二两） 苍耳子（二两） 羌活（二两）

右件药，细锉，绵裹，以无灰酒一斗，于一瓷瓶中浸之，密封头，春夏七日，秋冬二七日。每于食前暖服一中盏，旋添酒，味薄再合。

治大风疾，体生疮肿，瘙痒出脓，风毒极甚者，服柳枝煎防风圆方。

侧垂柳枝[③]（二斤） 桑枝（二斤） 槐枝（二斤） 天蓼木枝（二斤） 仙灵脾叶（二斤）

以上并锉，以水七斗，于大银锅中，煎取一斗，尽滤去滓，用晚蚕沙一升，炒令香，捣罗为末，入药汁中相和，再煎稀稠得所，取出用瓷盒盛。每用酒调下后圆药。

防风（一两，去芦头） 羌活（一两） 五味子（一两） 人参（一两，去芦头） 五加皮（一两） 白蒺藜（一两，微炒，去刺） 赤茯苓（一两） 白鲜皮（一两） 甘菊花（一两） 松子（一两，去壳） 乌蛇（三两，酒浸去皮骨，炒令黄） 露蜂房（一两，微炙）

右件药，捣罗为末，炼蜜和捣三二百杵，圆如梧桐子大。每服，以温酒一中盏，入煎成药一茶匙，调匀，食前下圆药三十圆。

治大风恶疾，腹内生虫，皮肤疮肿，手足欲堕，黑虎丹方。

天灵盖（三两，涂酥，炙微黄） 虾蟆（一枚，去头脚，涂酥微炙[④]） 麝香（一分，细研） 桃仁（二两，汤浸去皮尖双仁，麸炒微黄） 雄黄（二两，细研，水飞过） 杏仁（一两，汤浸去皮尖双仁，麸炒微黄） 人中白（二两）

右件药，捣罗为末，炼蜜和捣三二百杵，圆如梧桐子大。每服，食前以温粥饮下三十圆。服十日后，当有虫下即愈。

治大风，皮肤生疮肿瘙痒，肢节疼痛，心膈痰壅，宜服乌蛇圆方。

乌蛇（酒浸，去皮骨，炙令黄） 玄参 沙参（去芦头） 人参（去芦头） 五加皮 防风（去芦头） 苦参（锉） 虎胫骨（涂酥，炙微黄） 天麻 败龟（涂酥，炙微黄） 羚羊角屑 （以上各一两）

右件药，捣罗为末，用皂荚十梃，以水二升，揉取浓汁，去滓，煎似稀饧，和药末，捣三二百杵，圆如梧桐子大。每服，食后以温水下三十圆。

治大风疾，皮肉变改，眉髭[⑤]欲落，宜服白花蛇散方。

白花蛇（五两，酒浸去皮骨，微炙） 露蜂房（二两，炙黄） 苦参（一两半，锉） 防风（一两，去芦头） 丹参（一两） 栀子仁（一两） 薯蓣（二两） 秦艽（一两，去苗） 玄参（一两） 白蒺藜（一两，微炒，去刺） 独活（一两）

右件药，捣细罗为散。每日空心，用温酒调下二钱，晚食前再服。

治大风疾，肌肉欲坏，眼色变改，眉发落，语声散，宜服乳香散方。

乳香（三两） 天麻末（三两） 牛黄（一两） 麝香（一两，细研） 雄黄（一两，细研） 胡麻（二斤，浮水淘四十九遍，去浮者，取沉者用蒸，从卯时蒸至酉时，上用黑豆压之，次又用一重湿土盖之，恐釜内汤少，仍须时添热汤，至酉时后取出，炒令香燥即住，候冷，捣罗为细散，与诸药末同拌令匀）

右件药捣，都研令匀细。每日空心及晚食前，用腊面茶清，调下二钱。初服三日心逆，四日多睡，五日腰脚痛，可如醉人是其候也。相次渐愈，只须长服此药，四癞必差。

治大风疾，肌肉欲坏，有虫，宜服雄黄散方。

雄黄（半两，细研） 雌黄（一分，细研） 雷圆（三分） 阿魏（半两，面裹，煨令面熟为度） 滑石（半两） 朱砂（半两，细研） 藜芦（半两，去芦头） 白蔹（半两） 犀角屑（半两） 紫石英（半两，细研，水飞过）

右件药，捣细罗为散，入研了药，都研令匀，取端午日，或三元[⑥]日，或季日，及六月六日预合之。每服，空心以暖酒调下二钱。服药后或觉心逆，不得便吐，吐即药无力，服药后虫必出，甚验。如未应，次日再服。忌生血物、野狸肉。

治大风疾，天蓼散方。

天蓼叶（半斤，干者） 天麻（二两） 何首乌（一两，去黑皮） 王不留行（一两）

右件药，捣细罗为散。每服，不计时候，以热浆水调下二钱。

治大风癞疾方。

金漆（五合） 乌蛇（三两，酒浸去皮骨，炙微黄） 防风（三两，去芦头） 桑鹅（三两，冬采者） 栝楼根粉（半升） 续随子（一两半，去皮）

右件药，先将乌蛇、防风、桑鹅等三味捣罗为末，取自酝秫米酒三升，先用一升半，研续随子，绞取汁令尽，即并余药同内于石锅中，煎三五沸后，将锅离火，乃下漆匀搅，候稍稠，下桑鹅、蛇肉等末，不住手搅，待泣泣入栝楼粉溶令匀，捏作饼子，如钱许大，烈日晒干。每服一片，烂嚼茶下，空心及晚食前服，服一百日内，鬓眉并生如常。

治大风疾，赤箭圆方。

赤箭（五两） 赤柽（五两） 茵芋（五两） 地骨皮（五两） 乌蛇（五两） 白杨皮（十[⑦]两，去皴皮）

以上药细锉，以水五斗，于釜内煮至一斗，滤去滓，澄清，再煎成膏。

防风（五两，去芦头） 天麻（五两） 青蒿末（五两）

右件药，捣罗为末，以煎成膏和圆，如梧桐子大。每服，食前以荆芥汤下十圆。

治大风，疮未出，眉毛落方。

生漆（二两） 生地黄（三斤，净洗，研绞取汁）

以上二味相和，入于银锅中，以重汤煮，用柳木篦搅，候成膏，用和后药。

乌蛇（二两，酒浸去皮骨，炙微黄） 白附子（一两，炮裂） 雄黄（半两，细研如粉）

右件药，捣罗为末，更都研令匀，以前膏和圆，如梧桐子大。每夜后，以温酒下七圆，汗出为度。

治大风疾，宜服桂枝浸酒方。

桂枝（一两） 芎䓖（一两） 独活（一两） 甘草（一两，炙微赤） 牛膝（一两，去苗） 薯蓣（一两） 附子（一两，炮裂，去皮脐） 防风（一两半，去芦头） 白茯苓（二两） 天雄（一两半，炮裂，去皮脐） 茵芋（一两半） 杜仲（一两半，去皴皮，炙微黄） 白术（一两半） 蒴藋根（二两） 干姜（一两，炮裂） 踯躅花（一两，醋拌，炒令干） 猪椒根皮（二两）

右件药，细锉，用生绢袋贮，以清酒二斗浸七日。满后，每日空心及夜临卧时，暖一小盏服之。

治大风疾，茵芋酒方。

茵芋（一两） 乌头（一两，炮裂，去皮脐） 天雄（一两，炮裂，去皮脐） 附子（一两，炮裂，去皮脐） 川椒（一两，去目及闭口者，微炒出汗） 踯躅花（一两，醋拌，炒令干） 干姜（一两，炮裂） 桂心（一两） 防风（一两，去芦头） 石南叶（一两） 甘草（一两，炙微赤，锉） 莽草（一两，炙微黄）

右件药，细锉，以生绢袋盛，以清酒一斗五升浸之，七日满后，每日空心及临卧时，暖一小盏服之。

治大风神验方。

通明乳香（二十两） 苦参（四两，肥好者，细锉）

右先用好酒五升，浸苦参于瓷瓶内，以重汤煮一复时，其锅釜下火亦不用绝猛，但令常小沸为候，经一复时足，即取出。滤去滓，秖将酒浸乳香于银锅内，煎如饧即止，入天麻末四两，大麻仁二两，别研如膏，入于乳香膏内，研搅令匀，慢火熬之，可圆即圆如梧桐子大。每日空心及夜食前，以大麻仁酒下二十圆。

大麻仁酒法。

大麻仁（三升），水淘令净，候干以酒一斗浸一宿，后和酒研取白汁，以生绢滤过，却入瓷瓶中，以重汤煮数沸，即止。每遍取一小盏暖过下药，仍兼服后散，相间服之。

服前药后，宜服紫茄子根散方。

紫茄子根（切，曝干，捣罗取末，一斤）　白药末（二两）　甘草（炙微赤，捣罗取末，一两）

右件药，相和令匀，早饭后至晚，常均匀服三服。每服，以温水调下二钱。

治大风疾，百花煎方。

白蜜（二十两）　酸石榴（七颗）　生姜（半斤）

右件药，将生姜、石榴并皮同捣，绞取汁，更滤令净，入蜜中相和令匀，用一瓷瓶先秤知斤两，然后入药蜜汁后，用三重腊纸密封瓶头，置于釜中，重汤煮一复时后，时时称，但除瓶斤两外，得二十两便住。每服，空心以温酒调下一茶匙，晚食前再服。

治大风，腹脏有虫，令人皮肤生疮，语声变，眉鬓落，并宜服乳香煎方。

乳香（三两，细研）　雄黄（二两，细研）　预知子（二两，捣末）

右件药，先以香末用水一斗，于银锅内，以慢火煎至五升，入预知子并雄黄，慢火熬成膏，入瓷器中盛。每日空心以温酒调下一茶匙，后有虫如马尾，随大便出即愈。

治大风疾，神效方。

水银（二两）　硫黄（一两，细研）　松脂（炼成者，二两末）

右件药，同入铫子内，火上结为砂子，以大乌鸦不损者一只，以湿纸裹七重，又以泥裹作毬，候干，大火煅令通赤，候冷取出，研入砂子及松脂末，都研令细，炼蜜和圆，如梧桐子大。每服，空心以温酒下五圆，晚食前再服。

治大风疾，宜服此方。

炼成松脂（二两）　杏仁（一升，汤浸去皮尖双仁）

右件药，先将杏仁捣碎，渐入水研绞取汁五升，入松脂煎五七沸，承热滤去滓，内瓷瓶中，更入酒五升，同封一宿。每于食前，暖一小盏服之。

治大风疾，狼毒散方。

狼毒（三分，与油麻同炒，令黄色即去油麻）　秦艽（三分，去苗）

右件药，捣细罗为散。每服空心及晚食前，用温酒调服一钱。

治大风疾，摩勒香方。

摩勒香（一斤，乳头内拣光明者是）

右件药，细研，入牛乳五升、甘草末四两，于瓷盒中盛，都搅令匀，以小桌子抬于庭中，安置卓剑一口，夜于北极下祷祝，去合子盖，露之一夜，来日却合子，入甑中蒸之，炊三斗米熟即止。夜间依前祷祝，露之又蒸，如此三遍，方可服之。每服，抄一茶匙，以温酒调，空心及晚食前服之，如体上有疮者，以麸两硕作一卧槽，令于内卧，服药后倍有恶物出，至三日三夜，当愈。

治大风疾，天蓼粥方。

右取天蓼，刮去粗皮，碎锉四两，以水一斗，煎取一升，去滓，将汁煮糯米为粥，空心食之。如病在膈上，即吐出，在中膈即汗出，在膈下，即转出，宜避外风。

治大风癞疾，肌肉顽痹，手足拘挛，久服轻身延年，好颜色不老方。

炼成松脂（三斤）

右捣研如粉，以夹绢袋盛。每服空心及晚食前，暖无灰酒调下二钱。

治大风疾，先宜服此宣泻皂荚圆方。

皂荚（二十梃，一十梃去黑皮，涂酥，炙令黄焦，去子，捣罗为末，一十梃去皮子，槌碎）

右以水五升，煎碎皂荚至一升后，以生布裹，挼滤去滓，重煎成膏，和前皂荚末，圆如梧桐子大。每服，空心以温酒下二十圆。得利后，方可别服治大风圆散，即早见效。

治大风鬓眉堕落诸方

夫大风病鬓眉堕落者，皆从风湿冷得之，或因汗出入水得之，或冷水入肌体得之，或饮酒卧湿地得之，或当风坐卧树下及湿草上得之，或体痒搔之渐渐生疮，经年不差，即为风疾。八方之风，皆能为患，客于经络，久而不去，与血气相干，则使荣卫不利，淫邪散逸，故面色败，皮肤伤，鼻柱坏，鬓眉落也。

治大风疾神验方。其风有五种，象五行金木水火土，黑虫者是业报之病，不可治也，余四般虫，但服此药，无不差者。此方是圣人之法，非凡俗所解。凡青、黄、赤、白、黑虫，在人骨体之中，往来无碍，若蚀人肝，则眉鬓先堕；若蚀人肺，鼻柱崩折，不闻香臭；若蚀人脾，语声变散；若蚀人肾，则耳鸣啾啾；心不受病，故不言之。若蚀人筋，肢节堕落；若蚀人肌，则顽痹不知痛痒，身上似有虫行，或有疱肉起，似桃李小枣，或多生疮癣，或状如鱼鳞，或形如榆荚，青黄赤黑变易不定，从头起者，名曰顺，从足起者，名曰逆。风起之由，皆因冷热交通流于五脏，彻入于骨髓，气血内虚，风湿相搏，即便生虫。又因用力过度，食饮相违，酒后行房，汗入骨髓，亦患斯疾。若欲治者，先服此散，出虫为验，见青黄赤白便可治之，皆得除愈。若黑虫出者，此病无方对治也。其四般虫，肌肉欲坏，眉鬓堕落，皆可服雷圆散方。

雷圆（一两） 雄黄（三分，细研） 硝石（一两，细研） 雌黄（三分，细研） 朱砂（一两，细研，水飞过） 阿魏（一两，面裹，煨以面熟为度） 藜芦（半两，去芦头） 犀角屑[⑧] 紫石英（半两，细研，水飞过） 斑蝥（二十枚） 芫青（二十枚，与斑蝥用油麻小合，同炒麻熟为度取出）

右件药，捣细罗为散，又用苦参五两、硝石四两，捣碎，以生绢袋盛，入瓷瓶中，以无灰酒一斗，浸七日，密封头。每取一中盏，暖过，于食前调下散二钱。

治十年大风，毛发秃落，瘾疹生疮，气脉不通，抓搔不觉痛痒，莽草散方。

莽草（三两，微炙[⑨]） 附子（二两，炮裂，去皮脐） 干姜（二两，炮裂，锉） 石斛（二两，去根，锉） 天雄（一两，炮裂，去皮脐） 细辛（二两） 踯躅花（二两，酒拌，炒令干） 白蔹（二两） 川乌头（二两，炮裂，去皮脐） 石南（二两） 川椒（一两，去目及闭口者，微炒去汗） 桂心（二两）

右件药，捣细罗为散。每服，以温酒调下三钱，后以羊脯下药，日再服，勿大饱食。

治大风，眉鬓已落，却令再生方。

乌麻油（一升） 丁香（一两） 生姜汁（一合） 铁生末（一合） 附子（三分） 木香（三分） 诃黎勒皮（三分） 羊粪（三十枚） 垣衣（三分）

右件药，捣细罗为散。入油及生姜汁中，以不津器盛，于马粪中埋三七日药成。涂药法，以中指点于生铁器内，摩三七下，即涂要生处，熟揩之，以干为度，十五日内，眉鬓皆生。

治大风疾，卒无眉鬓者，乳香圆方。

乳香（半两） 人参（半两，去芦头） 紫参（半两） 沙参（半两，去芦头） 玄参（半两） 苦参（半两，锉） 天麻（半两） 甘菊花（半两） 枳壳（半两，去瓤）

右件药，并生用，捣罗为末，炼蜜和圆，如梧桐子大。每服食后，以温酒下二十圆，百日内好转，六十日内，两鼻内出血，不怪，是差候也。

治大风疾，眉鬓堕落，遍身结肿，皮肉顽痹，青盐散方。

青盐（一斤） 禹余粮（二斤） 白矾（一斤）

右件药，捣细罗为散，更研令匀，入瓷罐子内盛，瓦子盖头，固济，初用炭火二斤烧，渐渐添火至一秤已来，从早晨烧至夜，常须添炭至一秤，火尽为度，隔宿候冷，取之细研如粉，用夹热帛包裹，取一生净土，水拌令浥浥，中心焙药二日，出火毒，又别取胡麻子六斤，拣簸净洁称之，九蒸九曝毕，炒令香熟，捣罗为末，每三两胡麻末，管一两烧者药末相和令匀。每服，用荆芥茶调下二钱，空心及晚食前服，其效，不可具述。

治大风，眉鬓堕落，皮肉顽痹，筋脉不利，商陆酿酒方。

商陆（二十五斤，切） 曲（十五斤，捣碎）

右件药，以水二斗，拌渍炊黍米一硕，酿如常法，三醒讫，封七日开看酒熟澄清，随性温服之。病重者服至三斗，轻者二斗，药发得吐下佳，宜吃鹿肉羹臛[10]。

治大风疾，松叶浸酒方。

猪鬃松叶（二斤，切） 麻黄（五两，去根节）

右件药，细锉，以生绢袋盛，以清酒二斗浸，秋冬七日，春夏五日，日满开取。每服，温一小盏服，常令醺醺，以效为度。

治大风疾，令眉鬓再生，侧柏叶圆方。

侧柏叶（不计多少）

右件药，九蒸九曝，捣罗为末，炼蜜和圆，如梧桐子大。每日三服，夜一服，以热水下五十圆，百日即生。

治大风疾，头面生疮，眉发髭脱落，宜用此沐浴方。

桑柴灰（热汤淋取汁）

右用洗头面，以大豆水研取浆，解泽灰味弥佳，次用热水入绿豆面濯之取净，甚良，不过十度大效，三日一沐头，一日一洗面，甚良。

治大风癞疾，骨肉疽败，百节酸痛，眉鬓堕落，身体瘖痒痛者，宜服此方。

马薪蒿（不问多少，一名马矢蒿，一名烂石草）

右件药，细锉，炒干，捣细罗为散。每日空心及晚食前，以温酒调下二钱。

治大风疾，百灵藤粥方。

百灵藤[11]

右以水一斗，煎至二升，去滓，入粳米四合，煮作粥，于温室中澡浴了，服之，衣覆取汗，汗后皮肤风退如麸片，每隔日一服，五六十日后渐愈，毛发即生。

治大风癞诸方

夫大风癞病者，皆是恶风及犯触忌害之所为也。初得病时，觉皮肤不仁，或淫淫苦痒，有似虫行，或瘾疹赤黑，此皆为病之始起也。便急治之，断末[12]谷毒鱼之类，食胡麻松术之辈，最为善也。大病之生，多从风起，初染之时，不将为害，风毒入于皮肤，不能自觉，或流通四肢，或在五脏，则令毛孔腠理壅塞不通，因兹气血乖离，遂致皮肤顽痹。初起之状，如钱大，或如手掌，渐渐引阔，尤同朽木，针刺不痛，或在头面，或上胸颈，习习弈弈，状若虫行，流移无常，身体痛痒，搔之成疮，久久则皮肤筋节坏散，故名曰癞。其间变状多端，癞名非一，今举其数种：木癞者，初得眉睫不落，面目痒如生疮。火癞者，生疮如火烧疮，或断人肢节，经久即眉睫堕落。金癞者，初得眉落，经久则虫食于肺，鼻柱崩倒。土癞者，身体生疮瘑，状如鸡子，或如弹子，渐烂出于脓水。水癞者，先得水病，毒气留停，冒风发动，眉鬓皆落。又有蟋蟀癞者，有虫如蟋蟀，在人体之内，百节头皆有血出。面癞者，其虫如面，举体如面色白，难治，重药可愈。雨癞者，斑驳，或白或赤，眉鬓堕落。麻癞者，状似癣痒，身体狂痒。蚼[13]癞者，得之身体沉重，状如风癞。酒癞者，因酒醉卧黍穰上，汗出体虚，风从外入，落入眉须。凡诸癞，皆须速治之，若多年即不可治也。

治大风癞，并万病痈疽疥癣，赤白风癞，骨肉疏败，百节烦疼，眉鬓发落，身体淫躍，痛痒无恒，目痛耳聋，口疮龋齿，千金散方。

天雄（半两，炮裂，去皮脐）　细辛（半两）　川乌头（半两，炮裂，去皮脐）　莽草（半两，微炙）　干姜（半两，炮裂）　石南叶（一两）　石菖蒲（一两）　防风（一两，去芦头）　白术（一两）　独活（一两半）

右件药，捣细罗为散。每于食前，用温酒调服二钱。

治大风癞，顽麻风，紫点白癜，宜服此方。

乳香（五两，黄明者，炒令软，冷捣）　白胶香（五两，光明好者）　松脂（五两，上好者）　龙脑（三钱[14]）

右件药，将上三味同捣，入于银锅或石锅中，以水一斗五升，煮药二十沸，专看火候，勿使溢出，即泻入冷水，漉取药，又依前，以水一斗五升，又炼，一依前法，如此三十遍，泻入冷水中，漉出曝干，细研如粉，入龙脑同研令匀。每日，空心及晚食前，以冷酒调下一钱。

治大风癞疾，白僵蚕圆方。

白僵蚕（半两，微炒）　蛇蜕皮灰（半两）　皂荚刺灰（半两）　虾蟆灰（半两）　防风（半两，去芦头）　薄荷根（半两）　茵芋根（半两）　兰香根（半两）　蜥蜴（半两，炙微黄）　腰带皮灰（半两）　皮巾子灰（半两）

右件药，捣罗为末，用乌蛇卵和圆，如梧桐子大。每日空心及晚食前，以温酒下二十圆。

治大风癞，遍身瘾疹，如半覆，烂桃杏大作疮，连季转甚者，宜服苦参圆方。

苦参（半斤，细锉，捣罗为末） 生干地黄（五两） 朱砂（二两，细研，水飞过） 薰陆香（二两）

右件药，捣罗为末，炼蜜和圆，如梧桐子大。每日空心及晚食前，以温水下三十圆。

治大风癞病，丹砂圆方。

朱砂（半两，细研） 水银（半两，以少枣瓤，研令星尽） 桂心（半两） 干姜（半两，炮裂，锉） 乌头（半两，炮裂去皮脐） 石菖蒲（半两） 柏子仁（半两） 川椒（半两，去目及闭口者，微炒去汗） 藜芦（半两，去芦头）

右件药，捣罗为末，入朱砂、水银研令匀，取酒二升，先煎取五合，停温，入淳漆五合，熬搅令匀，然入诸药，可圆即圆，如梧桐子大，阴干。每日空心及晚食前，用荆芥槐白皮汤下二圆。

治遍身白屑，搔之则痛，变作大风癞，苦参酿酒方。

苦参（五斤） 露蜂房（五两） 猬皮（一枚） 曲（三斤）

右件药，细锉，以水五斗，合药浸四日，炊米五斗并药曲，同酿酒如常法，熟，即每服暖饮一中盏，日三服。

治大风癞，身体面目有疮，白艾蒿酿酒方。

用白艾蒿十束，每束如斗，粗锉，以水一硕，煮取汁五斗，以曲十五斤，糯米一硕，如常法酿酒熟，即每服暖一中盏，服三日。

治大风癞，恶疮至甚者，服黑豆方。

小粒黑豆，拣取一升，四月采天雄、乌头，净去土勿洗，捣绞取汁二升，渍豆一宿，早晨漉出，曝干，如此七度止。每服，取豆三粒，以温酒下，渐加至六粒，日三服。

治大风癞恶疾，何首乌散方。

何首乌（一斤，入白米泔，浸一七日，夏月逐日换水，用竹刀子刮令碎，九蒸九曝） 胡麻[15]（四两，九蒸九曝）

右件药，捣细罗为散。每服食前，用温酒调下二[16]钱，荆芥薄荷汤，茶调下亦得。

治中大风癞疾，松脂圆方。

炼成松脂（白色者，不计多少）

右件药，捣熟研，炼蜜和圆，如梧桐子大。每服食前，以蜜汤下二十圆，服一月后大效。

治五脏大风癞，并赤白诸癞，毒疮遍身痛，桃枝汤浸浴方。

桃枝（一斤） 枫枝（一斤） 槐枝（一斤） 柳枝（一斤） 杉枝（一斤） 松枝（一斤） 桑枝（一斤） 苦参（半斤） 蒴藋（半斤） 牛蒡根（半斤） 枸杞根（半斤） 秦艽（半斤） 丹参（半斤） 莽草（半斤）

右件药，细锉和匀，分为四度，每度以东流水一硕，煎取七斗，去滓，看冷热，于暖室内浸洗后，衣盖卧避风。

治乌癞诸方

夫癞疾皆是恶风，及犯触忌害所得，初觉皮毛变黑，或淫淫苦痒如虫行，或眼前见物如垂丝，言语无定，心常惊恐，皮肉之中或如桃李，瘾疹赤黑，手足顽痹，针刺不觉痛，脚下痛顽不得踏地。凡食之时，开口取气而鸣，语亦如是，身体生疮，痛痒而时如虫行，或两肘如绳缚，此名乌癞。又有黑癞，凡二癞之证，大同小异，故不利别录也。

治乌癞，猬皮圆方。

猬皮（一枚，炙黄焦） 魁蛤（一枚） 蚺蛇头（一枚，涂酥，炙微黄） 虻虫（三枚，炒微黄） 蛴螬（三枚，炒微黄） 鲮鲤甲（三片，炙黄） 葛上亭长（三枚，炒微黄） 斑蝥（三枚，糯米拌抄令米黄） 蜈蚣（一枚半，炙微黄，去足） 附子（二枚，炮裂，去皮脐） 蜘蛛（三枚，微炙） 水蛭（三枚，炒微黄） 巴豆（十五枚，去皮心研，纸裹压去油） 雷圆（十五枚） 水银（半两，以少枣瓤，研令星尽） 川大黄（半两，锉碎，微炒） 朱砂（半两，细研） 桂心（半两） 射罔（半两） 黄连（半两，去须） 石膏（一两，细研，水飞过） 川芒硝（一两） 龙骨（半两） 川椒（半两，去目及闭口者，微炒去汗） 甘

遂（一分，与胡麻同炒，胡麻熟为度）　白矾灰（一分）　滑石（一分）

右件药，捣罗为末，入研了药令匀，炼蜜和圆，如小豆大。每服，以温水下一圆，空心临卧各一服。未觉，每服加一圆，如小便茎中痛，即有虫下，皆已死也。细观形状，痛多即减至一圆，痛少即却加至二圆，以差为度。

治乌癞，皮肤变黑，生疮肿痛，杀虫雄黄涂药方。

雄黄（一两）　白矾（一两）　紫石英（一两）　白石英（一两）　马牙消（一两）　太阴玄精（一两）　金星礜石（一两）　银星礜石（一两）

右件药，捣研为末，入瓷盒中，用白土泥固济，候干，用炭火五斤，烧令通赤即止，以土盖罨药盒，候来日取出，于湿地上纸衬盆盖出火毒，三复时，再研如粉，取枫树胶煮汁和调，每日用涂之，以差即止。

治乌癞，疮久不差，硫黄散方。

硫黄　水浮石　槐白皮　寒水石　白矾　不灰木　蜗牛子　牡蛎　金星礜石　银星礜石　蝉壳　握雪礜石　密陀僧　马牙消　麝香　雄黄　雌黄　乱发灰　蜂窠灰

右件药，各一钱，唯白矾五钱，捣研为末，用水银半两，以津唾杀研如泥，别入腻粉一分，以生麻油四两，都调令匀。每于患处遍涂之，效。

治乌癞，及诸癞遍身生疮，及多脓血，宜用大黑神膏方。

川乌头（半两）　芎䓖（半两）　雄黄（半两，研后入）　胡粉（半两，研后入）　巴豆（十四枚，去皮）　川升麻（半两）　木防己（半两）　杏仁（十四枚，去皮）　雌黄（半两，研后入）　黄连（半两，去须）　白矾（半两）　藜芦（半两）　松脂（如鸡子大）　黄柏（半两）　乱发（如鸡子大）

右件药，细锉如大豆粒，以猪脂二升，并药同煎，以乱发消尽，滤去滓，后入雄黄、雌黄、胡粉调搅令匀，装于瓷盒中。每取涂于疮上，一日至夜三度涂之，每度以热盐汤洗过，然后更涂之，勿令入口眼。

治乌癞，蜂房酿酒方。

露蜂房（五两）　苦参（四斤）

右件药，细锉，用水三斗，煮取一斗二升，去滓，用浸曲四斤半，炊秫米三斗，入曲药溲拌，如常酿法，酒熟，压去糟。每于食前暖一小盏服。

治乌癞疮，杀虫方。

雌黄（不限多少）

右件药，细研如粉，以醋并鸡子黄和令匀，涂于疮上，干即更涂。

治白癞诸方

夫白癞病者，其语声嘶嗄[17]，目视不明，四肢顽疼，身体大热，心中懊憹[18]，手脚缓纵，背膂拘急，肉如针刺，或生瘾疹，而起往往正白，在皮肉里，鼻有息肉，目生白珠，当于瞳子，视无所见，此名白癞也。

治白癞，鲮鲤甲圆方。

鲮鲤甲（三片，炙微黄）　蝮蛇（半条，酒浸，炙微黄）　斑蝥（二枚，糯米拌炒微黄，去翅足）　蜈蚣（一枚，炙微黄，去足）　魁蛤（半枚）　虻虫（二枚，炒微黄）　水蛭（二枚，生）　蜘蛛（二枚，生干者）　蛴螬（三枚，生）　附子（二枚，炮裂，去皮脐）　雷圆（十枚）　水银（半两，与硝石点猪汁，研令星尽）　硝石（半两）　川大黄（半两，锉碎，微炒）　石膏（一两，细研，水飞过）　巴豆（十五枚，去皮心研，纸裹压去油）　桂心（半两）　川椒（一分，去目及闭口者，微炒去汗）　川芒硝（半两）　射菵（半两）　滑石（半两）　龙骨（半两）　矾石灰（半两）　黄连（半两，去须）

右件药，捣罗为末，炼蜜和圆，如梧桐子大。每服空心，及晚食前，以温水下两圆。

治周身白点，如脂如榆荚，搔之白屑落，或痒或痛，色白渐展，世呼为白癞，宜服苦参酝酒方。

苦参（五斤）　露蜂房（五两）　猬皮（一具）

右件药，细锉，以水三斗，煮取一斗，去滓，浸细面五斤，炊秫米三斗，拌如常酝法，酒熟，压去糟。每于食前暖饮一小盏。

治白癞风，天麻煎方。

天麻（一斤）　天蓼木（三斤）

右件药，锉如大豆粒，用水三斗，入银锅或石锅中，煎至一斗二升，滤去滓，却于慢火上煎如稀饧。每于食前用荆芥薄荷酒调下半匙。

治白癞方。

班蝥（二七枚，与糯米同炒令黄）　大腹蛇（一条，干者并头尾全者用，炙微黄）

右件药，以酒七升，入瓷瓶中，用糠火煨酒及一升，滤去滓，收瓷盒中，每取薄涂于白癞上。

又方。

马鞭草（不计多少）

右捣细罗为散，每于食前，用荆芥薄荷汤调下一钱。

治大风出虫诸方

夫五脏生五虫，则成五癞，其虫各随五脏之色，四虫可疗，一虫黑者不可疗，亦有专心医治，时有差者，今以药出其虫，以验可疗不可疗也。

治大风出五虫癞，四色可治，唯黑虫不可治，宜先服阿魏雷圆散方。

阿魏（一分，生用）　雷圆（半两）　雄黄（半两，细研）　朱砂（半两，细研）　滑石（半两）　石胆（一分，细研）　硝石（半两，细研）　白蔹（一分）　犀角屑（半两）　牛黄（半两，细研）　紫石英（半两，细研，水飞过）　斑蝥（二十枚，糯米拌炒米黄，去翅足）　芫青（二十枚，糯米拌炒米黄，去翅足）

右件药，捣细罗为散，入研了药，都研令匀。每日空心，以清酒调下一钱，饥即食小豆羹饭为良，切忌多食。食饱虫即出，迟[19]日西腹空，更服一钱，若觉小便似淋痛，不问早晚，即更服一钱，若觉欲小便如似痛涩，即就一瓷器中尿，尿出看之，其虫或如烂筋状，各逐其脏，辨虫之颜色也。

治大风，肌肤不仁，头面身上疮，颜色肿累[20]，腹内生虫，鼻柱崩倒，宜服朱砂散方。

朱砂（一两，细研，水飞过）　紫檀（一两）　漏芦（一两）　雄黄

（一两，细研） 雌黄（半两，细研） 白蔹（一两） 石胆（半两，细研） 紫石英（一两，细研，水飞过） 阿魏（半两，生使） 牛黄（一分，细研） 犀角屑（一两） 龙骨（一两） 石膏（一两，细研，水飞过） 硝石（一两半）

右件药，捣细罗为散，入石药末，更同研令匀。每食前，以温酒调下一钱，如饥，即宜吃小豆饭及枣汤，食勿令过饱，饱即其虫难出。服药后小便似淋，即以盆子盛，看当有虫出，或当日便出，或三五日方出者，或虫出即且服药，候虫尽便差。

治大风癞疾，眉鬓或落，鼻柱崩倒，肌肉变坏，宜服出虫治法，或下黑虫不可疗，余四色虫并可治也，但服此水银雷圆散方。

水银（一分，与雄黄、硫黄点醋，用乳钵木槌同研令星尽） 雷圆（一分，末） 阿魏（一分，生研） 雄黄（一分） 硫黄（一分） 萆薢（一分，微少[21]捣为末） 麝香（一钱，细研）

右件药，都研令细。每服食前，用温酒调下一钱，晚食前再服，或有虫下，看其颜色，唯黑不可治也。

治大风癞出五虫，独活散方。

独活（三分） 雄黄（半两，细研） 麻黄（半两，去根节） 青黛（一分[22]） 水银（一分，与朱砂、雄黄同点醋研，煞尽水银） 阿魏（一分，生研） 雷圆（半两） 朱砂（半两，细研） 滑石（半两，细研） 石胆（一分，细研） 牛黄（一分，细研） 紫石英（一分，细研） 斑蝥（四十枚，糯米拌炒微黄，去翅足） 芫青（四十枚，糯米拌炒微黄，去翅足）

右件药，捣罗为末，入研了药，都研令匀。每日空心及晚食前，用温酒调下一钱，每食，宜吃豆饭，不得令饱，饱即其虫难出，虫出黑者不堪治，余者并可疗。

治大风癞，熏出虫方。

艾叶（一两末） 砒霜（一两） 水银（一两，并硫黄结为砂子） 腻粉（一两） 硫黄（一两） 朱砂（一两） 麝香（半两） 阿魏（一两） 猪牙皂荚（一斤，末） 附子（一两，去皮脐） 雄黄（一两）

右件药，并生使，都研为末，用纸四张，先布艾，次下掺皂荚末，次掺诸药末卷，却以刀切似饼餤[23]子，安火碗内烧，安曲漆下熏，以衣被遮拥定，不令透出气，热闷即虫出。

治大风，遍身生疮，腹脏有虫，眉鬓半落，语声欲破，宜服此下虫方。

干虾蟆头（一两，炙令黄为末）　皂荚（一梃，去皮涂酥炙微黄，去子杵末）

右件药，研令匀，以竹筒引入羊肠内，只可一尺，系定两头，用麸二升，裹于饭甑中蒸熟，去麸入麝香一钱和捣，圆如梧桐子大。强壮者，空心温酒下三十圆，劣弱者，服二十圆，任意饮酒，取醉为度，专看大肠内有虫下即差。

治风瘾疹诸方

夫风瘾疹者，由邪气客于皮肤，复遇风寒相搏，则为瘾疹。若赤疹者，由冷湿搏于肌中，风热结成赤疹也。遇热则极，若冷则差也。白疹者，由风气结于肌中，风冷结为白疹也。遇冷则极，或风中亦极，得晴明则差，着厚暖衣亦差也。其脉浮而洪，浮即为风，洪则为气，风气相搏，则成瘾疹，致身体为痒也。

治风瘾疹，遍身痒痛，心胸满闷，宜服羚羊角散方。

羚羊角屑（一两）　白鲜皮（一两）　黄芩（三分）　防风（一两，去芦头）　人参（三分，去芦头）　杏仁（三分，汤浸去皮尖双仁，麸炒微黄）　麻黄（一两，去根节）　羌活（一两）　白蒺藜（一两，微炒，去刺）　甘草（一两，炙微赤，锉）　生干地黄[24]　枳壳[25]

右件药，捣粗罗为散。每服四钱，以水一中盏，煎至五分，去滓，入酒一合，更煎一两沸，不计时候温服。

治风瘾疹，心闷，犀角散方。

犀角屑（一两）　川升麻（一两）　玄参（一两）　防风（一两，去芦头）　白鲜皮（一两）　景天花（一两）　白蒺藜（一两，微炒，去刺）　人参（一两，去芦头）　沙参（一两，去芦头）　甘草（半两，炙微赤，锉）　马牙消（半两）　牛黄（一分，细研）

右件药，捣细罗为散，研入牛黄令匀。每服不计时候，以竹叶汤调下二钱。

治风瘾疹，累医不效，鬼箭羽散方。

鬼箭羽（一两） 白蔹（一两） 白蒺藜（一两，微炒，去刺） 白矾（一两，烧令汁尽） 防风（二两，去芦头） 甘草（一两，炙微赤，锉）

右件药，捣细罗为散，以粟米粉五合，拭身了，不计时候，以温水调下二钱。

又方。

漏芦（一两） 防风（二两，去芦头） 川大黄（二两，锉碎，微炒） 苦参（三两，锉） 枳壳（三两，麸炒微黄，去瓤） 乌蛇（二两，酒浸去皮骨，炙令黄）

右件药，捣罗为末，炼蜜和捣三二百杵，圆如梧桐子大。每于食后，以温浆水下三十圆。

治风瘾疹不可忍，枫香圆方。

枫香（一两） 川乌头（半两，炮裂，去皮脐） 藁本（半两） 白蒺藜（一两，微炒，去刺） 仙灵脾（半两） 小荆子（半两） 莽草（半两，微炙） 赤箭（半两） 白鲜皮（一两） 景天花（半两） 蛇床子（一两） 羚羊角屑（一两）

右件药，捣罗为末，炼蜜和捣三二百杵，圆如梧桐子大。每于食后，以温浆水下三十圆。

治风瘙瘾疹结肿，攻冲遍身，发热痒痛，及治筋脉挛急，乌蛇膏方。

乌蛇（一两） 天麻（半两） 附子（半两） 白僵蚕（半两） 乌喙（半两） 天南星（半两） 桂心（半两） 细辛（半两） 吴茱萸（半两） 羌活（半两） 当归（一两） 苍术（半两） 防风（半两） 牛膝（半两） 汉椒（半两） 干蝎（半两） 木鳖子（一两） 枳壳（一两） 大黄（一两） 白芷（半两）

右件药，并生用，细锉，以头醋半升[26]，拌浸一宿，用腊月炼成猪脂二斤于铛中，入药，以慢火煎，看白芷变黄紫色，下火，滤去滓，令净，入于瓷盒内盛之，用摩涂于所患处，立效。

治风瘙瘾疹，皮肤中苦痒，搔之血出，蒴藋膏方。

蒴藋根（二两） 白蒺藜（一两） 附子（一两，去皮脐） 独活

（一两）　犀角屑（一两）　蔷薇根（二两）　白芷（一两）　防风（一两）　苦参（一两）　川升麻（一两）　漏芦（一两）　汉防己（一两）　川椒（一两）　木香（一两）　蛇衔草（一两）　茺蔚（一两）　枳壳（一两）　莽草（一两）

右件药，并生用，细锉，以头醋浸，令淹一宿，明旦用铜石银锅器中盛，于慢火上，用腊月炼成猪脂二斤半，与药同煎，令白芷赤色，膏成，滤去滓，盛于瓷盒中。每取涂摩所患处，累用即差。

治风瘾疹，如茧栗[27]，宜用野葛膏方。

野葛（一两）　附子（三两，去皮脐）　牛李子并根（五两）

右件药，并生用，锉如大豆许，醋浸淹一宿，用腊月炼成猪脂一斤，下药同于银石锅中，慢火煎，待附子色黄赤，下火，滤去滓，入瓷盒中收。每用摩于所患处，频用之，效。

治风瘾疹，宜用枫香洗汤方。

枫香（半斤）　芎䓖（二两）　川大黄（二两）　黄芩（二两）　苦参（三两）　当归（二两）　川升麻（二两）　甘草（二两）　射干（二两）　蛇床子（一两）

右件药，并生用，捣粗罗为散。每用五两，以水一斗，煮取五升，去滓，看冷热洗病上，日二度用之。

治风身体生瘾疹，宜用蒴藋根汤洗之方。

蒴藋根（五两）　蒺藜苗（五两）　景天[28]（五两[29]）　蛇床子（二两）　玉屑（三两）

右件药，都以水一斗五升，煮取一斗，去滓，看冷热，洗所患处。日再用，药水冷即暖用之。

治赤白风瘾疹，宜用蒴藋煎涂方。

蒴藋根（五两）　白蒺藜（三两）　兔藿（三两）　羊桃（三两）　虎杖（三两）　盐（二两）　辛夷（二两）　白矾（一两）

右件药，锉，并生用，都捣筛令匀。每用药五两，以水一斗，煮取二升，去滓，更煎至半升。每用绵蘸药涂于患处，频涂之，效。

治风瘾疹，宜用地骨白皮汤拭之方。

地骨白皮（半斤）　白杨皮（四两）　盐（一两）　白矾末（一两）

右件药，细锉，捣筛和匀。每用药五两，以水九升，煎取二升，去滓，更煎至一升，收瓷器中，用绵蘸拭所患处，五七度差。

治风气壅滞，遍身瘾疹，宜淋浴方。

枳壳（三两，生用）　麻黄根（一斤）　蒴藋（一斤）　椒（二两，去目）

右件药，锉，都以水五斗，煎至五七沸，去滓，看冷暖淋浴，汗出宜避风，每日一浴。

治风瘾疹，淋洗方。

马蔺子（二两）　蒴藋（二两）　茺蔚子（二两）　白蒺藜（二两）　羊桃根（二两）　萹竹（二两）　茵芋（二两）　白矾（二两，研后入）

右件药，锉，以醋浆水一斗，煮取五升，去滓，内白矾洗之。

又方。

蛇床子（一升）　防风（五两）　白蒺藜（一斤）

右件药，以水一斗五升，煮取三升，去滓，渍绵拭之，日四五度差。

又方。

黄连（三两）　川朴硝（三两）　凌霄花（二两）

右件药，以水七升，煮取三升，去滓，浸绵拭之。

治风瘾疹，顽痒，宜用杏叶煎揩拭方。

杏叶（切五升[30]）　蒴藋根（切一升）

右件药，以水一斗半，煮取二升，去滓，用绵浸药汁揩拭所患处，日三两度效。

治风瘾疹，宜用柳蚛屑浴汤方。

柳蚛屑（一斤）　蒴藋根（一斤）　黄栌木（一斤，锉）　盐（二合）

右件药，都以水五斗，煎至三斗，去滓，暖室中看冷热，洗浴后，宜避风。

治风肿及瘾疹方。

白矾（一两）　石灰（一两）

右件药，合和研令匀，以生姜自然汁调如稀糊，薄涂患处，日二上效。

又方。

巴豆（五十枚，去皮）

右件药，以水三升，煮取一升，以绵浸汤中，适寒温以拭病上，随手而退，神效。

治风疹入腹，身体肿强，舌干燥硬方。

蔓菁子（三两）

右捣罗为末。每服，以温酒调下一钱。

治风疹，痒不止方。

芸苔菜（三握）

右细切研烂，绞取汁，于疹上熟揩，时时上药，揩令熟彻，又续煎椒汤洗。

又方。

枳壳（三两，麸炒微黄，去瓤）

右件药，捣细罗为散。每服三钱，以水一中盏，煎至六分，去滓，不计时候温服。

又方。

白蜜（一合）　酒（二合）

右二味和暖，空心服之。

又方。

苦参（五两，锉）

右捣罗为末，炼蜜和圆，如梧桐子大。每于食后，以温水下三十圆。

又方。

用景天一斤，捣绞取汁涂之。

又方。

用酪五合，盐一两相和，煎过摩瘾疹，随手便效。

又方。

蛇蜕皮（一条）

右以水一升，煎取半升，以鸡翎一茎，汤热时，蘸药揩上即差。

治风瘾疹，百计不差，神效方。

白矾（五两）

右件药，捣为末，以酒三合[31]，小便一升，煎如稀膏，以绵蘸药于上，轻手揩之，令热彻入皮肤，其风疹须臾消散。

又方。

大戟末五两，以水二升，煮取一升涂之。

又方。

蒴藋茎叶五斤，细锉，以水五斗，煮至三斗，去滓，看冷热，洗浴立差，

又方。

蛇衔草，捣取汁涂之，差。

治风瘙瘾疹生疮诸方

夫风邪客热在于皮肤，遇风寒所折，则起瘾疹，热多则色赤，风多则色白，甚者痒痛，搔之则成疮也。

治风皮肤瘾疹，及风热生毒疮，卷柏散方。

卷柏（一两）　犀角屑（半两）　天竹黄（半两）　枳壳（一两，麸炒微黄，去瓤）　赤箭（半两）　藁本（半两）　羌活（一两）　防风（半两，去芦头）　芎䓖（半两）　乌蛇（二两，酒浸，去皮骨，炙令黄）　五加皮（一两）　麻黄（一两，去根节）　黄芪（半两，锉）　桑耳（半两）

右件药，捣细罗为散。每服食前，以薄荷汤调下二钱。忌热面、鸡、猪、鱼、蒜等。

治风瘙，皮肤瘾疹，赤腴瘙痒，随搔生疮，悉宜服丹参散方。

丹参（一两半）　人参（一两，去芦头）　苦参（一两，锉）　雷圆（一两）　牛膝（一两，去苗）　防风（一两，去芦头）　白附子（一两，炮裂）　白花蛇（二两，酒浸，去皮骨，炙微黄）

右件药，捣细罗为散，每于食前，煎甘草酒放温，调服二钱。

治风毒热气，上冲头面，及皮肤生瘾疹，搔痒成疮，心神烦燥，不思饮食方。

枳实（一两，麸炒微黄）　白蒺藜（三分，微炒，去刺）　苦参（一两，锉）　人参（三分，去芦头）　独活（三分）　天门冬（一两，去心，焙）　桂心（半两）　白术（半两）

右件药，捣罗为末，炼蜜和捣三二百杵，圆如梧桐子大。每于食后，

以温酒下三十圆。

治诸热风毒，气冲出皮肤，搔即瘾疹赤起生疮，兼有黄水结为脓窠痛，悉主之，升麻膏方。

川升麻（一两）　犀角屑（一两）　白蔹（一两）　漏芦（一两）　枳壳（一两）　连翘（一两）　蛇衔（一两）　蓝叶（一两）　川芒硝（一两）　黄芩（一两）　栀子仁（一两）　蒴藋根（一两）　玄参（一两）　大黄（一两）

右件药，细锉，以竹沥三升，拌令匀，经一宿，以成炼猪脂二斤，都煎，候白蔹色焦黄，绞去滓，令凝，用摩患处，日六度差。

治风疹痒闷，搔之汁出生疮，洗汤方。

苦参（五两）　漏芦（五两）　枳壳（五两）　白蒺藜（五两）　楮树茎叶（五两）

右件药，细锉，以水一斗，煎至二升，去滓，以绵蘸拭痒处，日七八度差。

治风瘙瘾疹，遍身皆痒，搔之成疮方。

茵陈（五两，生用）　苦参（五两）

右细锉，用水一斗，煮取二升，温热得所，蘸绵拭之，日五七度差。

又方。

蚕沙（一升）

右以水二斗，煮取一斗二升，去滓，温热得所，以洗之，宜避风。

治风瘙痒诸方

夫风瘙痒者，由风邪气客于肌肉，则令肌肉虚，真气散，寒气搏于皮肤，外发腠理淫邪与卫气相搏，阳胜则热，阴盛则寒，寒则表虚，虚则邪气往来，故多瘙痒也。

治面上皮起，及身体瘙痒方。

芎䓖（三两）　白术（三两）　山茱萸（三两）　防风（三两，去芦头）　羌活（三两）　枳壳（三两，麸炒微黄，去瓤）　麻黄（二两，去根节） 薯蓣（二两） 乌喙（二两，炮裂，去皮脐） 干姜（一两，炮裂，锉） 白蒺藜（二两，微炒，去刺） 甘草（一两，炙微赤，锉）

右件药，捣粗罗为散。每服四钱，以水一中盏，煎至六分，去滓，温服，日三服。忌热面、鸡、猪、鱼、蒜。

治风毒攻皮肤，瘙痒方。

枳壳（二两，麸炒微黄，去瓤） 防风（二两，去芦头） 黄芪（二两，锉） 白蒺藜（二两，微炒，去刺） 漏芦（二两） 秦艽（二两，去苗） 乌蛇（三两，酒浸，去皮骨，微炙） 川芒硝（二两） 犀角屑（二两）

右件药，捣粗罗为散。每服五钱，以水一大盏，煎至五分，去滓，每于食后温服。

治风瘙，身体无处不痒，或生疮肿，宜服天麻散方。

天麻（半两） 防风（半两，去芦头） 枳壳（三分，麸炒微黄，去瓤） 茺蔚子（三分） 白僵蚕（一两，微炒） 白蒺藜（一两，微炒，去刺） 凌霄花（半两，微炒） 踯躅（半两，微炒）

右件药，捣细罗为散。每于食前，用荆芥汤调下二钱。

治风热客于皮肤，遍身瘙痒，宜服乌蛇散方。

乌蛇（二两，酒浸，去皮骨，微炙） 干蝎（半两，微炒） 玄参（一两） 秦艽（一两，去苗） 赤箭（一两[32]） 麻黄（半两，去根节） 猪牙皂荚（半两，炙黄） 枳壳（半两，麸炒微黄，去瓤）

右件药，捣细罗为散。每服，不计时候，以温酒调下二钱。

治遍身风瘙痒不可止，宜服苦参散方。

苦参（一两，锉） 苍耳苗（一两） 蔓荆子（一两） 牡荆子（一两） 晚蚕沙（一两） 白蒺藜（一两，微炒，去刺） 晚蚕蛾（半两） 玄参（一两） 胡麻子（一两） 蛇床子（一两） 天麻（一两） 乳香（半两）

右件药，捣细罗为散。每服，不计时候，以紫笋茶调下二钱。

治风毒攻注皮肤，遍身瘙痒，烦热多汗，宜服乌金圆方。

槐鹅（半斤） 羌活（二两） 白附子（二两） 天麻（三两） 枳壳（一两，去瓤） 皂荚（三十梃，肥者） 踯躅花（一两） 麻黄（一两，去根节） 胡桃瓤（一两） 乌蛇（一条，重三两） 腊月鸦（一

只，去足） 腊月狐肝（一具）

右件药，并细锉，以一固济了大瓷瓶，先内乌蛇及鸦、狐肝等，歇口烧欲熟，过后下诸药，以大火煅令通赤，待冷取出，入麝香半两，同研令细，以槐胶烂煮捣和，圆如梧桐子大。每服，食后以荆芥汤下二十圆。

治风瘙痒，皮中如虫行之状，宜服枳壳浸酒方。

枳壳（五两，麸炒微黄，去瓤） 秦艽（四两，去苗） 独活（四两） 肉苁蓉（四两） 丹参（五两） 蒴藋（五两） 松叶（切一升）

右件药，细锉，用生绢袋贮，以清酒二斗五升，浸五七宿后，每服，不计时候，暖一小盏服。

治风瘙痒不可止，宜用防风浴汤方。

防风（三两） 蒴藋（切一升） 羊桃根（三两） 石楠（一两） 秦艽（一两） 川升麻（一两） 苦参（三两） 茵芋（一两） 白蒺藜（一两） 蛇床子（一两） 白矾（一两） 枳壳（一两）

右件药，细锉，都以水七斗，煎至五斗，去滓，于暖室中洗浴，令汗出避风冷。

治风瘙痒不可忍方。

乌蛇（二两，酒浸，去皮骨，炙微黄） 枳壳（三分，麸炒微黄，去瓤） 干荷叶（半两）

右件药，捣细罗为散。每服，不计时候，用温蜜酒调下二钱。

治风痦瘟诸方

夫人阳气外虚则多汗，汗出当风，风气搏于肌肉，与热气并，则生痦瘟，状如麻豆，甚者渐大，搔之成疮也。

治风热，皮肤生痦瘟，痒痛，宜服羚羊角散方。

羚羊角屑（一两） 防风（三分，去芦头） 枳壳（半两，麸炒微黄，去瓤） 白蒺藜（半两，微炒，去刺） 川大黄（一两，锉碎，微炒） 玄参（一两） 乌蛇肉（一两，酒浸，微炒） 甘草（半两，炙微赤，锉） 秦艽（三分，去苗）

右件药，捣筛为散。每服三钱，以水一中盏，煎至五分，去滓，入牛蒡根汁半合，更煎一两沸，不计时候温服。

治风热，毒气客于皮肤，遍身生瘖𤻖，状如麻豆方。

秦艽（一两，去苗） 防风（半两，去芦头） 黄芩（半两） 麻黄（半两，去根节） 枳壳（三分，麸炒微黄，去瓤） 牛蒡子（三分，微炒） 犀角屑（半两） 黄芪（三分，锉） 玄参（半两） 川升麻（三分） 甘草（半两，炙微赤，锉）

右件药，捣粗罗为散。每服三钱，以水一中盏，煎至六分，去滓，不计时候温服。

治脾肺风热，攻皮肤，生瘖𤻖，瘙痒不止，差而复发，宜服枳壳散方。

枳壳（三分，麸炒微黄，去瓤） 防风（半两，去芦头） 川升麻（半两） 白鲜皮（半两） 麦门冬（一两，去心，焙） 白蒺藜（三分，微炒） 羚羊角屑（三分） 羌活（三分） 桑根白皮（三分，锉） 麻黄（一两，去根节） 甘草（半两，炙微赤，锉）

右件药，捣粗罗为散。每服四钱，以水一中盏，煎至六分，去滓，不计时候温服。

治风热，遍身生瘖𤻖，瘙痒，宜服乌蛇散方。

乌蛇（二两，酒浸，去皮骨，炙微黄） 天麻（三分） 羌活（半两） 白鲜皮（半两） 桂心（半两） 麻黄（三分，去根节） 秦艽（三分，去苗） 牛蒡子（二分微炒） 甘草（半两，炙微赤，锉） 枳壳（半两，麸炒微黄，去瓤） 蒲黄（半两） 蔓荆子（半两） 芎䓖（半两） 当归（半两） 藁本（三分） 白僵蚕（三分，微炒）

右件药，捣细罗为散。每服不计时候，以温酒调下二钱。

治风热皮肤瘙痒，生瘖𤻖，宜服荆芥散方。

荆芥（一两） 牛蒡子（三分，微炒） 蔓荆子（半两） 天麻（半两） 人参（半两，去芦头） 黄芩（三分） 防风（半两，去芦头） 乌蛇肉（二两，酒浸，微炒） 独活（半两） 赤茯苓（一两） 苦参（一两，锉） 枳壳（半两，麸炒微黄，去瓤）

右件药，捣细罗为散。每服不计时候，用温酒调下二钱。

治风热，皮肤生瘖瘟，搔之痒痛，沙参散方。

沙参（三分，去芦头） 白蒺藜（三分，微炒，去刺） 枳壳（三分，麸炒微黄，去瓤） 白附子（半两，炮裂） 白鲜皮（半两） 天麻（半两） 犀角屑（半两） 丹参（三分） 川大黄（半两，锉碎，微炒）

右件药，捣细罗为散。每服不计时候，以温酒调下一钱。

治风热，头面皮肤瘙痒，烦闷，生瘖瘟，枳壳圆方。

枳壳（二两，麸炒微黄，去瓤） 天门冬（一两半，去心，焙） 独活（一两半） 白蒺藜（一两半，微炒，去刺） 牛蒡子（一两） 薏苡仁（一两）

右件药，捣罗为末，炼蜜和捣一二百杵，圆如梧桐子大。每于食后，以温水下三十圆。

治风瘙痒生瘖瘟，宜服蒺藜圆方。

白蒺藜（一两，微炒，去刺） 秦艽（一两，去苗） 羌活（半两） 苦参（半两，锉） 黄芩（半两） 赤茯苓（一两） 细辛（半两） 枳壳（三分，麸炒微黄，去瓤） 乌蛇肉（三两，酒浸，去皮骨，炙微黄）

右件药，捣罗为末，炼蜜和圆如梧桐子大。每服不计时候，以温蜜汤下三十圆。

治风热皮肤生瘖瘟，苦参圆方。

苦参（二两，锉） 川芒硝（二两） 牛蒡子（二两，微炒）

右件药，捣罗为末，炼蜜和圆如梧桐子大。每于食后，以温酒下三十圆。

又方。

皂荚（不蚛者三两，去皮涂酥炙黄焦，去子） 荆芥（二两） 凌霄花（四两）

右件药，捣罗为末，以精羊肉八两，细切，和研，捣五七百杵，圆如梧桐子大。每服不计时候，以温水下二十圆。

治皮肤风热，生疮瘖瘟，或痒痛，宜垂柳汤浴方。

倒垂柳（二斤，锉） 白矾（二两，生使） 杏仁（三两）

右件药，以水一斗五升，煎至一斗，去滓，于无风处洗浴，极妙。

治风瘙痒，皮肤生瘔瘟，搔之生疮，宜用此粉身方。

芎藭（三两）　麻黄根（三两）　白芷（三两）　藿香（二两）　藜芦（一两半）　雷圆（五两）

右件药，捣罗为散，入英粉五两，相和令匀，逐日粉身上。

治风热，皮肤瘙痒，搔之生瘔瘟方。

麻黄根（五两）　蛇床子（四两）　白蒺藜（二两）　白矾（二两）　白米粉（二升）

右件药，捣罗为细散，以生绢袋盛，痒即粉身。

又方。

白术（二两）　蒴藋（五两）　黄连（二两）　白矾（半两）　黄芩（二两）　细辛（一两）　芎藭（一两）　茵芋（一两）

右件药，细锉，以水二斗，煮取一斗，去滓，旋旋分暖二升洗之，日二三上。

治风瘙痒，皮肤生瘔瘟，体肿疼痛，宜用莽草膏方。

莽草（一两）　当归（二两）　芎藭（二两）　大戟（二两）　川椒（二两[33]）　附子（二两，去皮脐）　细辛（二两）　赤芍药（二两）　芫花（二两）　踯躅花（二两）　蒴藋（二两）

右件药，细锉，以醋三升，浸一宿，用猪脂三斤都煎，令附子色黄为度，绵滤去滓。每取摩病处，日二三上。

治风热，皮肤生瘔瘟，苦痒成疥，丹参汤洗方。

丹参（四两，锉）　苦参（四两，锉）　蛇床子（三合，生用）

右件药，以水一斗五升，煎至七升，去滓，承热洗之。

治风瘙皮肤生瘔瘟，搔之肿痒，柳枝汤洗方。

嫩柳枝（五两）　茵陈（三两）　苦参（五两）　狼牙草（三两）　青葙叶（三两）　桃枝（五两）　槐白皮（四两）　蒴藋（五两）　麻黄（三两，去根节）

右件药，细锉和匀，每取一斤，以水五斗，煮取四斗，去滓，更入盐及朴硝各二两，搅匀，看冷热于温室中洗浴，洗罢衣覆汗出差，切慎外风。

治风瘔瘟方。

牛膝捣细罗为散，每服食前，以温酒调下一钱，兼治骨疽风癞皆效。

治风身体如虫行诸方

夫人身体虚者，即风邪中于荣卫，溢于皮肤之间，与虚热相并，故游弈遍体，状若虫行也。

治风身体如虫行，莽草散方。

莽草（一两，微炙） 细辛（三分） 人参（三分，去芦头） 麻黄（半两，去根节） 杏仁（一两，汤浸去皮尖双仁，麸炒微黄） 芎䓖（三分） 甘草（三分，炙微赤，锉） 黄芪（一两，锉） 天麻（一两半） 防风（一两，去芦头） 凌霄花（三分） 白蒺藜（三分，微炒，去刺） 当归（三分）

右件药，捣筛为散。每用药一分，水一大盏，煎至五分，去滓，不计时候温服。又取此药二两，用苦参五两，白矾五两，桃、柳枝各五两，水一硕二斗，同煎至七斗，布滤去滓，暖室中浴，浴后宜服前散。

治风遍身如虫行，宜服柏子仁散方。

柏子仁（半两） 附子（一两，炮裂，去皮脐） 莽草（一两，微炙） 石斛（一两，去根节，锉） 牛膝（一两，去苗） 萆薢（半两，锉） 赤芍药（半两） 防风（半两，去芦头） 桂心（半两） 山茱萸（半两） 细辛（半两） 白术（半两） 芎䓖（半两） 羌活（一两） 天麻（一两） 麻黄（一两，去根锉） 甘草（一两，炙微赤，锉）

右件药，捣细罗为散。每于食前，以温酒调下二钱。

治风在头面眉间，如虫行，或头眩，目中泪出，宜服防风散方。

防风（一两，去芦头） 桂心（半两） 天雄（半两，炮裂，去皮脐） 细辛（半两） 乌头（半两，炮裂，去皮脐） 朱砂（半两，细研） 干姜（半两，炮裂） 莽草（半两，微炙） 白蒺藜（半两，微炒，去刺） 附子（半两，炮裂，去皮脐） 人参（半两，去芦头） 当归（半两）

右件药，捣细罗为散。每服不计时候，以温酒调下一钱。

治风皮肤瘙痒如虫行，头目旋闷，宜服莽草圆方。

莽草（二两，微炙[34]） 天麻（一两） 川升麻（一两） 乌蛇（二两，酒浸去皮骨，炙微黄） 蝉壳（一两，微炒） 细辛（一两） 赤茯苓（一两） 蚺蛇（半两，微炒） 附子（一两，炮裂，去皮脐） 芎䓖（一两） 甘草（一两，炙微赤，锉） 麝香（一分，细研）

右件药，捣罗为末，入麝香，同研令匀，炼蜜和捣三二百杵，圆如梧桐子大。每服食前，以温酒下十五圆。

治风毒冲头面瘙痒，如虫行身上，时有风疹，心神烦闷，宜服白蒺藜圆方。

白蒺藜（一两，微炒，去刺） 黄芪（三分，锉） 独活（三分） 白芷（半两） 防风（半两，去芦头） 薯蓣（三分） 枳实（一两，麸炒微黄） 人参（三分，去芦头） 黄连（一两，去须） 葳蕤（半两） 地骨皮（半两） 桂心（半两）

右件药，捣罗为末，炼蜜和捣二三百杵，圆如梧桐子大。每服不计时候，以温酒下二十圆。

治毒风攻四肢，周身如虫行，搔之不解，宜服天南星圆方。

天南星（半两） 天麻（半两） 白附子（半两，炮制） 羌活（半两） 白僵蚕（半两，微炒） 麻黄（三分，去根节） 白花蛇（二两，酒浸去皮骨，炙微黄） 犀角屑（三分） 槐胶（半两，生用） 栀子仁（一两） 槐实（半两，微炒）

右件药，捣罗为末，别入腻粉一分，研令匀，炼蜜和捣三五百杵，圆如梧桐子大。每服不计时候，以温酒下十五圆。

治热毒风冲头面，痒如虫行，枳壳圆方。

枳实[35]（一两半，麸炒微黄） 天门冬（一两半，去心，焙） 独活（一两） 黄连（一两，去须） 防风（一两，去芦头） 白蒺藜（一两，微炒，去刺） 乌蛇（二两，酒浸去皮骨，炙微黄） 苦参（一两，锉） 茵桂（一分）

右件药，捣罗为末，炼蜜和捣二三百杵，圆如梧桐子大。每服不计时候，以温水下三十圆。

治身体痒，瘙之或生瘾疹，如虫行浴方。

茺蔚子（五两） 白蒺藜（五两） 羊桃根（五两） 苦参（五两） 蒴藋（一斤） 漏芦（五两） 盐（三合） 苍耳茎叶（一斤） 柳蚛末

（半斤）

右件药锉，以水一硕，煎取七斗，去滓，饱食，看冷暖，浴浸之，当汗出，水稍冷便出，宜避风，不过三上效。

治风皮肤痛痒，状如虫行，宜用此方。

蒺藜子（三两） 蛇床子（二两） 踯躅花（二两） 蒴藋根（二两） 凌霄花（二两） 苦参（二两） 大戟（二两） 川大黄（二两） 茺蔚子（二两） 白矾（三两）

右件药锉，以水五升，酒三升相和，煎取三升，去滓，次入白矾末，更煎三五沸，以瓷器盛之，旋用涂于痒处。

治风，身体如虫行，雄黄圆方。

雄黄（一两） 炼成松脂（三两）

右件药，同研如粉，炼蜜和圆，如梧桐子大，每日空心及晚食前，用薄荷汤下十圆，槐胶汤下亦得。

治白癜风诸方

夫肺有壅热，又风气外伤于肌肉，热与风交并，邪毒之气，伏留于腠理，与卫气相搏，不能消散，令皮肤皱起生白斑点，故名白癜风也。

治肺脏久积风毒，皮肤生白癜不止，苦参散方。

苦参（三两，锉） 露蜂房（二两，微炒） 松脂（二两） 附子（二两，炮裂，去皮脐） 栀子仁（二两） 乌蛇（三两，酒浸去皮骨，炙微黄） 木兰皮（二两）

右件药，捣细罗为散。每服不计时候，以温酒调下二钱。宜常吃萝卜菜，勿食鸡、雀肉，忌猪、鱼、大蒜、湿面等。

治身体顽麻，及生白癜风，宜服此乌蛇散方。

乌蛇（三两，酒浸去皮骨，炙微黄） 白僵蚕[36] 桂心（半两） 独活（二两） 天麻（二两） 川乌头（半两，炮裂，去皮脐） 细辛（半两） 防风（半两，去芦头） 胡麻子（二两） 枳实（半两，麸炒微黄） 蝉壳（半两） 白附子（半两，炮裂） 天南星（一分，炮裂）

右件药，捣细罗为散。每服不计时候，以温酒调下二钱。

治白癜风，遍身斑点瘙痒，白蔹散方。

白蔹（三两） 天雄（三两，炮裂，去皮脐） 商陆（一两） 黄芩（一[37]两） 干姜（二两，炮裂，锉） 踯躅花（一两，酒拌，炒令干）

右件药，捣罗为细散，每于食前，以温酒调下二钱。

又方。

附子（二两，去皮脐） 凌霄花（一两） 川乌头（二两，去皮脐） 防风（二两，去芦头） 露蜂房（二两） 踯躅花（一两）

右件药，细锉，以猪脂三斤煎炼，看药黄焦去滓，候冷，于瓷盒中盛，用摩风癜上，以差为度。

又方。

黑油麻（二升，九蒸九曝，去皮） 桃仁（五两，汤浸去皮尖双仁，麸炒微黄） 生干地黄（五两）

右件药，捣细罗为散。每服，以蜜水调下三钱，日再服。

又方。

白矾（半两） 硫黄（半两）

右件药，同研如粉，以醋调和涂之，即差。

治白癜风如雪色方。

硫黄（一两半） 香墨（一两半）

右件药，同研如粉，以生布揩癜上微伤，用醋和如膏涂之，作疮，未差，更涂之。

又方。

附子（二两，去皮脐，生用） 天雄（二两，去皮脐，生用） 川乌头（二[38]两，去皮脐，生用）

右件药，细锉，以猪脂二斤，煎令附子色焦黄，去滓，候冷，于瓷盒中盛，用摩风癜上，以差为度。

治白癜风方。

鸡子（两枚，和壳以末[39]醋一斗浸经七日，看壳软即取出鸡子白用，调后蒸[40]） 硫黄（半两，细研） 附子（一枚，去皮脐，生用）

右件药，捣罗令细，用米粉一分，更相和，研令匀细，用鸡子白调涂之。

治白癜风方。

红灰藋（五斤）　茄子根茎（三斤）　苍耳根茎（五斤）

右件药，并晒干一处，烧灰，以水一斗，煎汤淋取汁，却于铛内煎成膏，以瓷盒盛，别用好通明乳香半两生研，又入铅霜一分，腻粉一分相和，入于膏内，别用炼成黄牛脂二两入膏内调，搅令匀，每取涂摩所患处，日三用之。

治白癜风,胡桃涂方。

初生青胡桃（五颗）　硫黄（半两，细研）　白矾（一分，细研）

右件药，都研为膏，日三两上涂之，差。

又方。

萝藦白汁

右先用生布揩之，令微破涂之，不过三上差。

又方。

生胡麻油

右一味，每服，以温酒调半合服，日二服。

又方。

楸木白皮（五斤）

右细锉，以水五斗，煎取五升，滤去滓，却于慢火上，再煎如稠[41]膏，用不津器收，每取膏摩于所患处，日二三上效。

又方。

驴尿　生姜汁

右件药，等分相和，洗拭所患处。

又方。

桑柴灰（二斗）

右[42]于大甑内，蒸使气溜，取釜中汤淋汁，热洗，不过五六度差。

治紫癜风诸方

夫紫癜风者，由皮肤生紫点，搔之皮起，而不痒痛者是也。此皆风湿邪气客于腠理，与气血相搏，致荣卫否涩，风冷在于肌肉之间，故令色紫也。

治紫癜风，白花蛇散方。

白花蛇（二两，酒浸去皮骨，炙令微黄） 麻黄（半两，去根节） 天麻（半两） 何首乌（半两） 天南星（半两，炮裂） 白附子（半两，炮裂） 桂心（半两） 萆薢（半两，锉） 白鲜皮（半两） 羌活（半两） 蔓荆子（半两） 白僵蚕（半两，微炒） 晚蚕蛾（一分） 防风（半两，去芦头） 乌犀角屑（半两） 磁石（一两，烧醋淬七遍，捣碎细研，水飞过）

右件药，捣细罗为散，研入磁石令匀。每于食前，以温酒调下二钱，忌热面、鸡、猪、鱼、蒜等。

治紫癜风经效醋石榴圆方。

酸石榴（七颗，去皮置于一瓷盆子内盛，随炊饭甑上蒸之，令烂即绞取汁） 冬消梨（二十颗，去皮核，研绞取汁） 羌活（一两） 犀角屑（半两） 防风（一两，去芦头） 干薄荷叶（一两） 茺蔚子（半两） 白附子（半两，炮裂） 苦参（半两，锉） 人参（一两，去芦头） 乌喙（半两，炮裂，去皮脐）

右件药，除汁外，捣罗为末，取前二味，煎如膏，和圆，如梧桐子大。每服不计时候，以温酒下二十圆。

治紫癜风，去根源，代赭圆方。

代赭（一两） 铁粉（一两，细研） 金箔（四十片，细研） 朱砂（半两，细研） 当归（半两） 香墨（半两） 白矾（一两，生用）

右件药，捣研令匀细，以水浸蒸饼和圆，如绿豆大。每服不计时候，用温蜜酒下二十圆，以蜜汤下亦得。

治紫癜风方。

灰藋草（不计多少，烧作灰，用重纸衬水淋取汁熬成膏） 雄黄（三钱） 朱砂（三钱） 腻粉（一钱） 麝香（一钱） 虾蟆灰（半两） 硫黄（半两） 白矾灰（半两）

右件药，都研令匀细，以灰藋膏调涂所患处，干即更涂之。

治紫癜风，硫黄膏方。

硫黄（一两，细研） 雄黄（三分，细研） 白矾（一两，细研）

硇砂（半两）　白附子（半两）　附子（三分，去皮脐）　蛇蜕皮（一条）

右件药，捣罗为末，入研了药令匀，用油四两，黄蜡二两，先煎油三五沸，下蜡，后入药末，调煎成膏。每取涂摩所患处，日三度用之。

又方。

雄黄（三分）　硫黄（三[43]分）　白矾（一两）

右件药，都研如粉，以猪脂调令匀。每取涂于患处，日三度用。

治紫癜风，桑枝煎方。

桑枝（十斤，锉）　益母草（三斤，锉）

右件药，以水五斗，慢火煮至五升，滤去滓，入小铛内，熬为膏。每夜卧时，用温酒调服半合。

治紫癜风方。

硫黄（二两，细研）

右先以粗布揩患处令伤，用面脂调硫黄末如膏，日三度涂。

治疬疡风诸方

夫风邪积热，居于肺腑，久而不散，流溢皮肤，令人颈边胸前腋下，自然斑驳，点点相连，色微白而圆，亦有紫色者，亦无痛痒，谓之疬疡风也。此皆风之与热伏留肌腠之间，气血不和，乃生斯疾也。

治疬疡风，斑驳如白癜，乌蛇散方。

乌蛇（三[44]两，酒浸去皮骨，炙令微黄）　秦艽（一两，去苗）　芎䓖（一两）　桂心（一两）　防风（二[45]两，去芦头）　人参（一两，去芦头）　栀子仁（一两）　白鲜皮（一两）　丹参（一两）　沙参（一两，去芦头）　玄参（一两）　苦参（二两，锉）　川升麻（一两）　犀角屑（一两）　通草（一两，锉）　枳壳（一两，麸炒微黄，去瓤）　黄芩（一两）　白蒺藜（一两，微炒，去刺）　羌活（二两）

右件药，捣细罗为散，每于食后，良久，以温酒调下二钱。忌鸡、猪、鱼、蒜、热面等。

又方。

附子（半两，去皮脐）　硫黄（半两，细研）　苍耳（一握，阴干）

右件药捣，同研为细散，用米醋调，先以布揩其上，赤即以药涂之，干即更涂。

治身体疬疡斑驳，女萎膏方。

女萎（半两）　附子（半两，去皮脐）　鸡舌香（半两）　木香（半两）　麝香（一钱，别研）　白芷（半两）

右件药，细锉，以腊月猪膏半斤，煎药看黄焦，便去滓，内入麝香搅令匀，放凝，先以物磨疬疡上，小伤使敷之。

治疬疡，蜀水花膏方。

蜀水花（一两）　白附子（一两）　白蔹（一两）　当归（一两）　鹰粪白（一两）　麝香（一分，别研）

右件药，细锉和匀，以猪脂一斤，合煎诸药焦黄，去滓，候冷，入麝香搅令匀，于瓷盒中盛，用摩疬疡，以差为度。

又方。

硫黄（一两，细研）　白矾（一两，细研）　水银（一两）　灶墨（一两，细研）

右件药，都入葱涕和研，令水银星尽，每夜临卧时涂之。

治面及项忽生白驳，状如白癣，名之疬疡，炊箒散方。

故炊箒（半两）　甑带（半两）　履底（半两）　蛇蜕皮（半两）

右件药四味，以月蚀夜，伺候正蚀时，都烧之成灰，研令细。每服，不计时候，以温酒调服二钱，仍以醋调药和膏，以涂敷驳上即消。

又方。

硫黄（三两，细研）　附子（一两，去皮脐）　铁精（一两，细研）

右件药捣，同研为散，以三季米醋和，内瓷盒中盛，密封七日，先以醋泔净洗，上拭干涂之，三两日慎风。

治身疬疡风斑驳方。

蒴藋（二斤）　木防己（半斤）

右件药，并烧灰，以水淋取酽汁，洗疬疡讫后，别用醋研木防己涂之，即愈。

又方。

附子（半两，去皮脐）　硫黄（半两，细研）

右件药捣，同研为散，用米醋调如膏，先以布揩疬疡上，令赤痛，即涂之。

又方。

硫黄（半两）　臭黄（一分）

右都细研令匀，以生姜汁调涂，日三两度用之。

治疬疡风，苍耳圆方。

苍耳叶（不计多少，阴干）

右件药，捣罗为末，用五两，取粟米二合，煮作粥，即研粥如膏，即用莨菪子，淘去滓，炒令黄黑色，捣细罗为末，用一两都相和令匀，圆如绿豆大。每日空心以温酒下二十圆，晚食前再服。

又方。

羊蹄草根

右件药，于生铁上酽醋磨，旋旋刮取，涂于患上，未差，更入硫黄少许，同磨涂之。

又方。

青胡桃皮（三个）　硫黄（一分，细研）

右件药，烂捣研之，入少许酱汁，调令相入，先以用[46]清洗之，然后涂于患上。

又方。

乌贼鱼骨

右件药，以三年醋研磨如糊，先将生布揩肉赤，即涂于上。

治疬疡风方。

乌蛇（一条，酒浸去皮骨，炙微黄）

右捣细罗为散。每服，以热豆淋酒调下二钱，日三服。

又方。

五月收赤足蜈蚣烧灰，醋调涂之。

又方。

用自死蜣螂捣为末，先以布揩疡上，热敷之，一宿差。

治白驳风诸方

夫白驳者，是肺风流注皮肤之间，久而不去之所致也，多生于项面，点点斑白，但无疮，及不瘙痒，不能早疗，即便浸淫也。

治面上白驳方。

弊帛（一两） 蝉头（一两） 苕箒（一两） 甑带（一两） 脯醋（一两） 故麻鞋底（一两） 蛇蜕皮（一两）

右件药，以月蚀之夜，盛蚀时，合烧细研为散。每服，以温酒调下一钱，日三服，更用醋调此散涂之亦妙。忌鸡、鱼、猪肉、大蒜等。

治白驳方。

硫黄（一两，研入） 蛇蜕皮（一条，烧灰） 草决明（一两） 半夏（一两，生用） 槲树皮（一两，烧灰）

右件药，捣罗为细散，以清漆和之，薄涂白处，欲涂药时，先以巴豆中截，摩白处，令皮微起，然后敷药，二三遍即愈。

又方。

雄黄（一两） 硫黄（一两） 附子（一两，去皮脐，生用）

右件药，捣罗为细散，研如面，醋调涂之。

又方。

川乌头（一两，去皮脐） 硫黄（一两，研入）

右件药，捣罗为细散，以醋调涂之。

又方。

雌黄（一分） 硫黄（一分） 蛇蜕皮灰（二条）

右件药，同研令细，用醋调如膏，先以巴豆中截磨白处，令皮起，然后敷药，三两遍即差。

又方。

取树孔中水，温热洗之，然后捣桂辛、牡蛎等分为末，以面脂调敷白驳上，日三夜一，效。

又方。

先以新布揩令赤，用醋摩巴豆涂之，效。

又方。

鳗鲡鱼脂

右先洗拭驳上，揩令燥痛，以鱼脂涂，一上便愈。

又方。

用桂心捣罗为末，以唾调涂于驳上，日再涂即愈。

又方。

用蛇蜕皮烧灰，以醋调涂上，甚佳。

【校注】

① 体：抄本作"髓"。

② 且：抄本作"再"。

③ 侧垂柳枝：抄本作"倒垂柳枝"。

④ 微炙：抄本作"炙微黄"。

⑤ 髭（zī 滋）：嘴上边的胡子。

⑥ 元：指农历正月初一，正月初一为年、季、月之始，故称"三元"。"元"，始、开端。

⑦ 十：抄本作"一"。

⑧ 屑：其下抄本有"十两"二字，此处脱文。

⑨ 炙：抄本作"抄"。

⑩ 臛（huò 霍）：肉羹。

⑪ 藤：其下抄本有"四两"二字，此处脱文。

⑫ 末：抄本作"米"，义长可从。

⑬ 蚼（jué 觉）：鼠。

⑭ 钱：抄本作"两"。

⑮ 麻：抄本其下有"子"。

⑯ 二：抄本作"三"。

⑰ 嗄（shà 歃）：嗓音嘶哑。

⑱ 懑（mèn 闷）：郁闷，烦闷。

⑲ 迟：抄本作"达"，义长可从。

⑳ 累：抄本作"黑"，义长可从。

㉑ 少：抄本作"炒"义长可从。

㉒ 分：抄本作"斤"。

㉓ 餤（dàn 淡）：饼类食品。

㉔ 黄：其下抄本有"三分"二字，此处脱文。

㉕ 壳：其下抄本有"半两麸炒微黄去瓤"八字，此处脱文。

㉖ 升：抄本作"斤"。

㉗ 茧栗：谓小牛的角初生时状如茧和栗子。

㉘ 景天：抄本作"景天花"。

㉙ 五两：抄本作"半两"。

㉚ 升：抄本作"斤"。

㉛ 三合：抄本作"五合"。

㉜ 一两：抄本作"二两"。

㉝ 二两：抄本作"一两"。

㉞ 二两，微炙：抄本作"二两微黄"。

㉟ 枳实：抄本作"枳壳"。

㊱ 蚕：其下抄本有"二两微炒"，此处脱文。

㊲ 一：抄本作"二"。

㊳ 二：抄本作"三"。

㊴ 末：抄本作"米"，义长可从。

㊵ 蒸：抄本作"药"，义长可从。

㊶ 裯：抄本作"稠"，义长可从。

㊷ 右：其下抄本有"件药"二字，此处疑脱。

㊸ 三：抄本作"二"。

㊹ 三：抄本作"五"。

㊺ 二：抄本作"一"。

㊻ 用：抄本作"泔"，义胜。

卷第二十五

治一切风通用圆药诸方

灵宝丹方。

夫人之生，禀于五行，皆为五味之所伤也，爰自饮乳至于耄年，莫不因风而损命，或食而伤饱，或不食而太饥，或饮啜太多，或干渴乏水，或食酸咸，或茹辛辣，或冒热冲风，或大寒近火，或庭前看月，或树下乘凉，或刺损肌肤，或扑伤肢体，或餐燥药，或饮甘泉，或久失节宣[①]，或恒多恣纵，因此，风趋百窍，毒聚一肢，遂使手足不仁，言语謇涩，或痛连骨髓，或痹袭皮肤，瘙痒如虫行，顽痹如铁石，或多痰好睡，或健忘多嗔，血脉不行，肉色干瘦，或久在床枕，起便须人，语謇面虚，唯生不健，或偶萦疾苦，卒暴而终，男子则气引其风，女子则风随其血，未有不因风而损命，世人不能体会，但以药攻其内，安有风在五脏六腑，四肢百脉，而汤散之类，曷能去之，假令相医，而用药乖误，虽有难经素问，三世十全，欲去沉疴，要其必应，弗可得也。夫以养药制烧药，烧药制煮药，煮药制生药，生药制养药，其药递互相制，遞互相使，君臣既具，父子固全，遂得阴阳，各获其叙，又阳药制阴以引其阴，阴药制阳以引其阳，此药虽不能龙飞羽化，而致神仙，得之服十豆许，寿限之内，永无疾苦，如患风疾，及扑伤肢节，十年五岁，运动不得者，但依法服之，十粒便效，重者不过三十粒，有人卒中恶暴亡者，但心头未冷，取药五粒，以醋调摩脐中，一千余遍，当从脐四面渐暖，待眼开后，以热醋研下十粒，入口即活，神验不可具载。凡病不问轻重，年月深浅，先以红雪通中散三钱，茶下，良久更以热茶投，令宣泻一两行，便以法煎姜豆汤下三粒，当以他人热手，更摩所患处，良久热微，当觉肉内有物如火至病所。一二百日及一年内，风疾下床不得者，一服三粒，十服后便可行步，如患至重者，每一利后，隔日服五粒，又住三五日，即更利，服不过三十粒，平复如本。若打扑损多年，天阴即疼痛，动不得者，大验，只可五七服。服此药多者，疾去后，药力恒在。此药神验，功非人智能测也，具方如后。

光明砂（一两半，打如皂荚子大，绢袋子盛，以荞麦灰汁煮三复时取出，研如粉） 硫黄（一两，打如皂荚大，绢袋子盛，以无灰酒煮三复时取出，研如粉） 雄黄（一两，打如皂荚子大，绢袋子盛，以米鼎[②]煮三复时取出，研如粉） 自然铜（一两，先捣碎，细研如粉）

以上四味，用一有盖瓷瓶子，先以金箔三片，铺于瓶子底上，便入硫黄，又以金箔两片盖之，次入雄黄，又以金箔两片盖之，次入朱砂，又以金箔两片盖之，次入自然铜，又以金箔三片盖之，以瓶子盖合，却不用固济，于灰池内，坐瓶子令稳，以火养三日三夜，第一日用熟炭火半斤，围瓶子，去瓶子三寸，第二日用熟火十两，去瓶子二寸半，第三日用火一斤，去瓶子二寸，以火尽为度，候冷，取药出瓶子，以纸三重裹药，于净湿土中培，至来旦取出，更研令细。

磁石（烧以醋淬二十遍，捣罗，细研如粉） 阳起石（研如粉） 长理石（细研如粉） 紫石英（细研如粉）

以上四味，各三分，用一有盖瓷瓶子，先入磁石，次入阳起石，次入长理石，次入紫石英，其所入金箔一依前法，以盖子合之，其口不固济，用火养三日三夜，第一日，用熟炭火一斤，去瓶子三寸，第二日用火三斤，去瓶子二寸，第三日用火半秤，去瓶子二[③]寸，一日至夜，任火自消，候冷取出药，用纸裹入湿土中培，至来旦取出，更研令极细。

牛黄 龙脑 麝香 腽肭脐（酒刷，微炙） 龙齿 虎胫骨（涂酒炙令黄）

以上六味各一两，捣罗为末，更细研如粉。

钟乳（十两，以绢袋子盛，先以长流水煮半日后，弃其水，别用水五斗煎取一斗，煮后草药，留钟乳水三合摩生犀角三分） 远志（去心） 巴戟 苦参 乌蛇（酒浸去皮骨，微炙） 仙灵脾 天麻（以上各一两一分）

以上六味，捣粗罗为散，以前钟乳水一斗，煎至七升，用生绢[④]滤去滓，澄清。

木香　肉豆蔻（去壳）　鹿茸（去毛，涂酥炙微黄）　桂心　（以上各一两半）　延胡索　木胡桐泪　（以上各三分）

以上六味，捣粗罗为末，以前钟乳汁七升，煎至四升，以生绢滤去滓，澄清。

半夏（汤洗七遍，去滑）　当归　（以上各一两）

以上二味，捣粗罗为散，以前钟乳汁四升，煎至三升，以生绢滤去滓，澄清。

皂荚子仁（一两半，捣罗研如粉）　川芒硝（一两，细研）　生地黄汁（一升）　无灰酒（一升）　童子小便（一升）

右件地黄汁等，合前药汁，都计六升，内银锅中，于静室内，以文火养至一升，下金石药末在内，以柳木篦搅勿住手，看稀稠得所，去火，然后入牛黄等六味，搅令极匀，即下皂荚仁末及磨了犀角水，以绵滤过，入在药内，然于钵内，以乳锤令力士研三五千下，缘此药极黏如胶，须用力研之，研讫，分为三份，内一份入上件芒硝，别更研令匀，并圆如绿豆大。其药有三名，一名归命丹，一名返魂丹，入芒硝者名破棺丹，如有中一切风，牙关紧急，及尸厥暴亡者，以热醋研三两圆，灌在口中，下得咽喉即活，如要常服，即空心，以温酒下二圆。

治一切风，大黑神圆方。

曾青（一两）　硫黄（一两）　水银（一两，与硫黄结为砂子）　朱砂（一两）　雄黄（一两）　白石英（一两）　紫石英（一两）　白矾（一两）　黄丹（一两半）　金箔（五十片）　银箔（五十片）　硝石（一两）　定粉（一两）　太阴玄精（一两）

以上药，都研令细，入于固济了瓶子中，其瓶子上开一小窍子，用出阴气，初以小火养二日，候阴气出尽，以盐泥塞窍，便以大火，煅令通赤，候冷，以湿沙土培瓶子一复时，出火毒毕，取出药，更研如粉。

白龙脑（一两）　麝香（一两）　牛黄（一两半）　腻粉（一两）　天竺黄（一两）　真珠末（半两）　琥珀（半两）

以上都细研，与诸药临时合和。

鹿胎（一两半）　乌蛇（二两半，去皮骨）　狸骨（一两）　虎胫骨

（一两半） 甘草（一两） 败龟（一两）

以上并涂酥炙，捣罗为末。

天南星（一两，炮裂） 白附子（一两，炮裂） 天麻（一两） 麻黄（一两半，去根节） 干蝎（一两，微炒） 蝉壳（一两） 桂心（一两） 木香（一两） 槟榔（一两） 独活（一两） 细辛（一两） 白术（一两） 附子（一两，炮裂，去皮脐） 白殭蚕（一两，微炒） 犀角屑（一两半） 羚羊角屑（一两半）

右件药，捣罗为末，与诸药同研令匀，炼蜜和捣一二千杵，圆如酸枣大。每服，以豆淋酒研下一圆。忌一切毒滑、鱼肉、动风物。

治一切风，神效黑神圆方。

雄黄 硫黄 水银（与硫黄结为砂子） 朱砂 金星矾石 太阴玄精 白石英 紫石英 悉蔺脂 阳起石 曾青 定粉 黄丹 硝石 以上各一两

以上药，都细研，入固济了瓶子内，盖上钻一窍子，盖口以六一泥，固济令密，先以文火养一复时，令出阴气尽，以泥塞窍，后以大火烧令通赤，待冷，用湿土培瓶子一日，出火毒毕，取出细研，入后药。

乌蛇肉（二两，酒浸炙微黄） 天麻（二两） 天南星（一两，炮裂） 麻黄（二两，去根节） 犀角屑（一两） 桂心（一两） 白附子（一两，炮裂） 干蝎（二两，微炒） 牛黄（一两，细研） 麝香（半两，细研） 白龙脑（半两，细研）

右件药，捣罗为末，都研令匀，炼蜜和捣五七百杵，圆如樱桃大。每服，以豆淋酒下一圆。忌猪鸡、毒滑、动风物。

治一切风，无不神效，大通圆方。

雄黄（二两） 雌黄（二两） 密陀僧（一两） 紫石英（二两） 朱砂（三两） 黄丹（五两） 定粉（一两） 曾青（二两） 铅霜（二两） 水银（二两） 金箔（五十片） 银箔（五十片） 生金屑（一两） 生银屑（一两） 磁石（一两） 滑石（半两） 绿矾（半两） 白矾（一两） 硫黄（一两，并水银结为砂子）

以上药，都细研，入一固济了瓶子中，瓶盖上钻一小窍子，用出阴气，初以火半斤，去瓶子三寸，养三日，便以盐泥塞其上窍子，以火五斤烧令通赤，便去火放冷，于净地上铺纸三重，将药末匀摊在上，以盆盖之，四畔以土拥闭，经三复时，出火毒毕，研令极细，入后药末。

猪牙皂角（三分，去黑皮，涂酥炙令微焦，去子） 伏龙肝（半两） 香墨（一两） 丁香（半两） 槟榔（半两） 木香（一两） 白僵蚕（一两，微炒） 蝉壳（半两） 干蝎（一两，微炒） 白花蛇（二两，酒浸，炙微黄） 蛇蜕皮（半两，炙微黄） 龙脑（半两，细研） 麝香（半两，细研）

右件药，捣罗为末，入龙脑麝香，并前石药，都研令匀，以面糊和捣五七百杵，圆如楝实大。每服，以薄荷酒研下一圆。忌生血物。

治一切风，黑星丹方。

曾青 杨梅青 胡椒青 桃花石 紫石英 白石英 （以上各半两） 硫黄 雄黄 光明砂 黄丹 定粉 水银 （以上各一两） 生金屑（一分） 山泽银屑（一分） 真珠末（一分）

以上药，捣罗入水银，都研令细，内瓶子中，密盖头，以盐泥固济，候极干，以慢火养一七日后，用大火煅之，候冷取出，用甘草水泼地，以纸衬，药摊于地上，以盆合之，一复时后细研。

龙脑 牛黄 铅霜[5] 麝香 （以上各一两） 光明砂 雄黄 犀角屑（以上各一分）

右件药，都一处细研，以面糊和圆，如皂荚子大。每服，以热酒下一圆，忌毒滑、鱼肉、动风物。

治一切风，抵圣大通圆方。

硫黄 水银（与硫黄结为砂子） 自然铜 雄黄 朱砂 铅霜 定粉 黄丹 硝石 （以上各一两）

以上药，都细研，入瓷瓶内，以纸筋盐泥固济，盖上钻一窍子，四边泥令合，候极干，用炭火三斤，渐渐逼出阴气令尽，以泥塞窍子，令密，用炭火一十斤已来，煅令通赤，待稍冷，便以湿沙土三二斗，罨盖瓶子，勿令透气，一复时取出，向好纸上，于湿地摊，以盆盖一宿，出火毒，研令极细。

天麻（二两） 白僵蚕（二两，微炒） 羌活（二两） 桂心（一两） 犀角屑（一两） 阿胶（一两，捣碎，炒令黄燥） 芎䓖（二两） 白附子（二两，炮裂） 天南星（二两，炮裂） 附子（二两，炮裂，去皮脐） 干蝎（一两，炮炒） 麻黄（一两，去根节） 川乌头（一两，

去皮脐，锉碎，以酒拌炒令黄）　白龙脑（半两）　麝香（半两）　牛黄（半两）

右件药，捣罗为末，入前药末及龙脑等，都研令匀细，炼蜜和捣五七百杵，圆如鸡头实大。每服，以豆淋酒下一圆。忌猪鸡、毒鱼、黏滑、动风物。

治风，黑神圆，不计急慢，并主之方。

硫黄（半两，细研）　朱砂（半两，细研）　水银（半两）　雄黄（半两，细研）

以上四味，先用硫黄、雄黄，于铫子内销作汁，次下水银、朱砂，便搅结为砂子，后用一瓷盒子，盖上钻一孔子，似黄米大，即安砂子在内，便用盐泥固济，只留孔子，放干，先用火半斤，去合子四面，四寸已来，至一食间，即八面加火，放黑气出尽，便用湿纸片子，搭合上孔子，才干，则换，至三十片为度，其药已成，候冷细研，入后药。

麻黄（一两，去根节）　天麻（半两）　白附子（一分，炮裂）　乌蛇（三分，酒浸，去皮骨，炙微黄）　白僵蚕（一分，微炒）　桂心（一分）　干蝎（一分，微炒）　天南星（一分，炮裂）　天雄（一分，炮裂，去皮脐）　独活（一分）　川乌头（一分，炮裂，去皮脐）　麝香（一分，细研）

右件药，捣罗为末，每石药一两，管草药二两，相和令匀，炼蜜和捣三二百杵，圆如豇豆大。每服，以豆淋酒嚼破下三圆。忌动风物。

治一切风，走马丹法。

朱砂（一两）　雄黄（一两）　硫黄（一两）　水银（一两）

以上四味，同研极细，墨染纸裹，用线系定，取巴豆一斤，和皮都捣黏烂，以瓷盒内，巴豆一半铺底，入前四味药，在巴豆中心上，又以巴豆盖之，如法固济，候干，入炉中，用半秤火煅，候火尽取出，并巴豆灰，与四味药，同研极细，更入后药。

木香（一分）　天麻（一分）　犀角屑（一分）　白附子（一分，炮裂）　天南星（一分，炮裂）　丁香（一分）　肉桂（一分，去皴皮）　麝香（一分，细研）　龙脑（一分，细研）　白花蛇（三分，酒浸，去皮骨，炙微黄）　白僵蚕（一分，微炒）　干蝎（一分，微炒）　附子（一分，炮裂，去皮脐）　藿香（一分）

右件药，捣罗为末，与前药同研令匀，用汤浸蒸饼，和捣五七百杵，圆如梧桐子大。每日空心，以温酒下十圆，当取下如鱼油恶物一两碗，便是风之根本。忌动风物。

治一切风，龙脑圆方。

龙脑（三分，细研） 麝香（半两，细研） 真珠（一分，细研） 琥珀（一分，细研） 牛黄（半两，细研） 雄黄（半两，细研） 犀角屑（三分） 人参（三分，去芦头） 白茯苓（一分） 羌活（三分） 白花蛇肉（一两半，酒浸，炙令微黄） 腻粉（一分） 白附子（半两，炮裂） 独活（半两） 晚蚕蛾（三分，微炒） 附子（半两，炮裂，去皮脐） 蔓荆子（半两） 防风（三分，去芦头） 乌蛇肉（一两，酒浸，炙微黄） 麻黄（半两，去根节） 白僵蚕（半两，微炒） 干蝎（一两，微炒） 天麻（一两半） 芎䓖（一分） 槟榔（一分） 白蒺藜（半两，微炒，去刺） 半夏（一分，汤洗七遍，去滑） 零陵香（半两） 藿香（一分） 丁香（三两） 朱砂（一分，细研） 乳香（半两，细研） 羚羊角屑（半两） 沉香（半两） 木香（半两）

右件药，捣罗为末，与研了药都研令匀，炼蜜和捣一二千杵，圆如绿豆大。每服，以温酒下五圆，薄荷汤下亦得。忌猪鸡肉、毒滑、动风物。

治一切风，雄朱丹方。

雄黄（一分，细研） 朱砂（一两半，细研，水飞过） 天麻（一两） 白花蛇（二两，酒浸去皮骨，炙微黄） 肉桂（一两半，去皴皮） 乌蛇（二两，酒浸去皮骨，炙微黄） 芎䓖 蔓荆子 白僵蚕（微炒） 牛膝（去苗） 萆薢（锉） 羚羊角屑 白附子（炮裂） 槟榔 天南星（炮裂） 当归 藿香 甘菊花 （以上各半两） 地龙（微炒） 干姜（炮裂，锉） 羌活 独活 人参（去芦头） 麻黄（去根节） 天雄（炮裂，去皮脐） 踯躅（酒拌，炒干） 防风（去芦头） 汉防己 白芷 白茯苓 藁本 干蝎（微炒） 蝉壳 牛蒡子（微炒） 龙脑（细研） 麝香（细研，以上各一分）

右件药，捣罗为末，入研了药，同研令匀，炼蜜和捣一二千杵，圆如樱桃大。以朱砂末内衮[6]过，合时不得令妇人、孝子、猫犬等见。每服，以薄荷酒研下一圆，忌生冷、猪鸡、毒鱼、黏滑、动风物。

治一切风，太一丹方。

川乌头（生用，去皮脐） 干蝎（微炒） 白僵蚕（生用） 天麻 天南星（生用） 羌活 踯躅 朱砂（细研） 乳香 （以上各一两） 白附子（半两，生用） 附子（去皮脐，生用） 牛黄（细研） 雄黄（细研，以上各半两） 安息香（一两半） 麝香（一分，细研） 白花蛇肉（二两半，酒浸，炙微黄） 龙脑（半两，细研）

右件药，捣罗为末，入研了药令匀，别以麻黄五两，去根节捣碎，以酒五升，煎至二升，去滓，入糯米粉一两，更熬成膏，次下诸药末，和捣三五百杵，圆如绿豆大。以腻粉内滚过，令干。每服，以温酒下七圆。忌动风物。

治一切风，通用神效牛黄圆方。

牛黄（半两，细研） 龙脑（半两） 朱砂（一两，细研，水飞过） 金箔（一百二十片，细研） 银箔（一百二十片，细研） 麝香（半两，细研） 天麻（二两） 羌活（一两） 蔓荆子（一两） 仙灵脾（一两） 独活（一两） 白僵蚕（一两，微炒） 乌蛇（二两半，酒浸，去皮骨，炙微黄） 麻黄（一两，去根节） 桂心（一两） 干蝎（半两，微炒） 白附子（一两，炮裂） 天南星（一两，炮裂） 羚羊角屑（一两） 防风（一两，去芦头） 芎䓖（一两） 人参（一两，去芦头） 当归（一两） 阿胶（一两，捣碎，炒令黄燥） 白芷（一两） 细辛（一两） 附子（一两，炮裂，去皮脐） 犀角屑（一两） 白茯苓（一两） 蝉壳（三分）

右件药，捣罗为末，入研了药令匀，炼蜜和捣一二千杵，圆如鸡头实大。每服，以温酒嚼下一圆。

治一切风，香汗圆方。

牛黄（细研） 麝香（细研） 朱砂（细研） 龙脑（细研） 干蝎（微炒） 鹿角胶（捣碎，炒令黄燥） 白僵蚕（微炒，以上各一分） 白花蛇肉（涂酥，炙微黄） 白附子（炮裂） 白蒺藜（微炒，去刺） 天麻 赤茯苓 白芷 羌活 独活 蔓荆子 麻黄（去根节） 汉防己 木香 乌蛇肉（涂酥，炙微黄） 槟榔 藁本 防风（去芦头） 芎䓖 当归 （以上各一两）

右件药，捣罗为末，入研了药，更研令匀，炼蜜和捣五七百杵，圆如梧桐子大。每服，以温酒嚼下三圆，服经一月，汗出皆香，经一百日，洗面水香，凡有风气，随汗而出，如是中风者，薄荷酒研下五圆，合时不得令女人、孝子、猫犬等见。

治一切风，乌犀圆方。

乌犀角屑（半两） 天麻（一两） 桂心（一两） 防风（一两，去芦头） 羌活（半两） 附子（一两，炮裂，去皮脐） 人参（一两，去芦头） 海桐皮（一两） 当归（一两） 芎䓖（一两） 干蝎（半两，微炒） 羚羊角屑（一两） 萆薢（一两，锉） 藁本（一两） 蔓荆子（半两） 麻黄（一两，去根节） 白附子（半两，炮裂） 白僵蚕（一两，微炒） 龙脑（一分，细研） 麝香（一分，细研）

右件药，捣罗为末，入龙脑麝香等，研令匀，炼蜜和捣三五百杵，圆如樱桃大。每服一圆，嚼破以薄荷酒下。

治一切风，及肢节走痛不可忍者，神效麝香圆方。

麝香（半两，细研） 朱砂（一两，细研，水飞过） 牛黄（半两，细研） 天麻（一两） 羌活（一两） 芎䓖（一两） 独活（半两） 防风（一两，去芦头） 干蝎（一两，微炒） 白僵蚕（一两，微炒） 甘菊花（一两） 天南星（三分，炮裂） 败龟（一分，涂酥，炙微黄） 白花蛇（三分，酒浸，去皮骨，炙微黄） 桂心（三分） 附子（三分，炮裂，去皮脐） 木香（三分） 蔓荆子（一两） 人参（三分，去芦头） 地龙（一两，微炒） 海桐皮（三分，锉） 干姜（半两，炮裂，锉） 当归（三分，锉，微炒） 虎胫骨（三分，涂酥，炙令微黄）

右件药，捣罗为末，炼蜜和捣五七百杵，圆如小弹子大。每服，以暖酒或薄荷姜汤，研下一圆。忌生冷、毒滑物、鸡猪肉。

治一切风，天麻圆方。

天麻（二两） 芎䓖（一两） 羌活（一两） 桂心（一两） 附子（一两，炮裂，去皮脐） 藁本（一两，去苗） 防风（一两，去芦头） 细辛（一两） 干蝎（半两，微炒） 白附子（半两，炮裂） 犀角屑（半两） 牛黄（一分，细研） 雄黄（半两，细研） 麝香（一分，细研） 朱砂（一两，细研，水飞过） 龙脑（一分，细研）

右件药，捣罗为末，入研了药，都研令匀，炼蜜和捣三二百杵，圆如梧桐子大。每服，以温酒或薄荷汤嚼下十圆，如卒中风不语，口噤不识人迷闷者，研化服之。

治一切风，白花蛇圆方。

白花蛇肉（三两，酒浸炙微黄） 晚蚕蛾（微炒） 天南星（炮裂） 白僵蚕（微炒） 当归 桂心 萆薢（锉） 藁本 附子（炮裂，去皮脐） 白附子（炮裂） 天麻 羌活 芎䓖 防风（去芦头） 麻黄（去根节，以上各一两）

右件药，捣罗为末，炼蜜和捣三二百杵，圆如梧桐子大。每于夜临卧时，以热酒服十圆，以衣被厚盖，勿令通风，要知药力行，即须臾汗出，如无汗，即依前再服，以汗出为度，仍须避风为妙。

治一切风，龙脑圆方。

龙脑（一分，细研） 雄黄（半两，细研） 朱砂（一分，细研） 麝香（一分，细研） 阿胶（一分，捣碎，炒令黄燥） 丁香（一分） 天南星（一分，炮裂） 好黑[7]（半两） 牛黄（一分，细研） 天竺黄（一分，细研）

右件药，捣罗为末，都研令匀，取三月三日，以木蜜和圆，如豇豆大。每服，以热酒研一圆服之。

治一切风，雄黄圆方。

雄黄（一分，细研） 牛黄（一分，细研） 龙脑（一分，细研） 麝香（半两，细研） 白僵蚕（一两，微炒） 天南星（一两，炮裂） 白花蛇（二两，酒浸去皮骨，炙微黄） 天麻（一两） 白附子（一两，炮裂） 天雄（一两，炮裂，去皮脐） 干蝎（一两，微炒） 半夏（半两，汤洗七遍，去滑） 蝉壳（半两） 独活（一两） 芎䓖（一两） 腻粉（半分） 犀角屑（半两） 槐胶（一两）

右件药，捣罗为末，炼蜜和捣三二百杵，圆如豇豆大。每服，以温酒嚼下五粒，如心烦壅闷，惊风，即以荆芥薄荷汤下。忌动风物。

治一切风，玄英丹[8]方。

雄黄（一分，细研） 牛黄（一分，细研） 龙脑（半分，细研） 白附子（一两，生用） 白花蛇（二两，酒浸去皮骨，炙微黄） 天麻（一两） 白僵蚕（一两，微炒） 半夏（半两，汤洗七遍，去滑） 天南星（一两，生用） 天雄（一两，去皮脐，生用） 麝香（半分，细研） 独活（一两） 干蝎（一两，微炒） 铅霜（半两，细研） 蝉壳

（一分） 芎䓖（一两） 腻粉（一分） 犀角屑（一分） 马牙消（一两，烧令通赤，放冷出火毒） 硫黄（半两） 水银（半两，并硫黄结为砂子，细研）

右件药，捣罗为末，都研令匀，炼蜜和捣三二百杵，圆如豇豆大。每服，以薄荷酒研下七圆，日三四服，或中风四肢缓弱，宜于淋浴后服，厚盖出汗，避风。忌猪鸡、毒滑、动风物。

治一切风，狐肝圆方。

狐肝（一具） 乌鸦（一只，去嘴爪肚肠晒干，共狐肝一处入瓶，烧为灰） 天南星（半两，炮裂） 天麻（一两） 藿香（一两） 白附子（一两，炮裂） 乌蛇（二两，酒浸去皮骨，炙微黄） 桑螵蛸（一两，微炒） 干蝎（一两，微炒） 白僵蚕（一两，微炒） 乌药（一两） 白蒺藜（一两，微炒，去刺） 麝香（半两，细研） 朱砂（半两，细研，水飞过） 牛黄（一分，细研） 蝉壳（半两）

右件药，捣罗为末，炼蜜和捣三五百杵，圆如绿豆大。每服，以温酒下十圆。

治一切风，神效无比牛黄圆方。

牛黄（半两，细研） 朱砂（一两，细研，水飞过） 麝香（一分，细研） 龙脑（一分，细研） 附子（一两半，炮裂，去皮脐） 羌活（一两） 白僵蚕（一两半，微炒） 白附子（一两，炮裂） 干蝎（一两，全者，微炒） 芎䓖（一两） 天南星（一两，炮裂） 当归（一两） 桂心（一两） 木香（一两） 天麻（二两） 防风（一两，去芦头） 槟榔（一两） 独活（一两）

右件药，捣罗为末，入研了药，同研令匀，炼蜜和捣三五百杵，圆如樱桃大。每服，以薄荷酒研下一圆，薄荷葱茶下亦得。

治一切风，立效天南星圆方。

天南星（一两，炮裂） 白花蛇肉（一两，酒浸，炙微黄） 附子（一两，炮裂，去皮脐） 槟榔（一两） 肉桂（一两，去皴皮） 白附子（半两，炮裂） 独活（一两） 天麻（一两） 麻黄（一两，去根节） 朱砂（半两，细研） 干蝎（一两，微炒） 腻粉（半两）

右件药，捣罗为末，炼蜜和圆，如梧桐子大。每服，以温酒下三圆，薄荷汤茶下亦得。忌毒滑、鱼肉、动风物。

治一切风，白圆子方。

附子（半生半炮，去皮脐） 白附子（半生半炮） 半夏（汤洗七遍，半生半煨） 天南星（热水洗，半生半炮） 天麻 干蝎（生用） 白花蛇肉（酥拌，炒令黄） 甘菊花 羌活 防风（去芦头） 芎䓖 桂心 白僵蚕（生用） 白鲜皮 木香 （以上各半两） 巴豆（半两，去皮心研，纸裹压去油，别研入） 朱砂（一分，细研） 雄黄（一分，细研） 麝香（一分，细研）

右件药，捣罗为末，入朱砂、雄黄、麝香等研令匀，以糯米饭，和捣一二千杵，圆如梧桐子大。用腻粉滚过。每服，以暖酒下三圆。

又方。

天麻（一两） 干蝎（半两，生用） 天南星（半两，生用） 附子（半两，生用，去皮脐） 芎䓖（三分） 细辛（半两） 半夏（半两，生用） 川乌头（一分，生用，去皮脐） 白附子（半两，生用） 白僵蚕（三分，生用） 麝香（一分，细研） 麻黄（半两，去根节）

右件药，捣罗为末，以枣瓤和捣三五百杵，圆如绿豆大。以腻粉滚过，令干。每服，以温酒下三圆。

又方。

白附子（一两，炮裂） 白僵蚕（一两，微炒） 干蝎（一两半，微炒） 蝉壳（半两） 天麻（一两） 羌活（一两） 防风（一两，去芦头） 侧子（一两，炮裂，去皮脐） 麻黄（一两，去根节）

右件药，捣罗为末，炼蜜和圆，如绿豆大。以腻粉滚过，令干。如中风不语重者，以暖酒研下一十圆，当有汗出，即差。如常服，即空心温酒下五圆。

又方。

天麻 天南星（炮裂） 白附子（炮裂） 白花蛇肉（酒浸，炙微黄） 附子（炮裂，去皮脐） 白僵蚕（微炒，以上各一两） 腻粉（一分） 麝香（一分）

右件药，捣罗为末，研入麝香、腻粉，炼蜜和捣三二百杵，圆如梧桐子大。以胡粉滚过，每服，以温酒下三圆。忌毒滑物。

又方。

白附子（一两，炮裂） 天麻（一两） 雄雀粪（一两） 天南星

（酒拌，炒令黄[⑨]） 牛黄（细研） 麝香（细研） 干蝎（微炒） 水银（以少枣瓤，研令星尽，以上各一分）

右件药，捣罗为末，研入水银令匀，以枣瓤和圆，如绿豆大。入腻粉中滚过，晒干。每服，以温酒下三圆。

治一切风，太白丹方。

鹿角霜（半两） 瓷药（七两，烧令通赤，候冷捣罗，细研，水飞过） 蛤粉（七两） 天南星（三两，炮裂） 白蒺藜（三两，微炒去刺） 蛜蝌（三两，微炒） 麝香（一两半，细研） 川乌头（二两，生用，去皮脐） 白花蛇肉（三两，酒浸炙微黄）

右件药，捣罗为末，入麝香研令匀，以面糊和捣五七百杵，圆如鸡头实大。每服，以豆淋酒研下一圆。

治一切风，龙脑圆方。

龙脑（一分，细研） 麝香（一分，细研） 朱砂（半两，细研） 天南星（一分，炮裂） 白附子（一分，炮裂） 半夏（一分，汤洗七遍，去滑） 甘草（一分，炙微赤，锉） 附子（半分，炮裂，去皮脐） 川乌头（一分，炮裂，去皮脐）

右件药，捣罗为末，以糯米粥和圆，如绿豆大。每服，以温酒下三圆。

治一切风通用散药诸方

治一切风，大排风散方。

天麻（三两） 羚羊角屑（三分） 羌活（一两） 防风（一两，去芦头） 芎䓖（一两） 甘菊花（三分） 山茱萸（三分） 薯蓣（三分） 细辛（三分） 藁本（三分） 独活（一两） 秦艽（三分，去苗） 麻黄（一两，去根节） 枳壳（一两，麸炒微黄，去瓤） 白蒺藜（一两，微炒，去刺） 蔓荆子（三分） 黄芪（三分，锉） 鹿角胶（三分，捣碎，炒令黄燥） 酸枣仁（三分，微炒） 丹参（半两） 莽草（半两，微炙） 地骨皮（半两） 白鲜皮（半两） 汉防己（三分）

桂心（三分） 附子（三分，炮裂，去皮脐） 牛膝（三分，去苗） 薏苡仁（三分） 杜仲（半两，去皴皮，炙微黄锉） 石南（半两） 当归（三分） 生干地黄（三分） 萆薢（半两，锉） 侧子（三分，炮裂，去皮脐） 苍耳苗（半两） 干姜（三分，炮裂锉） 阿胶（三分，捣碎，炒令黄燥） 犀角屑（三分） 人参（三分，去芦头） 白术（三分） 川椒（三分，去目及闭口者，微炒去汗） 白芷（三分） 茵芋（三分） 甘草（半两，炙微赤，锉） 杏仁（半两，汤浸去皮尖双仁，麸炒微黄）

右件药，捣细罗为散。每服食前，以温酒调下二钱，生姜薄荷汤调服亦得。忌生冷、鸡猪肉。

治一切风，小排风散方。

天麻 防风（去芦头） 羌活 桂心 附子（炮裂，去皮脐） 白附子（炮裂） 人参（去芦头） 萆薢（锉） 白蒺藜（微炒，去刺） 朱砂（细研，以上各一两） 芎䓖 麻黄（去根节） 当归 白茯苓 木香 威灵仙 白僵蚕（微炒） 甘菊花 细辛 藁本 白术 槟榔 犀角屑 羚羊角屑 海桐皮（锉） 白芷 枳壳（麸炒微黄，去瓤） 麝香（细研，以上各半两）

右件药，捣细罗为散，入朱砂、麝香，研令匀。每服，以温酒调下二钱，忌生冷、鸡猪肉。

治一切风，赤箭散。

赤箭（一两） 乌蛇肉（二两，酒浸，炙微黄） 犀角屑（一两） 藿香（一两） 槟榔（一两） 麻黄（一两，去根节） 干蝎（微炒） 晚蚕蛾（微炒） 蚕蚁（微炒） 麝香（细研） 龙脑（细研） 朱砂（细研） 牛黄（细研） 芎䓖 防风（去芦头） 白术 人参（去芦头） 茯神 当归 木香 牛膝（去苗） 蔓荆子 白僵蚕（微炒） 细辛 蝉壳 麝香 附子（炮裂，去皮脐） 干姜（炮裂锉） 天南星（生用） 桑螵蛸（微炒） 白附子（生用，以上各半两）

右件药，捣细罗为散，入研了药，更研令匀。每服，以薄荷酒调下一钱。忌生冷、猪鸡肉。

治一切风，无问新久，服之皆效，大莽草散方。

莽草（一两半，微炙） 木香 人参（去芦头） 白术 半夏（汤洗七遍，去滑）　萆薢（锉）　仙灵脾　柏子仁　石斛（去根，锉）　牛膝（去苗）　石龙芮　细辛　山茱萸　松脂　桂心　白附子（炮裂）　干蝎（微炒）　杜仲（去皴皮，炙微赤，锉）　赤芍药　防风（去芦头）　芎䓖　（以上各三分）　龙脑（细研）　牛黄（细研）　麝香（细研）　雄黄（细研）　铅霜（细研，以上各一分）　天南星（炮裂）　牛蒡子（微炒）　羌活　巴戟　蝉壳　白僵蚕（微炒，以上各半两）　附子（一两，炮裂，去皮脐）　天麻（一两）　麻黄（一两，去根节）　乌蛇肉（一两，酒浸，炙微黄[10]）

右件药，捣细罗为散，入研了药，同研令匀。每服，以温酒调下一钱。忌生冷、猪鸡肉。

治一切风，小莽草散方。

莽草（微炙）　麻黄（去根节）　天麻（各二两）　萆薢（锉）　防风（去芦头）　芎䓖　羌活　柏子仁　白术　细辛　松脂（炼过者）　牛膝（去苗）　山茱萸　泽泻　赤芍药　枳壳（麸炒微黄，去瓤）　附子（炮裂，去皮脐）　白附子（炮裂）　天南星（炮裂）　干蝎（微炒）　乌蛇肉（酒浸，炙微黄）　当归　石龙芮　犀角屑　杜仲（去皴皮，炙微黄，以上各一两）　白僵蚕（微炒，三分）　半夏（半两，汤洗七遍，去滑）　铅霜（三分，细研）　牛黄（半两，细研）　麝香（半两，细研）

右件药，捣细罗为散，入研了药，更研令匀。每服，以温酒调下一钱。忌生冷、猪鸡、毒鱼等。

治一切风，羌活散方。

羌活　天麻　麻黄（去根节）　香附子　人参（去芦头，以上各一两）　胡麻子　细辛　藿香　牛膝（去苗）　犀角屑　芎䓖　桂心　当归　天雄（炮裂，去皮脐）　蝉壳　白附子（炮裂）　地龙（微炒）　乌蛇肉（酒浸，炙微黄，以上各半两）　晚蚕蛾（一分，微炒）　干蝎（一分，微炒）　麝香（一分，细研）

右件药，捣细罗为散，研入麝香令匀。每服，以温酒调下一钱，薄荷汤调服亦得。忌猪鸡、毒鱼等。

治一切风，无问缓急，宜服天南星散方。

天南星（锉，醋拌炒微黄）　白附子（炮裂）　干蝎（微炒）　羌活　附子（炮裂，去皮脐）　防风（去芦头）　萆薢（锉）　丹参　藁本　天

麻　乌蛇肉（酒浸，炙微黄）　桂心　威灵仙　牛膝（去苗土，以上各一两）　踯躅（半两，醋拌炒令干）　川乌头（半两，去皮脐，锉，酒拌炒黄）　屑角屑（半两）　麻黄（二两，去根节）　白僵蚕（半两，微炒）　牛黄（一分，细研）　麝香（一分，细研）

右件药，捣细罗为散，入研了药，更研令匀。每服，以豆淋酒调下一钱。

治一切风，藁本散方。

藁本　赤箭　羌活　独活　芎䓖　防风（去芦头）　肉桂（去皴皮）　附子（炮裂，去皮脐）　续断　五加皮　甘菊花　麻黄（去根节）　赤芍药　细辛　干蝎（微炒，以上各一两）　当归　牛膝（去苗）　枳壳（麸炒微黄，去瓤）　甘草（炒微赤，锉，以上各一两半）

右件药，捣细罗为散。每服，以温酒调下一钱，薄荷汤调下亦得。忌生冷、猪鸡、毒鱼、动风物。

治一切风，龙脑散方。

龙脑（一分，细研）　犀角屑（半两）　羚羊角屑（半两）　人参（一两，去芦头）　防风（半两，去芦头）　白芷（半两）　独活（一两）　白僵蚕（半两，微炒）　麻黄（一两，去根节）　芎䓖（一两）　天麻（一两）　茯神（半两）　桂心（一两）　天门冬（一两，去心焙）　牛膝（一两，去苗）　藿香（半两）　桑螵蛸（半两，微炒）　甘菊花（半两）　白附子（半两，炮裂）　干蝎（半分，微炒）　牛黄（一分，细研）　麝香（一分，细研）　朱砂（半两，细研）

右件药，捣细罗为散，入研了药，更研令匀。每服，以温酒调下二钱。忌毒滑、动风物等。

治一切风，白花蛇散方。

白花蛇肉（一两，酒浸炙微黄）　白僵蚕（一两，微炒）　麝香（一分，细研）　朱砂（一两，细研）　羌活（二两）　秦艽（一两，去苗）　附子（一两，炮裂，去皮脐）　桂心（一两）　当归（一两）　牛膝（一两，去苗）　芎䓖（一两）　萆薢（一两，锉）　干蝎（一两，微炒）　防风（一两，去芦头）

右件药，捣细罗为散，入研了药，更研令匀。每服，以暖酒调下一钱。忌生冷、鸡猪肉等。

治一切风，无问新久，秦艽散方。

秦艽（去苗）　人参（去芦头）　白术　当归　天雄（炮裂，去皮脐）　附子（炮裂，去皮脐）　川乌头（焙[11]裂，去皮脐）　干姜（炮裂，锉）　川椒（去目及闭口者，微炒去汗）　防风（去芦头）　桂心　汉防己　萆薢（锉）　白蔹　黄芪（锉）　桔梗（去芦头）　麻黄（去根节，以上各一两）　山茱萸　细辛　莽草（微炙）　五味子　甘草（炙微赤，锉，以上各三分）

右件药，捣细罗为散。每服，以温酒调下二钱。忌生冷、鸡猪肉。

治一切风通用煎药诸方

治一切风，暖脏腑，除风冷，天麻煎方。

天麻（二两，别捣罗为末）　附子（炮裂，去皮脐）　桂心　防风（去芦头）　白附子（炮裂）　独活　牛膝（去苗）　石斛（去根）　鹿角胶（捣碎，炒令黄燥）　补骨脂（微炒）　萆薢（锉）　当归　芎䓖　山茱萸　白蒺藜（微炒，去刺）　海桐皮（锉）　仙灵脾　巴戟　沉香　木香　（以上各一两）　麝香（一分，细研）

右件药，捣罗为末，以无灰酒五升，入白蜜五合，同于银锅中，煎令减半，先下天麻末，煎良久，次下诸药末，以柳木篦搅令稀稠得所，于瓷器中盛。每于食前，以温酒调下一茶匙。忌生冷、鸡猎[12]、毒滑物。

治一切风，仙灵脾煎方。

仙灵脾（一斤，细锉，以酒七升煮至三升，滤去滓入后药末）　附子（二两，炮裂，去皮脐）　肉桂（二两，去皴皮）　赤芍药　牛膝（去苗）　鹿角胶（捣碎，炒令黄燥）　萆薢（锉）　五加皮　酸枣仁　石斛（去根节）　当归　木香　乳香　（以上各一两）

右件药，捣罗为末，于银锅中，入前煎在内，次入白蜜五合，下诸药末，用慢火熬，以柳木篦不住手搅，令稀稠得所，收于瓷器中盛。每食前，以温酒调下一茶匙。忌猪鸡。

治一切风，五枝煎方。

花桑枝　槐枝　桃枝　百灵藤枝　柳枝　（以上各一斤，并细锉）黑豆（三升，净拣，水淘过曝干）

以上药，于釜中，用水三斗，煮至一斗，滤去滓，却以慢火煎至五升，入后药。

附子（炮裂，去皮脐）　肉桂（去皴皮）　天麻（各二两）　羌活　狗脊　牛膝（去苗）　仙灵脾　天蓼木子　芎䓖　当归　海桐皮（锉）　威灵仙　安息香　乳香　槟榔（各一两）

右件药，捣罗为末，入前煎中，次入白蜜一升，以慢火熬，以木篦搅，不得住手，令稀稠得所，于瓷器中贮。每服，以温酒调下一茶匙，空心及晚食前服。忌生冷、猪鸡、毒滑物。

治一切风，不以远近，服之皆效，百灵藤牛膝煎方。

百灵藤（五斤，细锉，以水三斗煎至一斗，滤去滓，更煎至三升）牛膝（去苗）　附子（去皮脐）　赤箭　仙灵脾　何首乌　鹿角胶　乳香（以上各二两）

右件药，捣细罗为末，入前煎中，别入白蜜五合同熬，以柳木篦搅令匀，如稀饧即止，收于瓷器中。每服，以温酒调下一茶匙，空心及晚食前服。忌毒滑物。

治一切风，天蓼木煎方。

天蓼木（五片[13]，细锉，以水三[14]斗煎至一斗，滤去滓，却熬取五升）赤箭　独活　防风（去芦头）　芎䓖　仙灵脾　牛膝（去苗）　天雄（去皮脐）　山茱萸　巴戟　萆薢（锉）　茵芋　海桐皮（锉）　桂心　沉香（以上各一两）

右件药，捣罗为末，入白蜜五合相和[15]，于银锅中，慢火熬，以柳木篦搅令稀稠得所，以瓷器盛。每服，以温酒调下一茶匙，空心及晚食前服。

治一切风，石榴煎方。

酸石榴（五枚大者，于木杵臼中捣碎，入酒中煎）　防风（去芦头）羌活　芎䓖　天麻　羚羊角屑　五加皮　仙灵脾　子芩　牛膝（去苗）　附子（去皮脐）　薏苡仁　天蓼木子　丹参　桂心　木香　（以上各一两）

右件药十六味，捣罗为末。

竹沥　梨汁　薄荷汁　牛蒡汁　白蜜　（以上五味各五合）

右件药，以无灰酒五升，先煎石榴至三升，滤去滓，次下诸药末，以柳木篦搅，次下竹沥、白蜜等五味，仍不住手搅令稀稠得所，以瓷器盛。每服，以温酒调下一茶匙，空心及晚食前服。忌生冷、猪鸡、毒鱼、黏滑、动风物。

治一切风，酸枣仁煎方。

酸枣仁（五两，半生半炒） 萆薢（锉） 赤箭 羌活 海桐皮（锉） 仙灵脾 白蒺藜 石斛（去根，锉） 牛膝（去苗） 巴戟 附子（去皮脐） 当归 桂心 丹参 防风（去芦头） 芎䓖 踯躅 骨碎补 羚羊角屑 木香 杜仲（去皴皮，锉） 狗脊 威灵仙 （以上各一两）

右件药，捣罗为末，以好酒五升，白蜜五合，同于银锅中，以慢火熬，后下诸药末，用柳木篦不住手搅令稀稠得所，入麝香末一钱令匀，放瓷器中盛。每服，食前，以温酒调下一茶匙。

治一切风，花桑枝煎方。

花桑枝（一斤，锉） 海桐皮（半斤） 仙灵脾（半斤） 五加皮（半斤） 牛蒡根（半斤）

以上五味，细锉，以水三斗，煮至一斗，滤去滓，却入锅中，慢火熬至五升。

附子（去皮脐） 牛膝（去苗） 天麻 羌活 桂心 萆薢（锉） 羚羊角屑 虎胫骨（涂酥炙令黄） 酸枣仁 当归 木香 乳香 槟榔（以上各一两）

右件药，捣罗为末，于前煎中，别入好酒二升，白蜜五合，同入银锅中，熬至三升，然[16]下诸药末，以柳木篦搅令匀，看稀稠得所，即以瓷器盛。每服，空心及晚食前，以温酒调下一茶匙。

治一切风，乌金煎方。

黑豆（五升） 桑树东南枝（钱眼内穿得过者三斤，锉） 生姜（半斤）

以上三味，以水二斗，煮至一斗，滤去滓，于锅中以慢火养至二[17]升，入后药末。

牛膝（去苗） 赤箭 附子（去皮脐） 羌活 桂心 防风（去芦头） 木香 大麻仁 （以上各二两）

右件药，捣罗为末，入前煎中，用慢火熬，以柳木篦搅令匀，看稀稠得所，于瓷器中盛。每服，空心及晚食前，以温酒调下一茶匙。忌生冷、猪鸡、毒鱼、大蒜。

治一切风，其效如神，菊花煎方。

甘菊花（蒸湿捣如膏） 枸杞子（拦捣） 神曲（炒微黄，捣末各二斤） 生地黄（四斤，研烂） 肉苁蓉（半斤，刮去皴皮，炙令干，捣末） 桂心（半斤，捣末）

右件药，以无灰酒三斗，与前药拌令匀，以瓷瓮盛之，上以瓷碗盖定，用纸筋盐泥固济，待干入马粪中，埋四十九日，即停，得一年至十年，其色转黑，其味芳香。每服，以暖酒调下一茶匙，日二服。

治一切风，不问远近，柽叶煎方。

柽叶（半斤，细锉，如无叶枝亦得） 荆芥（半斤，细锉）

以上二味，以水五升，煮取二升，滤去滓澄清。

白蜜（五合） 梨汁（五合） 竹沥（五合）

右件药相和，以新瓷瓶盛，用油单子盖紧，系于釜中，以重汤煮，勿令水入，从初五更煮至日出后，即住。每服一小盏，日二服。

治一切风，柽枝煎方。

嫩柽枝（三斤） 牛蒡根（五斤）

以上二味，细锉，以水五斗，煮待牛蒡根烂，至二斗已来，即去滓，澄滤，用煎后药。

石榴（二十颗，和皮捣碎，如非[18]时即用枝二斤代之） 生木瓜（二颗，和皮细切，如无生者即用干者焙[19]用代之） 桑根白皮（五两，如无以桑枝细锉代之） 羚羊角屑（三两） 生姜（三两，细切） 乌鸡粪（一两）

以上六味，以前柽枝汁煎之至五升，滤去滓，入后药末。

乌蛇（三两，酒浸去皮骨，炙微黄） 天麻（一两） 羌活（一两） 防风（一两，去芦头） 桂心（一两） 白蒺藜（一两） 仙灵脾（一两） 附子（一两生，去皮脐）

右件药，捣细罗为散，入前煎中，别入好酒二升，白蜜一升，以慢火熬，用柳木篦，不住手搅令稀稠得所，以瓷器盛。每服，空心及晚食前，以温酒调下一茶匙。忌毒鱼、动风物。

治一切风，神效乌头煎方。

生乌头（五斤，以河水浸三日不住换水） 黑豆（一斗净淘） 生姜（半斤）

右件药，细锉，以水一硕，煎取三斗，去滓，以生绢滤过，复煎如稀饧，以新瓷瓶盛。每日空心，以温酒调下半茶匙，至半月后，渐添至一茶匙，此外不可多服，药瓶常令近火，如人体暖，免令[20]上醭[21]。

治一切风，百灵藤煎方。

百灵藤（五斤，细锉）

右以水三斗，慢火煎至五升，去滓，别于净锅中，慢火煎成膏，以瓷器密盛。每服，以温酒调下一茶匙，日三服。

治一切风疾，若能久服，轻健，明目黑髭，驻颜，南烛煎方。

南烛树（春夏取枝叶，秋冬取根及皮，拣择细锉，五斤）

右以水五斗，慢火煎取二斗，去滓，别于净锅中，慢火煎如稀饧，即以瓷瓶盛。每服，以温酒调下一茶匙，日三服。

治一切风通用浸酒药诸方

治风，利关节，治顽麻，除疼痛，去挛缩，强腰膝，茄子根浸酒方。

干茄子根（二斤，未着霜者，细锉，饭上蒸一炊时） 苍耳子（一升，微炒捣碎） 牛膝（一斤，去苗） 鼠粘子（一升，微炒捣碎） 大麻子（一升，微炒捣碎） 牛蒡根（一斤，切，酥炒黄） 防风（三两，去芦头） 萆薢（二两） 晚蚕沙（半升，微炒） 枸杞子（半升，一半微炒一半生用） 败龟（二两，涂酥炙微黄，捣为末） 虎胫骨（二两，涂酥炙微黄，捣为末） 桔梗（二两，去芦头） 羌活（二两） 秦艽（二两，去苗） 附子（二两，炮裂，去皮脐）

右件药，都细锉，以生绢袋盛，用好酒三斗浸，以瓷瓶盛，密封，经二七日开之，开时不得面对瓶口。每日空腹，日午初夜量力温服一盏，疾重者不过一剂差。忌毒滑、鱼肉等。

治风，海桐皮浸酒方。

海桐皮　五加皮　独活　侧子（炮裂，去皮脐）　天麻　桂心　防风（去芦头）　枳壳（麸炒微黄，去瓤）　杜仲（去皴皮，炙微黄，以上各三[22]两）　牛膝（五两，去苗）　薏苡仁（六两）　生地黄（半斤）

右件药，细锉和匀，以生绢袋盛，用渍[23]酒一斗浸之，春夏七日，秋冬二七日，每日随性饮一盏，常令有酒气，不得大醉。

治风，乌鸡酿酒方。

乌鸡（一只，其鸡先以笼养，用大麻子五升与鸡喫，喫尽即便用鸡，去毛及肠胃，净洗拭干，将其肉碎锉，毛即烧灰，亦同酿酒）　羌活（三两）　桂心（三[24]两）　牛膝（四两，去苗）　芎䓖（二两）　附子（三两，炮裂，去皮脐）　防风（三两，去芦头）　萆薢（三两）　熟干地黄（四两）　乌蛇（六两，酒浸，去皮骨，炙微黄）　独活（五两）　石斛（三两，去根）　虎胫骨（五两，涂酥炙微黄）　当归（二两）　海桐皮（五两）　丹参（四两）　白胶香（二[25]两）　地骨皮（十两）　五加皮（十两）　百灵藤（十两）　松节（十两）

右件药，都细锉和匀，以水二硕，煎取五斗，与曲末，如常法同酿酒，候熟，即日饮三四盏。忌生冷、毒滑、动风物。

治丈夫妇人，骨节酸痛，行步艰难，肩背伛偻，言语謇涩，口㖞面斜，中风失音，半身不遂等疾，宜服茯苓菊花浸酒方。

白茯苓（五两）　甘菊花（二两）　山茱萸（二两）　菟丝子（三两，酒浸，三日曝干别捣为末）　肉苁蓉（二两，酒浸一宿，刮去皴皮）　栝楼根（二两）　防风（二两，去芦头）　熟干地黄（二两）　天雄（二两，炮裂，去皮脐）　牡丹（二两）　人参（一两，去芦头）　白术（一两）　牡蛎（一两，烧为粉）　黄芪（二两）　紫菀（一两，洗去苗土）　菖蒲（二两）　石斛（二[26]两，去根）　柏子仁（一升）　杜仲（二两，去粗皮，炙微黄）　蛇床仁（一两）　远志（二两，去心）　附子（二两，炮裂，去皮脐）　干姜（二两，炮裂）　赤芍药（二两）　牛膝（二两，去苗）　萆薢（二两）　狗脊（二两）　苍耳子（二两）　虎胫骨（一两，涂酥炙微黄）　鼠粘子（一两，微炒）　桔梗（一两，去芦头）　羌活（二两）　牛蒡根（二两）　枸杞子（半两）　晚蚕沙（三两，微炒）　续断（二两）

右件药，都细锉和匀，每斤药以生绢袋盛，用酒二斗，于瓷瓮中浸，密封二七日，开封。每日平旦午时近晚，各温饮一盏，常令有酒容，不可过度，每取却一盏，即添一盏，如觉酒淡药力稍减，即取滓阴干，捣罗为末，炼蜜和圆，如梧桐子大。每服空心，以温酒下三十圆。忌生冷、油腻、猪鸡肉、黏滑物。

治八风十二痹，五缓，六急，半身不遂，四肢偏枯，筋脉拘挛，肩髀疼痛，腰脊不能俯仰，胸胁膨胀，心烦目眩，耳聋，咽喉不利，或贼风所中，痛如锥刺，行人皮中，无有常处，或四肢肌体，遍有冷痹，状如风吹，并宜服茵芋浸酒方。

茵芋（一两半） 细辛（半两） 天雄（一两，炮裂，去皮脐） 汉防己（一两） 川乌头（一两半，炮裂，去皮脐） 石斛（一两，去根） 踯躅（一两，微炒） 山茱萸 柏子仁 甘草（炙微赤） 木通 桂心 秦艽（去苗） 黄芪 干姜（炮裂） 熟干地黄 莽草（微炙） 附子（炮裂，去皮脐） 杜仲（去粗皮） 芎䓖 王孙 泽泻 石南 防风（去芦头） 远志（去心） 牛膝（去苗，以上各三分）

右件药，细锉和匀，用生绢袋盛，以酒三斗，浸十日，空心温服一小盏，晚食前再服，以差为度。忌生冷、油腻、动风物。

治积年八风五注，举身亸曳[27]，不得转侧，行步跛躃，不能收摄，又暴中风，口噤失音，语不通利，四肢筋脉皆急，毒风起，流走无常处，宜服金牙浸酒方。

金牙（捣碎） 细辛 地肤子 干姜（炮裂，锉） 熟干地黄 附子（炮裂，去皮脐） 防风（去芦头） 茵芋 川椒（去目） 蒴藋根（各四两） 羌活（一斤）

右件药，细锉，以生绢袋盛，用清酒三斗，于瓷瓮中渍之，密泥封，勿泄气，春夏三四日，秋冬六七日开。每温服一小盏，常令醺醺然，此酒无毒，亦可小醉，不尽一剂，病无不愈，又令人肥健矣。

治风，及充壮血脉，益精气，明耳目，黑髭发，悦颜色，除久风湿痹，祛筋脉挛急，强腰膝，倍气力，天雄浸酒方。

天雄（三两，炮裂，去皮脐） 川椒（三两，去目） 干姜（二两，炮裂） 茵芋（三两） 附子（二两，炮裂，去皮脐） 肉桂（三两，去皴皮） 牛膝（三两，去苗） 川乌头（二两，炮裂，去皮脐） 白蔹（二两） 踯躅花（三两，微炒）

右件药，细锉，用生绢袋盛，以好酒二斗渍之，春夏五日，秋冬七日。每服一小盏，后渐渐增之。夏月恐酒酸，以油单裹瓶，悬于井中，近水即不酸也。其药滓曝干，捣细罗为散，每服，以酒调下二钱，空心及晚食前服。忌生冷、猪鸡肉、豆豉。

治风，骨节疼痛，行立不住，列节浸酒方。

列节（二两） 防风（一两，去芦头） 茵芋（一两） 黄芪（二两） 羌活（二两） 桂心（二两） 海桐皮（二两） 虎胫骨（二两，涂酥炙微黄） 牛膝（二两，去苗） 附子（二两，炮裂，去皮脐） 生干地黄（一两） 芎䓖（一两） 当归（一两） 枸杞子（一两） 白芷（一两） 败龟（一两，涂酥炙微黄） 黑豆（三[28]合，炒熟） 五加皮（一两） 酸枣仁（一两）

右件药，细锉和匀，以生绢袋盛，用好酒三斗，密封瓶头，浸经一七日后开取。每日空心，午时及夜卧热暖一小盏饮之，其酒旋旋更添，或将此酒下诸圆散亦得。忌生冷、猪鸡牛马肉。

治风及偏枯，腰膝疼痛，牛膝浸酒方。

牛膝（八两，去苗） 鼠粘子（三两，微炒） 防风（二两，去芦头） 牛蒡根（四两） 萆薢（二两） 大麻子（三合，捣碎） 晚蚕沙（三合） 枸杞子（二两） 羌活（二两） 海桐皮（二两） 秦艽（一两，去苗） 黑豆（三合，炒熟捣碎） 苍耳子（二两，捣碎） 附子（二两，炮裂，去皮脐） 五加皮（二两） 茄子根（八两） 虎胫骨（二两，涂酥炙微黄）

右件药，细锉，以生绢袋盛，用好酒三斗，密封头，浸经七日。每日空心，午时及夜临卧饮一小盏，其酒旋添，味淡即换药。忌猪鸡、毒鱼、黏滑物。

治风，五粒松叶浸酒方。

五粒松叶（三斤，十月初采） 麻黄（三两，去根节） 防风（三两，去芦头） 天雄（二[29]两，炮裂，去皮脐） 独活（三两） 秦艽（二两，去苗） 肉桂（三两，去皴皮） 牛膝（四两，去苗） 生地黄（一斤）

右件药，细锉和匀，以生绢袋盛，用好酒四斗浸之，春秋七日，冬二七日，夏五日，日满每服温一小盏，日三服。忌毒滑、动风物。

治八风十二痹，独活浸酒方。

独活（四两） 石南（四两） 防风（三两，去芦头） 茵芋 附子

（炮裂，去皮脐） 川乌头（炮裂，去皮脐） 天雄（炮裂，去皮脐） 桂心（一两半） 牛膝（去苗，以上各一两）

右件药，细锉，以生绢袋盛，用好酒二斗，渍经七日，每日随性温饮一小盏，勿令大醉，以效为度。

治风，无问新久，及偏治[30]，顽痹不仁，肢节缓急，宜服此浸酒方。

茵芋 狗脊 川乌头（炮裂，去皮脐） 天麻 附子（炮裂，去皮脐，以上各二两） 独活（二两） 踯心（一两，炒黄） 天雄（二两，炮裂，去皮脐） 牛膝（三两，去苗） 防风（三两，去芦头） 桂心（一两半）

右件药，细锉和匀，以生绢袋盛，用好酒二斗，浸十日，每服，温饮一小盏，日三服，以效为度。忌生冷、毒鱼、鸡猪鹅鸭肉。

治风，经效鼠粘根浸酒方。

鼠粘根（五斤，掘时勿令见风，密房内净洗薄切，密瓮内阴干） 防风（五两，去芦头） 附子（二两，炮裂，去皮脐） 独活（五两） 汉防己（二两） 桂心（二两） 天麻（二两） 麻黄（二两，去根节） 生地黄（八两）

右件药，细锉，用生绢袋盛，以无灰酒三斗浸之，密封，春夏七日，秋冬二七日开，每日空腹，日午夜临卧各温饮一小盏。

治风，骨髓及腰脚疼痛，行步稍难，兼风毒攻注皮肤，痒痛不知，宜服白花蛇浸酒方。

白花蛇（一条，重半斤者，去皮骨炙黄） 虎胫骨（一条，涂酥炙微黄） 当归（一两半） 芎䓖（一两半） 附子（二两，炮裂，去皮脐） 桂心（二两） 熟干地黄（二两） 防风（二两，去芦头） 山茱萸（二两） 萆薢（二两） 石斛（二两，去根） 牛膝（二两，去苗） 独活（三两） 细辛（二两） 黄芪（二两） 枳壳（一两，麸炒微去瓤） 天麻（二两） 肉苁蓉（二两半，酒浸一宿，刮去皴皮用）

右件药，细锉，以生绢袋盛，以好酒三斗，于瓷瓮子内，密封，浸七日后，随性暖饮，常令醺醺，勿令大醉，其酒旋添，酒味稍薄即换药。忌生冷、黏滑、动风物。

治风，及白癜紫癜，乌蛇浸酒方。

乌蛇（六两，酒浸去皮骨，炙微黄） 防风（二两，去芦头） 桂心

（二两）　白蒺藜（二两，炒，去刺）　天麻（三两）　五加皮（一两）　羌活（三两）　牛膝（二两，去苗）　枳壳（三两，麸炒微黄，去瓤）　熟干地黄（四两）

右件药，细锉，以生绢袋盛，以无灰酒二斗，于瓷瓮中浸，密封七日后开，每日三度，温饮一小盏，忌毒滑物、猪鸡肉。

治风，乌金浸酒方。

黑豆（二升，紧小者，炒熟捣碎）　防风（去芦头）　桂心　附子（炮裂，去皮脐）　羌活　（以上各二两）　熟干地黄（三两）　乌鸡粪（雌者，以大麻子喂，笼七日后取粪一两）

右件药，细锉和匀，入于生绢袋中，用好酒二斗，于瓷瓮子中，重汤缓火，煮候药瓮子内有香气即止。每日三度，温饮一小盏。

治风，桑枝浸酒方。

花桑枝（一斤）　垂柳枝（一斤）　槐枝（一斤）　羌活（三两）　牛膝（三两，去苗）　黑豆（一升，炒熟）　附子（三两，炮裂，去皮脐）　桂心（三两）　熟干地黄（三两）

右件药，细锉和匀，以生绢袋盛，用好酒五斗，浸经七日后，每日食前后，任性暖饮一二小盏，不得令过度，但醺醺然长有酒气为妙。忌生冷、毒鱼、猪肉。

治一切风，牛蒡子浸酒方。

牛蒡子　牛膝（去苗）　生地黄　枸杞子　干桑椹　大麻子　（以上各半斤）

右件药，细锉，用生绢袋盛，以无灰酒三斗浸之，春夏七日，秋冬二七日开。每饮一小盏，常以酒气相继，日三五度饮之。忌生冷、毒滑、动风物。

治风，百灵藤酿酒方。

百灵藤（十斤，以水一石煎取三斗）　神曲（九两，微炒黄色捣末）　糯米（三斗，炊作饭）

右候饭冷，即熟揉曲末入饭中，并药汁，同入于瓮中，一如酝酒法，经三五日，看沫尽，即更炊一斗糯米饭，候冷，投入瓮中，即熟澄清，更三日后，每日不计早晚，温饮一小盏，服后，觉浑身汗出为效。

治风，立有奇效，天蓼木浸酒方。

天蓼木（一斤，去皮，细锉）

右以生绢袋盛，以好酒二斗，浸之，春夏七日，秋冬二七日即开。每日空心，日中初夜，各温饮一小盏，老小临时加减，如若长服，只可每朝一盏。

治风，附子浸酒方。

附子（半斤，大者，炮裂，去皮脐）

右细锉，以生绢袋盛，用好酒一斗，于瓷瓶中，密封浸七日。每服，温饮一小盏，日再服，以差为度。

治风，口偏眼急，枳壳浸酒方。

枳壳（刮取上面青末，三斤）

右以微火炒去湿气，以酒二斗浸之，其药瓶常令近火，微暖，令药味得出，七日后，随性饮之。

治风腰脚疼痛通用浸酒药诸方

治风，腰脚疼痛，及皮肤不仁，筋脉挛急，宜服牛膝浸酒方。

牛膝（去苗）　菖蒲　酸枣仁（微炒）　芎䓖　石斛（去根）　仙灵脾　赤箭　虎胫骨（涂酥，炙微黄）　桂心　附子（炮裂，去皮脐）　萆薢　（以上各三两）

右件药，细锉，以生绢袋盛，用好酒二斗，于瓷瓶中浸，密封，经七日后开取。每温饮一盏，常令醺醺，不得大醉，酒尽更添，以药味薄即换之。忌生冷、毒滑物。

治腰脚风毒攻注疼痛，萆薢浸酒方。

萆薢（三两）　防风（二两，去芦头）　牛膝（三两，去苗）　独活（二两）　芎䓖（二两）　山茱萸（二两）　当归（二两）　酸枣仁（二两，微炒）　大麻仁（五两）　石斛（三两，去根）　桂心（二两）　熟干地黄（三两）

右件药，细锉，以生绢袋盛，用好酒二斗，于瓷瓶中浸，密封七日后开取。每日三五度，温饮一盏，常令醺醺，无至大醉。

治风冷气攻腰脚行立无力，石斛浸酒方。

石斛（五[31]两，去根） 牛膝（五两，去苗） 五加皮（二两） 羌活（二两） 防风（二两，去芦头） 附子（三两，炮裂，去皮脐） 天麻（三两） 海桐皮（二两） 木香（二两） 桂心（二两） 虎胫骨（五两，涂酥炙令微黄） 芎䓖（二两） 甘菊花（二两） 川椒（二两，去目及闭口者）

右件药，细锉，以生绢袋盛，用好酒三斗，以瓷瓮子盛，密封头，浸经七日后开取。每日三度温饮一小盏，每取却一盏，即添一盏，直候药味稍薄，即更换之。

治风气攻注，腰脚骨髓疼痛，宜服虎骨浸酒方。

虎胫骨（半斤，涂酥炙微黄） 熟干地黄（二两） 石斛（去根） 独活 防风（去芦头） 牛膝（去苗） 丹参 桂心 当归 萆薢 芎䓖 酸枣仁（微炒） 山茱萸 仙灵脾 五加皮 附子（炮裂，去皮脐） 骨碎补（去毛） 川椒（去目及闭口者，微炒去汗） 白蒺藜（微炒去刺，以上各一两） 乌蛇（一条，重半斤者，酒浸去皮骨，涂酥炙微黄）

右件药，细锉，以生绢袋盛，以好酒三斗，于瓷瓮中浸之，密封经七日后，每日空心，日午近晚各温饮一盏，常令醺醺，以差为度。忌生冷、油腻、猪鸡、黏滑物。

治风冷，腰脚疼痛，屈伸不得，杜仲浸酒方。

杜仲（去粗皮，炙微黄） 蛇床子 当归 芎䓖 干姜（炮裂） 秦艽（去苗） 附子（炮裂，去皮脐） 石斛（去根） 桂心 细辛 茵芋 川椒（去目及闭口者，微炒去汗） 天雄（炮裂，去皮脐） 防风（去芦头） 独活 （以上各二两）

右件药，细锉，以生绢袋盛，用好酒三斗，于瓷瓶中浸之，七日后开。每温饮一小盏，常令醺醺，不得大醉。酒尽，其药滓晒干，捣细罗为散，每服，以温酒调下二钱。

治风，腰膝疼痛，仙灵脾浸酒方。

仙灵脾（三两） 桂心 防风（去芦头） 虎胫骨（涂酥，炙微黄） 羌活 萆薢 芎䓖 生干地黄 海桐皮 牛膝（去苗） 骨碎补（去毛） 附子（炮裂，去皮脐，以上各二两）

右件药，并细锉，用生绢袋盛，以清酒二斗，于瓷瓶中浸，密封经五日后取，随性饮之，酒少旋添，候药味薄，即再合，以差为度。忌生冷、毒滑、鱼肉。

治风气，暖脏腑，利脚膝上疼痛，酸枣仁浸酒方。

酸枣仁（三两，微炒） 羌活（二两） 牛膝（二两，去苗） 山茱萸（二两） 桂心（二两） 仙灵脾（二两） 萆薢（二两） 芎䓖（二两） 天麻（二两） 肉苁蓉（二两，刮去皴皮） 虎胫骨（三两，涂酥，炙微黄） 生干地黄（三两） 甘菊花（一两半） 天雄（二两，炮裂，去皮脐） 桑寄生（一两半）

右件药，细锉，以生绢袋盛，用好酒三斗，于净瓷瓶中浸，密封瓶口，五日后开取，每日三五度，温饮一盏，常令醺醺。瓶中酒少，旋更添之，候药无味，即便修合，以差为度。忌毒滑物。

治风毒攻注，腰脚骨髓疼痛，皮肤冷痹，筋脉拘挛，屈伸不得，宜服茄子根浸酒方。

茄子根（二斤，洗令净晒干） 苍耳子（一升，微炒捣碎） 鼠粘子（一升，微炒捣碎） 牛膝（一斤，去苗） 牛蒡根（一斤） 防风（三两，去芦头） 萆薢（二两） 桂心（二两） 羌活（二两） 秦艽（二两，去苗） 附子（一两，炮裂，去皮脐） 晚蚕沙（半升[32]） 败龟（二两） 大麻仁（一升） 虎胫骨[33]（涂酥，炙微黄） 枸杞子（一升，半蒸，半升微炒[34]）

右件药，细锉，用生绢袋盛，以无灰酒五斗浸之，封闭勿令透气，经十日后开取，开时不得面向瓶口，每日空腹，午时近夜各温饮一盏，常令醺醺为妙。忌毒滑、鱼肉、动风物。

治风毒气攻腰脚，连骨髓，日夜疼痛，五加皮浸酒方。

五加皮（三两） 枳壳（一两，麸炒微黄，去瓤） 独活（二两） 地骨皮（二两） 防风（一两，去芦头） 丹参（一两半） 熟干地黄（三两） 牛膝（二两，去苗） 乌喙（二两，炮裂，去皮脐） 干姜（一两，炮裂，锉） 石南叶（二两） 虎胫骨（五两，涂酥，炙微黄）

右件药，细锉，以生绢袋盛，用清酒二斗，于瓷瓶中浸，密封七日后开，每日三五度，温饮一小盏，常令醺醺，以差为度。

治风虚久冷，腰脚疼痛，食少羸瘦，颜色萎瘁，行立无力，菊花浸酒方。

甘菊花（四两） 杜仲（四两，去粗皮，炙微黄） 当归（二两） 石斛（二两，去根） 黄芪（二两） 肉苁蓉（二两，炮裂，去皮脐） 桂心（二两） 防风（二两，去芦头） 附子（二两，炮裂，去皮脐） 萆薢（二两） 独活（二两） 钟乳粉（四两） 白茯苓（二两） 山萸肉（二两）

右件药，细锉，以生绢袋盛，用好酒二斗，于瓷瓶中浸，密封，春夏七日，秋冬二七日后开取，每日三四度，温饮一小盏。

治风毒流入脚膝疼痛，行立不得，海桐皮浸酒方。

海桐皮 五加皮 独活 防风（去芦头） 干蝎（生用） 杜仲（去皴皮，炙微黄） 酸枣仁（微炒） 桂心 侧子（炮裂，去皮脐） 薏苡仁（各一两） 生干地黄（三两）

右件药，锉如豆大。用生绢袋盛，以好酒二斗，于瓷瓶中浸，密封，秋夏七日，春冬二七日开取，每日不计时候，温饮一小盏子。

治风，腰脚疼痛，宜服此浸酒方。

杜仲（八两，去皴皮，炙微黄色） 石南（三两） 羌活（三两） 防风（二两，去芦头） 附子（三两，炮裂，去皮脐） 牛膝（三两，去苗）

右件药，细锉，以生绢袋盛，用好酒三斗，于瓷瓶中浸，七日后开取，每日三四度，饮一盏。

治风毒攻，脚膝痛疼，不能屈伸，及历节风等方。

牛膝（三两，去苗） 虎胫骨（三两，涂酥炙微黄） 羚羊角屑（三两） 松节（三两） 枳壳（三两，麸炒微黄，去瓤）

右件药，细锉，以生绢袋盛，用好酒二斗，于瓷瓶中浸，密封，春夏七日，秋冬二七日后开取，每日三四度，温饮一中盏，其酒旋添，药味稍薄即换之。

治毒风攻注，骨髓疼痛，日夜不可忍，宜服此浸酒方。

虎骨（一两，涂酥炙微黄）

右捣碎，以生绢袋盛，以清酒三斗，于瓷瓶中浸，密封，春夏七日，秋冬二七日后开取，每日随性稍稍饮之，其酒旋取旋添，以差为度。

治一切风通用摩风膏药诸方

治一切风毒，筋急，肿硬疼痛，摩风膏方。

野驼脂　腊月猪脂　狗脂　鹅脂

以上各二两，一处细切，用清油一斤，于锅子内同煎化尽，滤去滓。

桂心（半两）　没药（半两）　骐驎[35]竭（半两）　白芷（半两）　白附子（半两，生用）　附子（半两，生用）　天麻（半两）　吴茱萸（半两）　青盐（半两）　马牙消（一分）　川朴硝（一分）

右件药，捣罗为末，入在油锅子内，用慢火，从卯时熬至巳时已来，入黄蜡六两，消尽蜡，倾在合内，入麝香一分、雄黄半两、腻粉半两，三味一处，烂研，入在药合内，用柳枝子搅令匀，每有患者，频摩之，立效。

治风顽痹，腰脚不遂，四肢拘挛，并马坠疼痛不可忍，及白癜诸疮，兼脚气等，乌头摩风膏方。

乌头　附子（并生用）　当归（各二两）　羌活　细辛　桂心　防风（去芦头）　白术　川椒　吴茱萸（各一两）　猪脂（一斤，腊月者，若半得驼脂尤好，去脂膜煎脂化，去滓放冷）

右件药，并细切如大豆，以头醋微淹之，经一宿，煎猪脂化，去滓，内药缓火煎之，候附子黄色，即膏成，收瓷盒中。有患者频取摩之，宜用衣裹，切避风冷。

治风毒流注，骨节疼痛，筋脉挛急，宜用摩风白芷膏方。

白芷（半两）　防风（半两，去芦头）　附子（半两，去皮脐）　白芍药（半两）　当归（半两）　川椒（半两，去目）　羌活（半两）　独活（半两）　藁本（半两）　川乌头（半两，去皮脐）　细辛（半两）　生姜（五两）　白僵蚕（半两）　黄蜡（五两）　猪脂（一斤半，水浸三宿，逐日二换）

右件药，都细锉，先煎猪脂去滓，入诸药，煎白芷色焦赤，以绵滤去滓，澄清，拭铛令净，慢火熬，入蜡消为度，用瓷盒盛。每取少许于火畔熁手摩之。

治一切痛风，摩风膏方。

当归（三两）　白芷（一两）　附子（三两，生，去皮脐）　细辛（二两）　桂心（一两）　天雄（三两，生，去皮脐）　干姜（二两）　芎䓖（二两）　川乌头（二两，生，去皮脐）　朱砂（一两，细研）　雄黄（二两，细研）　醋（三升）　松脂（半斤）　生地黄（三斤，捣绞取汁）　猪脂（五斤，炼成者）

右件药，细锉，以地黄汁及醋，浸一宿，漉出，入猪脂中，慢火煎之，候白芷色黄，即膏成，绵滤去滓，入丹砂、雄黄及松脂等，以柳木篦搅令匀，于瓷器中盛。每取少许摩于病上，如胁下聚如杯者，摩及涂之即差，又面目黧[36]黑，消瘦，是心腹积冷，酒调半匙，日三服，病无不愈。合时勿令妇人、鸡犬、小儿见之。

治风，身体痛痹，头风目眩，伤风项强，耳鼻俱塞，摩风神验膏方。

硫黄（三两，细研）　雄黄（三两，细研）　朱砂（三两，细研）　附子（四两，生，去皮脐）　天雄（四两，生，去皮脐）　人参（三两，去芦头）　当归（三两）　细辛（三两）　防风（三两，去芦头）　白芷（三[37]两）　桂心（三两）　干姜（三两）　芎䓖（三两）　川椒（三两，去目及闭口者）　独活（三两）　菖蒲（三两）　川大黄（三两）　藁本（三两）　白术（三两）　吴茱萸（三两）　松脂（半斤，后入）

右件药，细锉，以酒浸一复时，然后别取生地黄半斤，捣绞取汁，同入猪脂中，以慢火煎之，取药味尽为度，以绵滤去滓，后下松脂、雄黄、硫黄、朱砂等，以柳枝不住手搅，至膏凝，收于瓷合中。病在内即以酒服弹子大，病在外即取弹子大，热炙手摩之。

治风毒，积年，四肢挛急，肌肉顽痹，气脉不宣通，腹中百病，不以老少，宜用神验摩风毒膏方。

牛膝（去苗）　赤芍药　当归　白术　白芷　川椒（去目）　厚朴（去粗皮）　雷圆　半夏　桔梗（去芦头）　细辛　吴茱萸　附子（生，去皮脐）　木香　大腹皮　槟榔　（以上各一两）　酥（二两）　野驼脂　野猪脂（各[38]五两）

右件药，细锉，以酒浸一宿，先煎猪脂，然后入诸药，从平明[39]至日入，以慢火煎之，其膏即成，以绵滤去滓，却入铛中，然下酥，并驼脂，待稍冷，收于瓷器中，每取如枣大，于患处摩之，仍须避风。若腹中有痛，即以酒化如弹子大，空心服之。

治痛风，及白虎风，脚膝筋脉不利，挛痛抽掣，鬼疰贼风，并骨髓疼痛，雄黄摩风膏方。

雄黄（半两，细研） 硫黄（二两，细研） 朱砂（半两，细研） 鬼箭羽 犀角屑 侧子（生，去皮脐） 羚羊角屑 鹿角胶 附子（生，去皮脐） 踯躅 川乌头（生，去皮脐） 木香 汉防己 牛膝（去苗） 细辛 （以上各二两） 虎胫骨（六两） 石斛（去根） 败龟 菖蒲（以上各五两） 熟干地黄 沙参（去芦头） 薯蓣 巴戟 芎䓖 续断 杜若 当归 秦艽（去苗） 狗脊 萆薢 茵芋 白蔹 桂心 杜仲（去粗皮） 川椒（去目） 天雄（生，去皮脐，以上各一两）

右件药，细锉，以炼了腊月猪脂六斤，内铛中，同诸药，以文火煎，自早至午，候药味尽，用新布绞去滓，更以绵滤，净拭铛，更煎炼，然入硫黄、雄黄、朱砂等，以柳木篦搅令匀，候凝，收于瓷器中，但有痛处，先用膏摩三二百遍，后涂膏于故帛上贴之，如内有风毒，即空心，以温酒下如弹子大。

治风痛，及皮肤不仁，筋脉拘急，乌头摩风膏方。

川乌头（生，去皮脐） 防风（去芦头） 桂心 白芷 藁本 川椒（去目） 吴茱萸 白术 细辛 芎䓖 白附子 藜芦 莽草 羌活（以上各半两） 黄蜡（五两） 炼了猪脂（一斤） 生姜（三两）

右件药，细锉，先以猪脂内铛中煎之，次入诸药，煎令白芷色黄，候药味出尽，以新布绞去滓，更以绵滤过，拭铛令净，重入膏于铛中，慢火熬之，次下黄蜡令消，去火待稍凝，收于瓷器中，每有痛处，于火边熁手，承[39]热取膏摩之，一二百遍，以手涩为度。

治风，肢节多疼，肌肉顽痹，或遍体疮癣，或瘾疹风瘙，宜用踯躅摩风膏方。

踯躅花 羌活 防风（去芦头） 芎䓖 杏仁（汤浸，去皮） 细辛 当归 （以上各一两） 白蔹 白及 白芷 丹参 苦参 玄参 桂心 附子（去皮脐） 川乌头（去皮脐） 皂荚（去黑皮） 汉椒（去目） 莽草 川大黄 （以上各半两）

右件药，细锉，以米醋一升，拌令匀，湿经三宿后，以慢火炒令干，用腊月猪脂二斤，以慢火同煎一日，候药味出尽，以新布绞去滓，更以绵滤过，再入铛中煎，以柳木篦不住手搅成膏，候凝，收于瓷盒中。每取一弹子大，摩于病上，如腊月煎之，经久不坏也。

治风，身体疼痛，手足顽麻，及伤寒身强，并用乌头摩风膏方。

川乌头（五两，生，去皮脐） 野葛（一斤） 莽草（一斤）

右件药，细锉，用酒拌匀，经三日，以猪脂五斤，与前药内铛中，以草火煎之，以乌头色焦黄为度，用绵滤去滓，收于瓷器中盛，或有患者，近火摩三二千遍。

治一切风攻手足疼痛通用淋蘸诸方

治风毒攻手足疼痛，或有赤肿，皮肤不仁，桑枝汤淋蘸方。

桑枝 柳枝 椒枝 杉木 槐枝 （以上各一斤，细锉） 白矾（三两） 盐（三两）

右件药，以水三斗，煎取一斗五升，滤去滓，入白矾及盐，搅令冷热得所，淋洗痛处，汤冷更暖过用之。

治风毒攻手足，疼痹赤肿，行立不得，皮肤如小虫行，羊桃淋蘸方。

羊桃 蒴藋 白蒺藜 苍耳 海桐皮 柳树蠹（末） 商陆 蓖麻茎叶 水荭 （以上各一斤）

右件药，细锉，以水五斗，煎至二斗，去滓，看冷热，淋蘸痛处。

治风，手足疼痛，皮肤瘙痒，露蜂房淋蘸方。

露蜂房 水荭 茵芋 附子（生，去皮脐，以上各二两） 蒴藋（一两） 川椒（一两，去目）

右件药，细锉，以水五斗，煎至二斗，去滓，淋蘸痛处。

治风毒攻，手足疼痛，五枝淋蘸方。

槐枝 柳枝 桑枝 椒枝 吴茱萸枝 （以上各一斤）

右件药，细锉，以水五斗，煎至二斗，去滓，稍热避风，淋蘸三五度，差。

治风毒攻手足疼痛，或攻皮肤浮肿，附子汤淋蘸方。

附子（五两，生，去皮脐）　生姜（五两）

右件药，细锉，以水二斗，煮三二十沸，去滓，稍热避风，淋蘸，余滓更煎用之。

治风毒攻手足，疼痛顽麻，川乌头汤。

川乌头（五两）　汉椒（二两）　生姜（五两）

右件药，细锉，以水二斗，煎至一斗，去滓，入盐二两，频频淋蘸，以差为度。

又方。

蓖麻茎叶（二斤）　椒枝（一斤）

右件药，细锉，以水二斗，煎取一斗，去滓，看冷热，避风淋蘸。

又方。

蒴藋（二斤，细锉）

右以水一斗，煮五七沸，去滓，避风淋蘸。

又方。

猪椒根（二斤，细锉）

右以水一斗，煮五七沸，去滓，避风淋蘸。

又方。

葱白（一斤）　川椒（二两）

右以水一斗，煎五七沸，去滓，避风淋蘸。

又方。

白杨树皮（三斤，细锉）

右以水二斗，煮取一斗，去滓，稍热淋蘸。

又方。

桑枝（一斤）　槐枝[40]（一斤）

右件药，细锉，以水一斗，煮五七沸，去滓，避风淋蘸。

又方。

赤小豆（二斤）　盐（二两）

右件药，以水一斗，煮熟，去滓淋蘸。

【校注】

① 宣：抄本作“宜”。

② 鼎：抄本作“醋”，义长可从。

③ 二：抄本作“三”。

④ 绢：其下抄本有“袋”字。

⑤ 铅霜：底本脱“铅霜”二字，据抄本补出。

⑥ 衮：多作“滚”。

⑦ 黑：抄本作“墨”，义胜。

⑧ 玄英丹：抄本作“雄荚丹”。

⑨ 酒拌，炒令黄：抄本作“汤炒令黄”。

⑩ 一两，酒浸，炙微黄：此七字底本脱，据人卫本补。

⑪ 焙：抄本作“炮”，义胜。

⑫ 猎：抄本作“猪”，义长可从。

⑬ 片：抄本作“斤”。

⑭ 三：抄本作“二”。

⑮ 入白蜜五合相和：抄本作“入白矾五合相和”。

⑯ 然：其下抄本有“后”字，此处疑脱。

⑰ 二：抄本作“三”。

⑱ 非：抄本作“无”，义长可从。

⑲ 焙：抄本作“倍”，义长可从。

⑳ 免令：底本无“免令”二字，据抄本补出。

㉑ 醭：醋或酱油等表面上长的白色霉。

㉒ 三：抄本作“二”。

㉓ 渍：抄本作“清”，义胜。

㉔ 三：抄本作“二”。

㉕ 二：抄本作“一”。

㉖ 二：抄本作“一”。

㉗ 亸（duǒ 朵）曳：筋脉弛缓无力。

㉘ 三：抄本作“半”。

㉙ 二：抄本作“一”。

㉚ 治：抄本作“枯”，义长可从。

㉛ 五：抄本作“二”。

㉜ 升：抄本作“斤”。

㉝ 虎胫骨：其下诸本皆无用量，疑有脱文，待考。

㉞ 一升，半蒸，半升微炒：此八字底本无，据抄本补。

㉟ 骐驎：即麒麟。

㊱ 釐：抄本作“黧”，义长可从。

㊲ 三：抄本作“二”。

㊳ 各：底本无“各”字，据人卫本补。

㊴ 明：抄本作“旦”义长可从。

㊵ 承：通“乘”，趁着。

㊶ 槐枝：抄本作“杨枝”。

卷第二十六

治肝劳诸方

夫五劳者，其源从脏腑所起也。鼓生死之浮沉，动百病之虚实，逆于阴阳，伤于荣卫，皆因劳瘠而生，故曰五劳也。肝劳病者，补心气以益之，心王则感肝矣，人逆春气，则足少阳不生，而肝气内变，顺之则疗，逆之则乱，反顺为逆，是谓关格，病则生矣。所以，肝怒不止则伤精，精伤则面黧色，青盲而无所见，毛悴色夭者，死于秋也。

治肝劳虚热，两目赤涩，烦闷宛转，热气壅滞，胸里炎炎，宜服泻肝除热柴胡散方。

柴胡（一两，去芦头）　赤茯苓（一两）　羚羊角屑（一两）　细辛（一两）　麦门冬（一两，去心）　决明子（一两）　栀子仁（一两）　子芩（一两）　车前子（一两）　石膏（四两）　甘草（半两，炙微赤，锉）

右件药，捣筛为散。每服四钱，以水一中盏，入竹叶二七片，煎至六分，去滓，食后温服。忌炙煿、热面。

治肝劳，虚寒胁痛，胀满气急，眼昏不思饮食，宜服鳖甲散方。

鳖甲（二两，涂醋炙令黄，去裙襴）　五味子（一两）　槟榔（一两）　赤茯苓（一两半）　桔梗（一两，去芦头）　陈橘皮（一两，汤浸去白瓤，焙）　桂心（一两）　白术（一两半）　柴胡（一两，去苗）　甘草（一两，炙微赤，锉）　半夏（三分，汤洗七遍，去滑）

右件药，捣筛为散。每服三钱，以水一中盏，入生姜半分，煎至六分，去滓，食前温服。忌饴糖、羊肉、苋菜。

治肝脏风劳，两胁虚满，筋脉拘急，不得喘息，四肢烦疼，头目不利，体多青色，宜服防风散方。

防风（一两，去芦头） 细辛（一两） 赤茯苓（一两） 柏子仁（一两） 桃仁（一两，汤浸去皮尖双仁，麸炒微黄） 桂心（一两） 枳实（半两，麸炒微黄） 赤芍药（一两） 山茱萸（二两） 甘草（半两，炙微赤，锉） 酸枣仁（二两，微炒） 鳖甲（二两，涂醋炙令黄，去裙襕）

右件药，捣粗罗为散。每服三钱，以水一中盏，入生姜半分，煎至六分，去滓，食前温服。

治肝劳实热，多怒，精神不守，恐畏，不能独卧，目视不明，胸中满闷，宜服半夏散方。

半夏（一两，汤洗七遍，去滑） 前胡（一两，去芦头） 人参（三分，去芦头） 赤芍药（二分） 枳实（三分，麸炒微黄） 细辛（三分） 杏仁（三分，汤浸去皮尖双仁，麸炒微黄） 甘草（半两，炙微赤，锉） 麦门冬（一两半，去心，焙）

右件药，捣粗罗为散。每服三钱，以水一中盏，入生姜半分，煎至六分，去滓，空腹温服，晚食前再服。忌饴糖、羊肉、生菜。

治肝劳热，恐畏不安，精神闷怒，不能独卧，志气错乱，宜服白茯苓圆方。

白茯苓（一两） 白龙骨（一两） 远志（一两，去心） 防风（一两，去芦头） 人参（一两，去芦头） 柏子仁（一两） 牡蛎（二两，烧为粉） 犀角屑（一两） 生干地黄（一两）

右件药，捣罗为末，入枣肉二两，炼蜜相和捣三二百杵，圆如梧桐子大。每日空腹，以粥饮下三十圆，晚食前再服。

治肝脏风劳，筋脉拘急，头目不利，腰膝冷疼，四肢羸瘦，宜服羌活圆方。

羌活（一两半） 茯神（一两） 五加皮（一两） 鹿茸（一两，去毛，涂酥，炙令黄） 防风（一两，去芦头） 牛膝（一两，去苗） 桂心（一两） 五味子（一两） 熟干地黄（一两） 生干地黄（一两） 菟丝子（一两，酒浸一宿，焙干，别捣为末） 柏子仁（一两） 酸枣仁（一两） 山茱萸（一两） 巴戟（一两）

右件药，捣罗为末，炼蜜和捣三五百杵，圆如梧桐子大。每日空心，温酒下四十圆，晚食前再服。

治肝脏风劳，头眩多忘，忧恚不足，面目青黄，宜服生干地黄圆方。

生干地黄（一两） 防风（一两，去芦头） 薯蓣（一两） 茯神（一两） 山茱萸（一两） 桂心（一两） 天雄（一两，炮裂，去皮脐） 远志（一两，去心） 柏子仁（一两） 川椒（一两，去目及闭口者，微炒，去汗） 细辛（一两） 枳实（一两，麸炒微黄） 甘菊花（一两） 甘草（三分，炙微赤，锉）

右件药，捣罗为末，炼蜜和捣三五百杵，圆如梧桐子大。每服食前，以温酒下二十圆。

治肝劳，肢节疼痛，筋脉挛缩，宜服虎骨浸酒方。

虎胫骨（五两，涂酥炙令黄） 羚羊角屑（一两） 酸枣仁（一两，微炒） 猪椒根（一两） 五加皮（二两） 枳实（一两，麸炒微黄） 丹参（一两） 芎䓖（一两） 桂心（一两） 地骨皮（一两） 生干地黄[①]

右件药，细锉，以生绢袋盛，用清酒一斗五升渍之，经七日后，每于食前，暖饮一盏。

治肝劳，或生长虫，恐畏不安，眼中赤脉，宜服此方。

鸡子（五枚，去黄） 吴茱萸根（三两，东引者，锉捣为末） 蜡（三两） 粳米粉（一合）

右件药，将茱萸根末，与米粉和令匀，于铜器中，以鸡子及镕蜡和圆，如小豆大。每服空腹，以粥饮下二十圆，虫当自下。

治心劳诸方

夫心劳病者，补脾气以益之，脾王则感心矣，人逆夏气，则手太阳不长，心气内动，顺之则生，逆之则死，后顺为逆，是谓关格，病则生矣。心主窍，窍主耳，心气通于肾，故心病则耳枯燥而鸣，不能耳远，毛焦色夭者，死于[②]冬也。

治心劳热，口疮，心烦腹满，小肠不利，宜服大黄散方。

川大黄（一两，锉碎，微炒）　泽泻（一两）　黄芩（一两）　栀子仁（一两）　柴胡（一两，去苗）　羚羊角屑（一两）　石膏（二两）　甘草（一两，炙微赤，锉）　木通（一两，锉）

右件药，捣粗罗为散。每服四钱，以水一中盏，入淡竹叶二七片，煎至六分，去滓，食前温服。忌炙爆、热面、生菜。

治心劳实热，皮毛干焦，色无润泽，心神不安，宜服茯神散方。

茯神（一两）　木通（一两，锉）　川升麻（一两）　犀角屑（半两）　赤石脂（一两）　远志（一两，去心）　麦门冬（一两半，去心，焙）　桂心（半两）　甘草（半两，炙微赤，锉）

右件药，捣粗罗为散。每服四钱，以水一中盏，入竹茹一分，煎至六分，去滓，食后温服。

治心劳热，心气通于肾，开窍在耳，若心病则耳枯燥而鸣，则不能听远，宜服磁石散方。

磁石（二两，捣碎，水淘去赤汁）　赤茯苓（一两）　木通（一两，锉）　人参（一两，去芦头）　羚羊角屑（一两）　赤石脂（一两）　菖蒲（一两）　远志（一两，去心）　麦门冬（一两半，去心，焙）

右件药，捣粗罗为散。每服四钱，以水一中盏，入竹叶二七片，煎至六分，去滓，每于食前温服。

治心劳实热，多惊，梦中恐畏不安，宜服人参散方。

人参（一两，去芦头）　石膏（五[③]两）　沙参（一两，去芦头）　茯神（一两半）　赤芍药（一两）　栀子仁（半两）　赤石脂（一两）　犀角屑（半两）　紫菀（一两，洗去苗土）　远志（半两，去心）　甘草（半两，炙微赤，锉）

右件药，捣筛为散。每服五钱，以水一大盏，煎至六分，去滓，入竹沥半合、生地黄汁半合搅匀，食后分温三服。

治心劳实，好笑，四肢烦热，石膏饮子方。

石膏（四两，捣碎）　茯神（一两）　犀角屑（一两）　川芒硝（一两）　栀子仁（一两半）　生地黄（切三大合）　甘草（半两，炙微赤，锉）　赤小豆（一合）

右件药，细锉和匀，每服半两，以水一大盏，煎至五分，去滓，入堇竹沥半合，更煎一沸，不计时候温服。

治心虚，劳损羸瘦，四肢无力，心神昏闷，除寒热，利腰脚，充肌肤，益气力，宜服远志散方。

远志（一两，去心）　白术（一两）　肉桂（一两半，去皴皮）　人参（一两，去芦头）　鳖甲（一两半，涂醋，炙令黄，去裙襕）　天门冬（一两半，去心，焙）　杜仲（一两，去粗皮，微炙令黄，锉）　川椒（一两，去目及闭口者，微炒去汗）　牛膝（一两，去苗）　白茯苓（一两）　薯蓣（一两）　山茱萸（一两）　柏子仁（一两）　生干地黄（一两）　石斛（一两，去根，锉）　黄芪（一两，锉）　甘草（半两，炙微赤，锉）

右件药，捣细罗为散。每服一钱，以温酒调下，空心及晚食前服。忌鲤鱼、苋菜。

治心劳，或风热，心神不安，少得睡卧，宜服犀角散方。

犀角屑（一两）　远志（三分，去心）　麦门冬（一两半，去心，焙）　桃花（三分）　酸枣仁（三分，微炒）　黄芪（三分，锉）　地骨皮（一两）　真珠末（半两）　石膏（二两）　川升麻（一两）　葳蕤（一两）　甘草（半两，炙微赤，锉）

右件药，捣细罗为散。每服食后，以温酒调下三钱。

治心劳热伤，心有长虫，名[4]虫长一尺，贯周心为病，宜服此方。

雷圆（一两）　狼牙（一两）　陈橘皮（一两，汤浸去白瓤，焙）　贯众（一两）　桃仁（一两，汤浸去皮尖双仁，麸炒微黄）　芜荑（一两）　青葙子（一两）　蜀漆（一两）　白僵蚕（三七枚，微炒）　桃白皮（一两，锉）　吴茱萸根（一两，锉）　乱发灰（三分）

右件药，捣罗为末，炼蜜和捣三二百杵，圆如梧桐子大。每服空腹，以粥饮下三十圆，以虫下为度。

治脾劳诸方

夫脾劳病者，补肺气以益之，肺王则感脾矣，是以圣人，春夏养阳，秋冬养阴，以顺其根矣，则太阴阳明为根，逆其根者，则伐其本，阴阳四时者，万物之始终也。

治脾劳，四肢羸瘦，腹中冷痛，不能饮食，人参散方。

人参（半两，去芦头） 白茯苓（三分） 芎䓖（半两） 厚朴（三分，去粗皮，涂生姜汁，炙令香熟） 枳壳（半两，麸炒微黄，去瓤） 麦蘖（半两，微炒） 吴茱萸（一分，汤浸七遍，焙干，微炒） 陈橘皮（半两，汤浸，去白瓤，焙） 诃黎勒（一两，煨，用皮） 木香（半两） 草豆蔻（三分，去皮）

右件药，捣粗罗为散。每服四钱，以水一中盏，入生姜半分、枣三枚，煎至六分，去滓，食前温服。忌生冷、油腻。

治脾劳，胃寒呕逆，脐下疞痛，宜服丁香散方。

丁香（半两） 木香（半两） 桂心（半两） 白术（半两） 人参（半两，去芦头） 当归（半两） 白茯苓（半两） 附子（半两，炮裂，去皮脐） 沉香（半两） 鳖甲（一两，涂醋，炙令黄，去裙襕） 青橘皮（半两，汤浸，去白瓤，焙）

右件药，捣筛为散。每服三钱，以水一中盏，入生姜半分，煎至六分，去滓，食前温服。忌醋物、苋菜。

治脾劳，四肢疼痛，不思饮食，宜服鳖甲散方。

鳖甲（一两，涂醋炙令黄，去裙襕） 人参（三分，去芦头） 赤芍药（半两） 当归（半两） 黄芪（一两，锉） 赤茯苓（半两） 柴胡（一两，去苗） 白术（半两） 芎䓖（半两） 木香（半两） 甘草（一分，炙微赤，锉）

右件药，捣粗罗为散。每服四钱，以水一中盏，入生姜半分，煎至六分，去滓，食前温服。忌苋菜。

治脾劳实，四肢不举，五脏不调，胀满气急，半夏散方。

半夏（一两，汤浸七遍去滑） 白术（二两） 赤茯苓（一两） 鳖甲（二两，涂醋炙令黄，去裙襕） 杏仁（一两，汤浸去皮尖双仁，麸炒微黄） 陈橘皮（二两，汤浸，去白瓤，焙） 赤芍药（一两） 柴胡（一两，去苗） 大腹皮（二两，锉） 枳壳（一两，麸炒微黄，去瓤） 木香（一两） 诃黎勒（一两半，煨用皮）

右件药，捣粗罗为散。每服四钱，以水一中盏，入生姜半分、枣三枚，煎至六分，去滓，食前温服。忌饴糖、苋菜。

治脾劳，壅热，身体眼目唇口悉黄，舌干，咽喉痛，不能咽唾，宜服生干地黄散方。

生干地黄（二两） 川升麻（一两） 柴胡（三两，去苗） 射干（一两） 子芩（一两） 茵陈（一两） 犀角屑（一两） 麦门冬（一两，去心） 桔梗（一两，去芦头） 栀子仁（一两） 葳蕤（一两） 甘草（一两，炙微赤，锉）

右件药，捣筛为散。每服四钱，以水一中盏，煎至六分，去滓，入蜜一匙，更煎一沸，放温食后服之。

治脾劳，胃中虚冷，饮食不消，腹胁胀满，忧恚不乐，白术散方。

白术（三分） 白茯苓（二两） 桂心（三分） 厚朴（二两，去粗皮，涂生姜汁，炙令香熟） 陈曲（三分，微炒黄色） 草豆蔻（一两，去皮） 大麦糵（一两，微炒令黄） 木香（一两） 吴茱萸（三分，汤浸七遍，焙干，微炒） 陈橘皮（一两，汤浸去白瓤，焙） 人参（二两，去芦头） 槟榔（一两）

右件药，捣细罗为散。每服食前，以温酒调下二钱。

治脾劳虚冷，大肠滑泄，不思饮食，口舌生疮，四肢无力，日渐羸弱，宜服拌肝散方。

茵陈（一两） 犀角屑（半两） 石斛（半两，去根，锉） 白术（三分） 赤芍药（半两） 柴胡（三分，去苗） 缩砂（半两，去皮） 人参（三分，去芦头） 桔梗（三分，去芦头） 防风（半两，去芦头） 肉桂（三分，去皴皮） 白芜荑仁（半两） 肉豆蔻（半两，去壳）

右件药，捣细罗为散。用猪肝一叶，净去筋膜，不洗，薄切作片子，葱白三茎，细切，入散五钱，重重掺在肝上，用湿纸五七重裹，以慢火煨令熟，空心食尽后，吃暖酒半盏。

治脾劳，饮食不节，口苦舌涩，多吐清水，四肢黄瘦，虽食不成肌肤，大肠时时泄滑，宜服芜荑煎圆方。

芜荑仁（二两，捣罗为末，酸米醋二升煎为膏） 人参（三分，去芦头） 木香（半两） 陈橘皮（一两，汤浸去白瓤，焙） 丁香（半两） 乳香（半两，细研） 肉豆蔻（半两，去壳） 附子（三分，炮裂，去皮脐） 缩砂（三分，去皮） 香附子（三分） 枳实（三分，麸炒微黄）

白术（三分）　厚朴（三分，去粗皮，涂生姜汁，炙令香熟）　肉桂（三分，去皴皮）　荜茇（三分）　辛夷（三分[5]）

右件药，捣罗为末，入芜荑煎和令匀，更入炼了蜜，和捣三五百杵，圆如梧桐子大。每服空心及晚食前，以粥饮下二十圆，渐加至三十圆。

治脾劳，脏腑虚冷，不思饮食，呕逆，四肢少力，腹胁胀痛，厚朴圆方。

厚朴（二两，去粗皮，涂生姜汁炙令香熟）　白茯苓（三分）　人参（三分，去芦头）　鳖甲（二两，涂醋炙令黄，去裙襕）　诃黎勒（二两，煨微黄）　木香（半两）　陈橘皮（半两，汤浸，去白瓤，焙）　附子（半两，炮裂，去皮脐）　吴茱萸（半两，汤浸七遍，焙干，微炒）　苍术（三分）　干姜（一分，炙裂，锉）　麦蘖（三分，微炒令黄）　京三棱（半两，炮锉）　益智子（半两）　当归（三分）　黄芪（一两，锉）　槟榔（半两）

右件药，捣罗为末，炼蜜和捣三五百杵，圆如梧桐子大。每服空心，以粥饮下二十圆，晚食前再服。忌苋菜。

治脾劳，脏腑冷热不调，食少羸瘦，四肢无力，骨节烦疼，宿食不消，心腹积聚，脐下冷痛，面色萎黄，宜服猪肚圆方。

猪肚（一枚，以皂荚水净洗，用童子小便二斗于锅内煮至五升已来，取出猪肚细切于砂盆中烂研，以新布绞去筋膜，却内小便中慢火煎至二升，入后药末）　鳖甲（二两，涂醋炙令黄，去裙襕）　京三棱（二两，炮锉）　槟榔　桂心　干漆（捣碎，炒令烟出）　附子（炮裂，去皮脐）　木香　草豆蔻（去皮）　枳壳（麸炒微黄，去瓤）　石斛（去根，锉）　厚朴（去粗皮，涂生姜汁，炙令香熟）　当归　白术　牛膝（去苗）　桔梗（去芦头）　紫菀（去苗土）　赤芍药　蓬莪茂　诃黎勒皮　芎䓖　神曲（微炒）　陈橘皮（汤浸，去白瓤，焙）　黄芪　（以上各一两）　柴胡（二两，去苗）　桃仁（三两，汤浸去皮尖双仁，麸炒微黄）　肉豆蔻（二两，去壳）　阿魏（一两，面裹，曝令面熟为度）

右件药，捣细罗为末，入前猪肚煎中，慢火熬令稠，可圆即圆如梧桐子大。每服，以人参汤或温酒下三十圆，空心及晚食前服之。

治脾劳，心腹气冷痛，时时下痢，宜服厚朴圆方。

厚朴（三两，去粗皮，涂生姜汁炙令香熟）　神曲（一两，微炒）　当归（一两）　枳壳（一两，麸炒微黄，去瓤）　白矾（一两半，烧灰）

五味子（一两）　缩砂（一两，去皮）　黄连（一两，去须，微炒）　白龙骨（一两）　白石脂（一两）　干姜（一两，炮裂）　诃黎勒（二两，煨用皮）　白茯苓（一两）　人参（一两，去芦头）　附子（半两，炮裂，去皮脐）

右件药，捣罗为末，以酒煮面糊，和捣三二百杵，圆如梧桐子大。每服空心及晚食前，以粥饮下三十圆。

治脾劳，胃气不和，时有泄泻，食少无力，宜服松脂圆方。

松脂（一两）　肉豆蔻（一两，去壳）　诃黎勒（二两，煨用皮）　荜茇（一两）　缩砂（一两，去皮）　人参（一两，去芦头）　干姜（一两，炮裂，锉）　白茯苓（一两）　木香（一两）　白术（一两）　麦糵（一两，炒令微黄）　陈橘皮（半两，汤浸，去白瓤，焙）

右件药，捣罗为末，用白蜡镕和，圆如梧桐子大。每服食前，以粥饮下三十圆。

治脾胃虚劳羸瘦，脚膝疼痛，宜充肌调中助力，黄芪圆方。

黄芪（二两，锉）　覆盆子（一两）　牛膝（一两，去苗）　鳖甲（一两，涂醋，炙令黄，去裙襕）　石斛（一[6]两，去根锉）　肉苁蓉（一两，酒浸一宿，刮去皴皮，炙干）　白术（一两）　附子（一两，炮裂，去皮脐）　肉桂（二两，去皴皮）　五味子（一两）　人参（一两，去芦头）　沉香（一两）　熟干地黄（二两）

右件药，捣罗为末，炼蜜和捣三二百杵，圆如梧桐子大。每日空心及晚食前，以温酒下三十圆。

治脾劳热，有虫在脾中为病，令人好呕吐出虫，宜服此茱萸根浸酒方。

吴茱萸根（东引大者，一尺锉）　大麻仁（四两）　陈橘皮（二两，汤浸，去白瓤，焙）

右件药，捣粗罗为散，以清酒五升，浸一宿，微火暖之，绞去滓，每日空腹，饮一中盏，晚食前再服，下尽虫为度。

治肺劳诸方

夫肺劳病者，补肾气以益之，肾王则感肺矣，人逆秋气，则手太阴不收，肺气烦满，顺之则生，逆之则死，故反顺为逆，是谓关格，病则生矣。

治肺劳羸瘦，四肢无力，每至日晚，即烦热颊赤，痰嗽不利，骨节多疼，或乍寒乍热，饮食不成肌肤，宜服天灵盖散方。

天灵盖（一两，涂酥，炙令黄） 鳖甲（一两，涂醋炙令黄，去裙襕） 柴胡（一两半，去苗） 诃黎勒（一两半，煨用皮） 桂心（一两半） 栀子仁（一两） 人参（一两，去芦头） 赤茯苓（一两半） 贝母（一两，煨令黄） 桃仁（二两，汤浸[7]去皮尖双仁，麸炒微黄） 麦门冬（一两半，去心） 地骨皮（一两） 生干地黄（二两） 槟榔（半两） 黄芪（一两，锉）

右件药，捣筛为散。每服五钱，以童子小便及水各一小盏，入葱白一茎，生姜半分，煎至一盏，去滓，食前温服。

治肺劳，胸膈壅滞，痰嗽不止，四肢无力，少畏[8]饮食，宜服柴胡散方。

柴胡（一两，去苗） 白术（三分） 木香（半两） 紫菀（二分，洗去苗土） 赤茯苓（三分） 赤芍药（一两） 鳖甲（一两半，涂醋炙令黄，去裙襕） 半夏（三分，汤洗七遍，去滑） 杏仁（三分，汤浸去皮尖双仁，麸炒微黄） 人参（三分，去芦头） 前胡（三分，去芦头） 诃黎勒（一两半，煨用皮） 枳壳（三分，麸炒微黄，去瓤） 枇杷叶（半两，拭去毛，炙微黄） 甘草（一分，炙微赤，锉）

右件药，捣粗罗为散。每服三钱，以水一中盏，入生姜半分，煎至六分，去滓，不计时候温服。忌饴糖、羊肉、苋菜。

治肺劳，发歇寒热，痰嗽喘促，坐卧不得，宜服鳖甲散方。

鳖甲（一两，涂醋炙令黄，去裙襕） 人参（三分，去芦头） 枳壳（三分，麸炒微黄，去瓤） 紫菀（三分，洗去苗土） 柴胡（一两，去苗） 露蜂房（半两，微炒） 槟榔（半两） 桔梗（半两，去芦头） 五味子（半两） 杏仁（半两，汤浸去皮尖双仁，麸炒微黄） 赤茯苓（半两） 甘草（半两，炙微赤，锉）

右件药，捣粗罗为散。每服四钱，以童子小便一中盏，入生姜半分，煎至六分，去滓，不计时候温服，忌猪肉、苋菜。

治肺劳上气，胸满，痰唾不利，右胁有积聚，发歇寒热，肌体羸瘦，食少无力，宜服桃仁散方。

桃仁（一两，汤浸去皮尖双仁，麸炒微黄） 诃黎勒（二两，煨用皮）　桂心（一两）　半夏（一两，汤洗七遍，去滑）　五味子（一两）　槟榔（一两）　木香（一两）　赤芍药（一两）　鳖甲（二两，涂醋炙令黄，去裙襕）　人参（一两，去芦头）　陈橘皮（一两，汤浸去白瓤，焙）　白术（一两）　柴胡（一两半，去苗）　京三棱（一两，煨锉）　郁李仁（一两，汤浸去皮尖双仁）

右件药，捣筛为散。每服四钱，以水一中盏，入生姜半分，煎至六分，去滓，不计时候温服。

治肺劳，痰唾稠黏，日晚即寒热，面色赤，胁肋妨满，宜服桔梗散方。

桔梗（一两，去芦头）　知母（一两）　柴胡（一两，去苗）　杏仁（一两，汤浸去皮尖双仁，麸炒微黄）　人参（一两，去芦头）　鳖甲（一两，涂醋炙令黄，去裙襕）　郁李仁（一两，汤浸去皮尖，微炒）　赤茯苓（一两）　白前（一两）　槟榔（半两）　半夏（一两，汤洗七遍，去滑）　陈橘皮（半两，汤浸，去白瓤，焙）

右件药，捣筛罗为散。每服四钱，以水一中盏，入生姜半分，煎至六分，去滓，每于食后温服。

治肺劳气喘，鼻张，面目苦肿，心胸不利，宜服麻黄散方。

麻黄（一两，去根节）　五味子（一两）　前胡（一两半，去芦头）　杏仁（一两，汤浸去皮尖双仁，麸炒微黄）　细辛（一两）　桂心（一两）　半夏（半两，汤洗七遍，去滑）　紫苏茎叶（一两）　汉防己（一两）　陈橘皮（一两，汤浸去白瓤，煨）　桑根白皮（一两，锉）　槟榔（一两）

右件药，捣筛为散。每服三钱，以水一中盏，入生姜半分，煎至六分，去滓，不计时候温服。忌饴糖、生冷、羊肉。

治肺虚劳损，肠鸣切痛，胸胁逆满，气喘，宜服五味子散方。

五味子（一两）　白术（一两）　紫苏子（一两，微炒）　附子（一两，炮裂，去皮脐）　桂心（一两）　半夏（半两，汤洗七遍，去滑）　诃黎勒（一两，煨用皮）　桔梗（一两，去芦头）　木香（半两）

右件药，捣粗罗为散。每服三钱，以水一中盏，入仓米半匙、生姜半分、枣三枚，煎至六分，去滓，不计时候温服。

治肺劳气，津液不通，皮毛枯燥，宜服补虚思食助力，黄芪散方。

黄芪（一两，锉）　赤芍药（一两）　桂心（三分）　五味子（一两）　天门冬（一两，去心）　白茯苓（一两）　甘草（三分，炙微赤，锉）　半夏（三分，汤洗七遍，去滑）　人参（一两，去芦头）　杏仁（一两，汤浸去皮尖双仁，麸炒微黄）　生干地黄（一两）

右件药，捣筛为散。每服四钱，以水一中盏，入生姜半分、枣三枚，煎至六分，去滓，不计时候温服。忌鲤鱼、饴糖。

治肺劳痰嗽，气促，下焦虚损，上焦烦热，四肢羸瘦，宜服天门冬圆方。

天门冬（一两，去心，焙）　牛膝（一两，去苗）　麦门冬（二两）　人参（一两，去芦头）　紫菀（三分，洗去苗土）　黄芪（一两，锉）　杏仁（一两，汤浸去皮尖双仁，麸炒微黄）　白茯苓（一两）　鳖甲（二两，涂醋炙令黄，去裙襕）　薯蓣（一两）　五味子（一两）　石斛（一两，去根，锉）　枸杞子（一两）　熟干地黄（一两）　沉香（一两）　诃黎勒皮（一两）　肉苁蓉（一两，酒浸一宿，刮去皴皮，炙令干）

右件药，捣罗为末，炼蜜和捣三五百杵，圆如梧桐子大。每服食前，以枣汤下三十圆。忌鲤鱼、苋菜。

治肺劳，气喘咳嗽，食少胁痛，四肢寒热，宜服紫苏子圆方。

紫苏子（二两，微炒）　柴胡（二两，去苗）　桔梗（一两，去芦头）　赤芍药（一两）　五味子（一两）　木香（一两）　鳖甲（二两，涂醋炙令黄，去裙襕）　诃黎勒（一两，煨用皮）　人参（一两，去芦头）　桃仁（一两，汤浸去皮尖双仁，麸炒微黄）　枳壳（一两，麸炒微黄，去瓤）　郁李仁（一两，汤浸去皮尖，微炒）

右件药，捣罗为末，炼蜜和捣三二百杵，圆如梧桐子大。每服，不计时候，以黄芪汤下三十圆。忌苋菜。

治肺劳，痰嗽气急，抽牵，五脏不安，宜服鳖甲圆方。

鳖甲（一两，涂醋炙令黄，去裙襕）　五味子（一两）　贝母（一两，煨令微黄）　紫菀（一两，洗去苗土）　皂荚（一两，去皮涂酥炙微黄，去子）　木香（一两）　杏仁（一两，汤浸去皮尖双仁，麸炒微黄）　诃黎勒皮（二两）　紫苏子（一两，微炒）

右件药，捣罗为末，炼蜜和捣三二百杵，圆如梧桐子大。每服，不计时候，煎人参汤下二十圆。忌苋菜。

治肺劳，经久即生虫在肺，令人咳逆气喘，或谓忧恚气膈寒热所致，宜服麦门冬圆方。

麦门冬（二两，去心焙） 川椒（半两，去目及闭口者，微炒去汗） 远志（一两，去心） 附子（一两，炮裂，去皮脐） 干姜（半两，炮裂，锉） 人参（一两，去芦头） 细辛（一两） 桂心（一两） 百部（一两，锉） 黄芪（一两，锉） 杏仁（一两，汤浸去皮尖双仁，麸炒微黄）

右件药，捣罗为末，炼蜜和捣二三百杵，圆如弹子大。每服，绵裹一圆，含化咽津。

治肺劳咳嗽，宜服蛤蚧散方。

蛤蚧（一对，用醋少许涂，炙令赤色） 白羊肺（一两，分为三份） 麦门冬（半两，去心焙） 款冬花（一分） 胡黄连（一分）

右件药，除羊肺外，捣细罗为散。先将羊肺一份，于沙盆内细研如膏，以无灰酒一中盏，暖令鱼眼沸，下羊肺，后入药末三钱，搅令匀，令患者卧，去枕用衣簟腰仰面，徐徐而咽，勿太急，久患不过三服。

治肾劳诸方

夫肾劳病者，补肝气以益之，肝王则感肾矣，人逆冬气，则足少阴不生，肾气独沉，顺之则疗，逆之则乱，反顺为逆，是谓关格，病则生矣。

治肾劳虚损，耳听无声，四肢满急，腰背转动强难，宜服黄芪散方。

黄芪（二两，锉） 白茯苓（一两） 泽泻（一两） 磁石（二两，捣碎，水淘去赤汁） 薯蓣（一两） 牛膝（一两，去苗） 鳖甲（一两半，涂醋炙令黄，去裙襕） 羚羊角屑（一两） 杜仲（一两，去粗皮炙令微黄，锉） 熟干地黄（一两） 沉香（一两） 甘草（半两，炙微赤，锉）

右件药，捣粗罗为散。每服三钱，以水一中盏，入生姜半分，煎至六分，去滓，食前温服。忌生冷、油腻、苋菜。

治肾劳，腰脊疼痛，不可俯仰屈伸，宜服杜仲散方。

杜仲（一两，去粗皮炙令微黄，锉） 丹参（半两） 生干地黄（一两） 甘草（一分，炙微赤，锉） 当归（一两） 赤茯苓（半两） 芎䓖（半两） 续断（半两） 五加皮（半两） 羚羊角屑（一分） 牛膝（半两，去苗） 桂心（半两） 枳壳（半两，麸炒微黄，去瓤）

右件药，捣粗罗为散。每服四钱，以水一中盏，入淡竹茹一分、生姜半分，煎至六分，去滓，食前温服。

治肾劳热，四肢肿满，小腹急痛，颜色黑黄，关格不通，宜服鳖甲散方。

鳖甲（二两，涂醋炙令微黄，去裙襕） 赤芍药（三分） 桂心（三分） 汉防己（三分） 羚羊角屑（半两） 前胡（一两，去芦头） 泽泻（半两） 赤茯苓（三分） 桑根白皮（一两，锉） 大麻仁（一两） 木通（三分，锉） 枳壳（三分，麸炒微黄，去瓤）

右件药，捣粗罗为散。每服四钱，以水一中盏，煎至六分，去滓，食前温服。忌苋菜。

治肾劳实热，胀满，四肢黑色，耳聋，多梦见大水，腰脊离解，宜服干地黄散方。

生干地黄（二两） 赤茯苓（一两） 玄参（一两） 石菖蒲（一两） 人参（一两，去芦头） 黄芪（一两，锉） 远志（半两，去心） 甘草（半两，炙微赤，锉）

右件药，捣筛为散。每服三钱，以水一中盏，煎至六分，去滓，食前温服。

治肾劳虚损，面黑耳聋，腰脚疼痛，小便滑数，宜服羊肾汤方。

磁石（一两，捣碎，水淘去赤汁） 肉苁蓉（一两，酒浸，刮去皴皮炙干） 白茯苓（半两） 桂心（半两） 石菖蒲（半两） 附子（半两，炮裂，去皮脐） 五味子（半两） 当归（半两） 芎䓖（半两） 石斛（半两，去根锉） 桑螵蛸（半两，微炒） 杜仲（半两，去粗皮炙令微黄，锉） 熟干地黄（一两）

右件药，捣筛为散。每服，用羊肾一对，切去脂膜，以水一大盏半，煎至一盏，去肾，下药末半两，入生姜半分，煎至五分，去滓，空腹温服，晚食前再服。

治肾劳，虚损羸乏，咳逆短气，四肢烦疼，耳鸣，骨间热，小便赤色，腰脊疼

痛无力，茯苓饮方。

白茯苓（一两） 人参（一两，去芦头） 白芍药（一两半） 甘草（一两，炙微赤，锉） 羚羊角屑（一两） 防风（一两，去芦头） 黄芪（一两，锉） 桂心（半两） 芎䓖（一两） 麦门冬（一两，去心） 地骨皮（三分） 磁石（一两半，捣碎，水淘去赤汁） 当归 （一两） 牛膝（一两，去苗） 五味子（一两）

右件药，捣筛为散。每服四钱，以水一中盏，煎至六分，去滓，空腹及晚食前温服。

治肾劳虚寒，面肿垢黑，腰脊痛，不能久立，屈伸不利，梦悟[9]惊悸，上气，小腹里急，痛引腰脊，四肢苦寒，小便或白浊，宜服羊肾汤方。

人参（一两，去芦头） 白芍药（一两） 麦门冬（一两半，去心，焙） 熟干地黄（一两） 当归（一两） 杜仲（一两，去粗皮炙令黄，锉） 芎䓖（一两） 远志（一两，去心） 白茯苓（一两） 石斛（一两，去根，锉） 五味子（一两） 黄芪（半两，锉） 桂心（一两） 续断（一两） 磁石（三两，捣碎，水淘去赤色）

右件药，捣粗罗为散。每服用羊肾一对，切去脂膜，以水一大盏半，煎至一盏，去肾，下药末五钱，入生姜半分、枣三枚，煎至五分，去滓，空腹及晚食前温服。

治肾劳，腰脚酸疼，肢节苦痛，目暗䀮䀮，心中恍惚，夜卧多梦，觉则口干，食不得味，恒多不乐，常有恚怒，心腹胀满，四体痹疼，多吐酸水，小腹冷痛，尿有余沥，大便不利，悉皆主之，久服延年不老，万病除愈，巴戟圆方[10]。

巴戟（一两） 天门冬（一两半，去心，焙） 五味子（三分） 肉苁蓉（一两，酒浸，刮去皴皮炙干） 柏子仁（三分） 牛膝（三分，去苗） 菟丝子（一两，酒浸一宿，焙干别捣为末） 远志（三分，去心） 石斛（三分，去根，锉） 薯蓣（三分） 防风（三分，去芦头） 白茯苓（三分） 人参（三分，去芦头） 熟干地黄（一两） 覆盆子（三分） 石龙芮（三分） 萆薢（三分，锉） 五加皮（三分） 天雄（一两，炮裂，去皮脐） 续断（三分） 石南（三分） 杜仲（三分，去粗皮，炙令微黄，锉） 沉香（一两） 蛇床子（三分）

右件药，捣细罗为末，炼蜜和捣五七百杵，圆如梧桐子大。每服，以温酒下三十圆，空心及晚食前服。忌生冷、油腻、鲤鱼。

治肾脏劳损，添精补髓，益气养神，驻颜，调血脉，令人轻健，地黄煎圆方。

生地黄（五十斤，拣择好者洗捣取汁）　无灰酒（三斗，以上二味于银锅中，慢火熬取膏，入后药）　肉苁蓉（三两，酒浸一宿，刮去皴皮，炙干）　枸杞子（二斤）　巴戟（二两）　薯蓣[11]　鹿茸（二两，去毛，涂酥炙令微黄）　山茱萸　五味子　茯神　续断　补骨脂（微炒）　远志（去心）　蛇床子　附子（炮裂，去皮脐）　石斛（去根，锉）　覆盆子　黄芪（锉）　芎䓖　木香　桂心　牛膝（去苗）　菟丝子（酒浸一宿，焙干别捣为末）　人参（去芦头）　沉香　（以上各一两半）

右件药，捣罗为末，入前煎和，用木杵臼，捣五七百杵，圆如梧桐子大。每日空心及晚食前，以温酒下四十圆。

治肾虚劳损，卧多盗汗，小便余沥，阴湿萎弱，名曰劳极，宜服磁石圆方。

磁石（二两，烧醋淬七遍，细研水飞）　五味子（一两）　鹿茸（一两，去毛涂酥炙令黄）　菟丝子（一两，酒浸一宿，焙干别捣为末）　蛇床子（一两）　车前子（一两）　白茯苓（一两）　桂心（一两）　黄芪（一两，锉）　肉苁蓉（一两，酒浸一宿，刮去皴皮，炙干）　防风（一两，去芦头）　阳起石（一两，细研，水飞过）　附子（一两，炮裂，去皮脐）　山茱萸（一两）　熟干地黄（一两）

右件药，捣罗为末，炼蜜和捣三五百杵，圆如梧桐子大。每日空心，以温酒下三十圆，渐加至四十圆，晚食前再服。

治肾虚劳[12]损，腰疼少力，补益驻颜，宜服菟丝子圆方。

菟丝子（三两，酒浸三日，曝干别捣）　车前子（二两）　鹿茸（一两，去毛，涂酥炙令微黄）　肉苁蓉（二两，酒浸一宿，刮去皴皮，炙干）　桂心（一两）　杜仲（二两，去粗皮炙令黄，锉）　熟干地黄（五两）　附子（二两，炮裂，去皮脐）　牛膝（二两，去苗）

右件药，捣罗为末，炼蜜和捣三二百杵，圆如梧桐子大。每服空心及晚食前，以温酒下三十圆。

治筋极诸方

夫筋极者，主肝也，肝应于筋，筋与肝合，肝有病从筋而生。又曰：

以春遇风为筋痹，痹不已，复感于邪，内舍于肝，阳气入于内，阴气出于外，若出于外为风，风虚则筋虚，筋虚则喜悲，其色青苍，见于眼下，若伤寒则筋不能动，十指爪皆痛，数好转筋，其源以春甲乙日伤风，风在筋，为肝风也，若阳气内发，发则筋实，实则好怒，肝伤热则咳，咳则胁下痛，不可转动，又脚下满痛，故曰肝实风也。筋绝不治，九日死，何以知之，手足爪甲青黑，呼骂不息者是也，筋应足厥阴，厥阴气绝则筋急，厥阴者肝脉也，与筋合聚于阴气[13]，而脉络于舌本，脉不荣则筋急，筋急则引卵缩，舌卷则筋先绝，庚日笃，辛日死，金胜木，良医之拱手也。

治筋极，则筋急多怒，口干，燥热不已，宜调脉解烦，黄芪散方。

黄芪（二两，锉）　酸枣仁（二两，微炒）　桂心（一两）　石膏（三两）　木通（二两，锉）　赤芍药（二两）　黄芩（一两）　柘白皮（一两，锉）　羚羊角屑（一两）

右件药，捣粗罗为散。每服四钱，以水一中盏，煎至六分，去滓，不计时候温服。

治筋极，四肢拘急，头项强直，爪甲多青，胁肋胀痛，宜服羚羊角散方。

羚羊角屑（一两）　五加皮（一两）　防风（三分，去芦头）　酸枣仁（一两，微炒）　赤茯苓（三分）　当归（三分）　桂心（三分）　桃仁（三分，汤浸去皮尖双仁，麸炒微黄）　枳实（半两，麸炒微黄）　芎䓖（三分）　槟榔（三分）　甘草（半两，炙微赤，锉）

右件药，捣筛为散。每服四钱，以水一中盏，入生姜半分，煎至六分，去滓，不计时候温服。

治筋极，面青多怒，两胁下急痛，手足筋脉拘挛，宜服薏苡仁散方。

薏苡仁（一两）　酸枣仁（一两，微炒）　赤茯苓（三分）　桂心（三分）　柏子仁（一两）　羚羊角屑（一两）　海桐皮（一两，锉）　当归（三分）　芎䓖（三分）　生干地黄（一两）　赤芍药（三分）　槟榔（三分）

右件药，捣筛为散。每服四钱，以水一中盏，入生姜半分，煎至六分，去滓，不计时候温服。

治筋极，风冷所伤，挛痹不仁，宜服羌活散方。

羌活（一两）　天麻（一两）　芎䓖（三分）　酸枣仁（一两，微炒）　鹿角胶（一两，捣碎，炒令黄燥）　五加皮（三分）　薏苡仁（一两）　麻黄（一两，去根节）　萆薢（三分，锉）　羚羊角屑（三分）　人参（三分，去芦头）　白附子（三分，炮裂）　牛膝（一两，去苗）　秦艽（三分，去苗）　乌蛇肉（一两，酒浸炙令黄）　肉桂（一两，去皴皮）　犀角屑（三分）　茵芋（三分）　侧子（一两，炮裂，去皮脐）　地骨皮（三分）　柏子仁（三分）　防风（一两，去芦头）

右件药，捣细罗为散。每日空腹及晚食前，以豆淋酒调下一钱。

治筋极，肢节拘急，挛缩疼痹，五加皮散方。

五加皮（一两）　茵芋（一两）　防风（一两，去芦头）　天南星（半两，炮裂）　白花蛇（三两，酒浸炙微黄取肉）　天雄（一两，炮裂，去皮脐）　白僵蚕（一两，微炒）　干蝎（一两，微炒）　蜂儿（半两，微炒）　桂心（三分）　酸枣仁（一两，微炒）　当归（三分）　麻黄（一两，去根节）　甘草（半两，炙微赤，锉）　干姜（半两，炮裂，锉）

右件药，捣细罗为散。每于食前，以暖酒调下一钱。

治筋极，身体拘急，四肢痛疼，行李[14]不得，宜服桑枝酸枣仁煎方。

酸枣仁（三两，一两半炒令香熟，一两半生用）　羚羊角屑（一两）　海桐皮（二两，锉）　羌活（二两）　仙灵脾（一两）　赤箭（一两）　萆薢（一两，锉）　杜仲（一两，去粗皮炙令黄，锉）　虎胫骨（一两半，涂酥炙令黄）　防风（一两，去芦头）　石斛（一两半，去根，锉）　牛膝（一两，去苗）　巴戟（一两）　附子（一两，炮裂，去皮脐）　木香（一两）　熟干地黄（一两）　蜜（四两）　真酥（一两）　桑枝（一握，长一尺，锉）

右件药，除酥蜜桑枝外，捣罗为散。用清酒七升，先煎桑枝，令色微黄，去桑枝后下药末，更煎一二十沸，次下酥蜜煎成膏，看稀稠得所，以瓷盒盛。每服食前，以温酒调下一茶匙。

治筋极，身体拘急，胁下多痛，不可转动，肢节筋脉不利，宜服天雄圆方。

天雄（一两，炮裂，去皮脐）　桂心（二两）　羌活（二两）　当归（二两锉，微炒）　五加皮（二两）　天麻（二两）　芎䓖（二两）　酸枣仁（一两，微炒）　陈橘皮（一两，汤浸去白瓤，焙）　续断（一两）　石斛（一两，去根，锉）　赤茯苓（一两）　鹿角胶（一两，捣碎，炒令黄燥）　薏苡仁（一两）　牛膝（一两，去苗）　木香（一两）　槟榔

（一两）

右件药，捣罗为末，炼蜜和捣三二百杵，圆如梧桐子大。每服空心及晚食前，以荆芥酒下三十圆。

治筋极，益筋骨，除四肢疼痛，干地黄圆方。

熟干地黄（二两）　柏子仁（一两）　山茱萸（一两）　牛膝（一两，去苗）　肉桂（二两，去皴皮）　酸枣仁（一两，微炒）

右件药，捣罗为末，炼蜜和捣三二百杵，圆如梧桐子大。每于食前，以温酒下三十圆。

治脉极诸方

夫脉极者，主心也，脉应于心，脉与心合，心有病从脉起。又曰夏遇病为心痹，痹不已复感于邪，内舍于心，则饮食不为肌肤，咳逆脱血，面色白，干燥不泽，其脉空虚，口唇色黄。脉极则热极，热极则血伤，使人好怒，口舌色赤，言语不快，忘失精神，肩臂疼痛，脉虚则好惊跳不定，脉实则洪满，主心热，若阳经脉病治阴，阴络脉病治阳，定其气血，各守其乡，脉绝不治，则颜容衰瘁，毛发折落者，三日而死。

治脉极伤风，损于心气，多汗，无润泽，虚烦，石膏散方。

石膏（二两）　栀子仁（一两）　黄芪（一两，锉）　防风（一两，去芦头）　犀角屑（一两）　桂心（三分）　茯神（一两）　人参（一两，去芦头）　麦门冬（一两半，去心）　桑根白皮（一两，锉）　杏仁（一两，汤浸去皮尖双仁，麸炒微黄）

右件药，捣粗罗为散。每服四钱，以水一中盏，煎至六分，去滓，不计时候温服。

治脉极实热，血气伤心，好生嗔怒，面色变赤，语涩不快，调脉理中茯苓散方。

赤茯苓（二两）　黄芩（一两）　栀子仁（一两）　人参（一两，去芦头）　赤石脂（二两）　远志（一两，去心）　犀角屑（一两）　麦门冬（一两，去心，焙）　石膏（四两）

右件药，捣粗罗为散。每服三钱，以水一中盏，入淡竹叶二七片、豉五十粒，煎至六分，去滓，食后温服。

治脉极风热，邪气感于心，面色赤，无润泽，唇口干焦，宜服升麻散方。

川升麻（一两） 射干（一两） 犀角屑（一两） 人参（一两，去芦头） 赤小豆（一合，炒熟） 麦门冬（一两，去心，焙） 葳蕤（一两） 甘草（一两，炙微赤，锉） 生干地黄（一两）

右件药，捣粗罗为散。每服四钱，以水一中盏，入淡竹叶二七片、生姜半分，煎至六分，去滓，食后温服。

治脉极，好忘，言语不快，精神恍惚，脉虚，惊跳不定，人参散方。

人参（一两，去芦头） 茯神（一两） 牛黄（一分，细研） 薯蓣（一两） 麦门冬（一两半，去心，焙） 铁粉（一两，细研） 麝香（半分，细研） 远志（半两，去心） 生干地黄（一两） 羚羊角屑（半两） 酸枣仁（一两，微炒）

右件药，捣细罗为散。入研了药，固[15]研令匀。每服，煎竹茹汤调下一钱，不计时候服。

治脉极，惊悸不安，神心烦满，恐畏，朱砂圆方。

朱砂（一两，细研，水飞过） 铁粉（一两，细研） 远志（半两，去心） 人参（一两，去芦头） 茯神（一两） 牛黄（一分，细研） 龙脑（半分，细研） 虎睛（一对，酒浸一宿，微炙） 琥珀（半两，细研） 金箔（五十片，细研） 银箔（五十片，细研）

右件药，捣罗为末，入研了药，同研令匀，炼蜜和捣三二百杵，圆如梧桐子大。每服，不计时候，煎金箔汤下二十圆。忌羊血。

治脉极，惊跳乍安乍发，宜服补虚安神，人参圆方。

人参（一两，去芦头） 麦门冬（一两半，去心，焙） 黄芪（一两，锉） 甘草（一两，炙微赤，锉） 石菖蒲（一两） 防风（一两，去芦头） 远志（一两，去心） 附子（一两，炮裂，去皮脐） 白茯苓（一两） 五味子（一两） 桂心（一两）

右件药，捣罗为末，炼蜜和捣三二百杵，圆如梧桐子大。每服，不计时候，以粥饮下二十圆。

治肉极诸方

夫肉极者，主脾也，脾应肉，肉与脾合，若脾病则肉变色，至阴遇风，为肌痹，痹不已复感于邪，内舍于脾，脾受疾，体淫淫如鼠走，身上津液腠理开，汗大泄，唇口坏，皮肤色变，鼻上色黄，是其候也。风气藏于皮肤，肉色败者，以季夏戊己伤于风，为脾风，脾风多汗。若肉虚极，则阴气动若伤寒，寒则虚，体重怠堕，四肢不欲举，卧不安席，身体好动，动则关节疼，右胁下痛阴阴，肩背不可以转动。若肉实极则伤热，热则阳盛，阳盛则热舌萎黄，本直强，腹胀，坐卧不安，肌痹多喘。气实则应脏，虚则应腑，知其终始，阴阳动静，虚实之理，实则泻之，虚则补之。肉绝不治五日死，足太阴气绝，则脉不营其口唇，口唇者肌肉之本也，脉不营，则肌肉不滑泽，肌肉不滑泽，则肉满，肉满则唇反，唇反则肉先死，甲日笃，乙日死，木胜土，不可治也。

治肉极，肌肤如鼠走，津液开泄，或痹不仁，四肢急痛，薏苡仁散方。

薏苡仁（一两）　石膏（二两）　芎䓖（一两）　桂心（半两）　羚羊角屑（半两）　赤芍药（半两）　防风（一两，去芦头）　当归（一两）　甘草（半两，炙微赤，锉）　汉防己（一两）　杏仁（半两，汤浸去皮尖双仁，麸炒微黄）

右件药，捣粗罗为散。每服四钱，以水一中盏，入生姜半分，煎至六分，去滓，不计时候温服。忌生冷、油腻、毒滑、鱼肉。

治肉极，皮肤不通，表实里虚，外不得泄，腰脚疼痛，独活散方。

独活（二两）　当归（一两半）　白茯苓（一两半）　干姜（一两，炮裂，锉）　人参（一两，去芦头）　黄芪（一两，锉）　防风（一两，去芦头）　桂心（半两）　附子（半两，炮裂，去皮脐）　甘草（半两，炙微赤，锉）　麻黄（一两，去根节）　牛膝（一两，去节[16]）

右件药，捣粗罗为散。每服四钱，以水一大盏，入大豆半合，煎至五分，去滓，食前温服。

治肉极，肌肉变，舌强阴缩，腰脚疼弱，防风散方。

防风（一两半，去芦头） 独活（一两半） 白茯苓（一两半） 人参（一两，去芦头） 干姜（一两，炮裂锉） 附子（半两，炮裂，去皮脐） 五加皮（一两） 甘草（一两，炙微赤，锉） 当归（一两） 桂心（一两） 芎䓖（一两）

右件药，捣粗罗为散。每服四钱，以水酒各半中盏，煎至六分，去滓，食前温服。

治肉极，虚寒则胁下阴阴，引背痛，不可以动，动则咳嗽胀满，留饮痰癖，大便不利，小腹切痛，膈上有寒，宜服半夏散方。

半夏（一两，汤洗七遍，去滑） 白术（一两） 赤茯苓（一两） 人参（三分，去芦头） 甘草（半两，炙微赤，锉） 附子（三分，炮裂，去皮脐） 陈橘皮（三分，汤浸，去白瓤，焙） 桂心（三分） 木香（三分） 大腹皮（一两，锉） 诃黎勒（一两半，煨用皮） 前胡（三分，去芦头）

右件药，捣粗罗为散。每服三钱，以水一中盏，入生姜半分、枣三枚，煎至六分，去滓，食前温服。忌饴糖。

治肉极，坐卧不安，寒气所加，体重怠堕，四肢不举，关节疼痛，饮食无味，茯苓散方。

白茯苓（二两） 黄芪（二两，锉） 牛膝（一两，去苗） 附子（二两，炮裂，去皮脐） 人参（一两，去芦头） 白芍药（一两） 白术（一两） 石斛（一两，去根） 当归（一两） 沉香（一两） 桂心（一两） 芎䓖（一两）

右件药，捣筛为散。每服三钱，以水一中盏，入生姜半分，煎至六分，去滓，食前温服。

治肉极，身体津液大泄，为厉风，若下焦虚极，则脚膝缓弱，并宜服石斛散方。

石斛（一两半，去根，锉） 牛膝（一两半，去苗） 五加皮（一两） 白术（一两） 山茱萸（一两） 天麻（一两半） 甘草（一两，炙微赤，锉） 桂心（一两） 附子（一两，炮裂，去皮脐） 薏苡仁（一两） 独活（一两） 防风（一两，去芦头）

右件药，捣粗罗为散。每服三钱，以水一中盏，入生姜半分、枣三枚，煎至六分，去滓，食前温服。

治肉极，则身上如鼠走，或风痹，唇口坼，皮肤色变，宜服石南散方。

石南（二两半） 薯蓣（三分） 黄芪（三分，锉） 山茱萸（三分） 天雄（半两，炮裂，去皮脐） 桃花（半两） 独活（一两） 薏苡仁（一两） 丹参（一两） 川升麻（三分） 甘草（半两，炙微赤，锉）

右件药，捣细罗为散。食前，以温酒调下二钱。

治肉极，四肢急强，连胁肋背，心下满痛，饮食不多，手足不举，忧恚思虑，宜服人参圆方。

人参（三两，去芦头） 附子（三分，炮裂，去皮脐） 远志（半两，去心） 白术（一两） 茯神（一两） 桂心（一两） 川椒（一两，去目及闭口者，微炒去汗） 细辛（一两） 干姜（三分，炮裂，锉） 麦门冬（一两半，去心，焙） 甘草（一两，炙微赤，锉）

右件药，捣罗为末，炼蜜和捣二三百杵，圆如梧桐子大。食前，以温酒下三十圆。

治肉极，虚寒为脾风，体重怠堕，四肢不欲举，关节疼痛，不嗜饮食，黄芪圆方。

黄芪（二[17]两，锉） 巴戟（二两） 桂心（一两） 石斛（一两，去根，锉） 泽泻（一两） 白茯苓（一两） 柏子仁（一两） 干姜（一两，炮裂，锉） 独活（二两） 白芍药（一两） 山茱萸（一两） 天雄（一两，炮裂，去皮脐） 半夏（一两，汤洗七遍，去滑） 细辛（半两） 白术（一两）

右件药，捣罗为末，炼蜜和捣三二百杵，圆如梧桐子大。每服空心及晚食前，以温酒下三十圆。忌饴糖、湿面。

治气极诸方

夫气极者，主肺病也，肺主应气，气与肺合，以秋遇风为皮痹，痹不已复感于邪，内舍于肺，则寒温之气，客于六腑也。若肺有病，实则热，热则气伤，伤则气喘，上冲胸膈，恒欲自走，甚则唾血，若阴气伤，伤则寒，寒则虚，虚则气咳，咳则短气，暮则甚。以秋庚辛日伤风邪之气，名为肺风，肺风之状多汗也，然阳病治阴，阴病治阳，阳气实则逆，阴气虚则引，气绝不治，三日而死。夫气应于太阴，手太阴气绝，则皮毛焦，太阴者行气于皮毛也，气不荣，则皮毛焦，津液去，则爪枯毛折，毛折者则毛先死，丙日笃，丁日死，火胜金不可治也。

治气极，胸膈不利，咳逆短气，呕吐，不下食，宜服前胡散方。

前胡（二两，去芦头） 半夏（一两，汤洗七遍，去滑） 枳壳（半两，麸炒微黄，去瓤） 赤芍药（二两） 五味子（一两） 麻黄（一两，去根节） 人参（一两，去芦头） 赤茯苓（一两） 陈橘皮（一两，汤浸去白瓤，焙） 白术（一两） 厚朴（一两，去粗皮，涂生姜汁炙令香熟） 甘草（三分，炙微赤，锉）

右件药，捣粗罗为末，每服三钱，以水一中盏，入生姜半分、枣三枚，煎至六分，去滓，不计时候温服。

治气极，肺虚，上气喘急，宜服麻黄散方。

麻黄（一两，去根节） 杏仁（一两，汤浸去皮尖双仁，麸炒微黄） 桂心（半两） 五味子（三分） 麦门冬（一两，去心） 细辛（半两） 诃黎勒（一两半，煨用皮） 甘草（半两，炙微赤，锉） 紫苏子（半两，微炒）

右件药，捣粗罗为散。每服三钱，以水一中盏，入生姜半分、枣三枚，煎至六分，去滓，不计时候温服。

治气极虚热，皮毛干焦，津液不通，四肢无力，宜服黄芪散方。

黄芪（二两，锉） 人参（一两，去芦头） 桂心（一两） 紫菀（一两，洗去苗土） 杏仁（一两，汤浸去皮尖双仁，麸炒微黄） 五味子（一两） 柴胡（一两，去苗） 陈橘皮（三分，汤浸，去白瓤，焙） 桑根白皮（一两，锉） 甘草（半两，炙微赤，锉） 麦门冬（一两半，去心炒[18]）

右件药，捣粗罗为散。每服四钱，以水一中盏，入生姜半分、枣三枚，煎至六分，去滓，每于食前温服。

治气极，伤热则气喘，急其则唾血，乏力，不欲饮食，口燥咽干，竹叶饮子方。

竹叶（五十片） 麦门冬（半两，去心） 小麦（半合） 生地黄

（半两）　地骨皮（半两）　黄芪（一两，锉）　麻黄（半两，去根节）　甘草（一分[19]，炙微赤，锉）　石膏（一两，捣碎）

右件药，细锉和匀，每服五钱，以水一大盏，入生姜半分、枣二枚，煎至五分，去滓，食后温服。

治气极，寒伤于肺，咳嗽短气，不得息，胸中迫急，五味子散方。

五味子（二两）　诃黎勒（一两半，煨用皮）　紫菀（一两，洗去苗土）　桂心（一两）　麻黄（一两，去根节）　干姜（半两，炮裂，锉）　前胡（一两，去芦头）　细辛（一两）　款冬花（一两）　木香（半两）　甘草（半两，炙微赤，锉）

右件药，捣筛为散。每服四钱，以水一中盏，入生姜半分、枣三枚，煎至六分，去滓，不计时候温服。

治气极，呼吸短气，脏虚腹胀，诃黎勒圆方。

诃黎勒（一两半，煨用皮）　干姜（一两，炮裂，锉）　桂心（一两）　桔梗（一两，去芦头）　附子（一两，炮裂，去皮脐）　木香（一两）　五味子（一两）　白术（半两）　人参（一两，去芦头）　沉香（一两）　枳壳（半两，麸炒微黄，去瓤）

右件药，捣罗为末，炼蜜和捣三二百杵，圆如梧桐子大。每服，食前以温酒下二十圆。

治气极，肺脏虚寒，腹胁胀满，呼吸短气，咳逆胸痛，四肢洒淅，皮毛干焦，肌体羸瘦，面无光泽，宜服钟乳圆方。

钟乳粉（二[20]两）　五味子（三分）　桂心（三分）　石菖蒲（三分）　鹿角胶（一两，捣碎，炒令黄燥）　白术（三分）　诃黎勒（一两半，煨用皮）　木香（三分）　人参（一两，去芦头）　天门冬（一两半，去心，焙）　白茯苓（一两）　黄芪（一两，锉）　熟干地黄（一两）　川椒（三分，去目及闭口者，微炒去汗）

右件药，捣罗为末，炼蜜和捣三五百杵，圆如梧桐子大。每服，以温酒下三十圆，空心及食前服。忌羊血、鲤鱼。

治骨极诸方

夫骨极者，主肾病也，肾应骨，骨与肾合，以冬遇风为骨痹，痹不已复感于邪，内舍于肾，耳鸣见黑色是其候也。以冬壬癸，中邪伤风为肾风，风历骨，故曰骨极。若气阴，阴则虚，虚则寒，寒则面肿，腰脊痛，不能久立，屈伸不利。其气衰则发堕齿槁，腰背引痛，痛甚则咳唾甚。若阳气盛则热，色炲隐曲，膀胱不通，牙齿脑随痛，手足疼痛，耳聋色黑，是骨极之候也。足少阴气绝即骨枯，少阴者，肾脉也，伏行而温于骨髓，故骨髓不温，即肉不着，骨肉不相亲，即肉濡而却，故齿长而发枯，无润泽，发无润泽者，骨先死，戊日笃，己日死，土胜水不可治也。

治骨极，头热，肢节疼痛，不得睡卧，兼不思饮食，宜服生干地黄散方。

生干地黄（一两）　白茯苓（一两）　当归（一两）　麦门冬（一两，去心）　人参（一两，去芦头）　车前子（三分）　黄芪（一两，锉）　枳壳（三分，麸炒微黄，去瓤）　白芍药（三分）　甘草（半两，炙微赤，锉）　酸枣仁（一两，微炒）

右件药，捣筛为散。每服四钱，以水一中盏，煎至六分，去滓，不计时候温服。

治骨极，肾虚，脚膝骨髓酸痛，宜服酸枣仁散方。

酸枣仁（八两，微炒）　虎胫骨（八两，涂酥炙令黄）　熟干地黄（八两）　杜仲（三两，去粗皮，炙令黄）　桂心（三两[21]）　牛膝（三两，去苗）

右件药，细锉，以清酒一斗五升，浸经三日，曝干后入酒又浸三日，曝干，如此浸令酒尽，捣细罗为散。每于食前，以温酒调下二钱。

治骨极，宜服强骨髓，令人充健，地黄煎方。

生地黄汁（三升）　防风（三两，去芦头）　黄芪（二两，锉）　鹿角胶（二两，捣碎，炒令黄燥）　当归（二两）　丹参（二两）　桑寄生（二两）　狗脊（二两）　牛膝（二两）　羊髓（一升）

右件药，捣细罗为散。先煎地黄汁，减一升，内前药末入汁中，次入髓，搅令匀，慢火煎如饧，收瓷盒中，每于食前，以温酒调下半匙。

治骨极，肢节酸疼，脚胫无力，两耳虚鸣，宜服附子圆方。

附子（二两，炮裂，去皮脐）　肉苁蓉（二两，酒浸一宿，刮去皴皮炙令干）　补骨脂（一两，微炒）　鹿茸（一两，去毛，涂酥炙令黄）杜仲（一两，去粗皮，炙令黄，锉）　黄芪（一两半，锉）　五味子（一两）　牛膝（一两，去苗）　薯蓣（一两）　山茱萸（一两）　酸枣仁

（一两） 芎䓖（三分） 柏子仁（一两） 肉桂（一两半，去皴皮）

右件药，捣罗为末，炼蜜和捣三二百杵，圆如梧桐子大。每服，空心及晚食前，以温酒下三十圆。

治骨极，肌体羸瘦，肾脏虚弱，腰脚无力，肢节烦疼，宜服鹿角胶圆方。

鹿角胶（二两，捣碎，炒令黄燥） 补骨脂（一两，微炒） 石斛（一两，去根，锉） 熟干地黄（一两） 薯蓣（一两） 人参（一两，去芦头） 附子（一两，炮裂，去皮脐） 菟丝子（一两，酒浸一宿，焙干别捣为末） 白茯苓（一两） 杜仲（一两，去粗皮，炙令微黄，锉） 柏子仁（一两） 山茱萸（一两） 酸枣仁（一两） 虎胫骨（一两，涂酥炙令黄） 牛膝（一两，去苗） 五味子（一两） 巴戟（一两） 肉苁蓉（二两，酒浸一宿，刮去皴皮炙令干）

右件药，捣罗为末，炼蜜和捣三五百杵，圆如梧桐子大。每服，以温酒下三十圆，空心及晚食前服。

治骨极，肾脏劳伤，少气不足，羸瘦无力，肢节酸疼，腰脚多痛，不能久立，宜服填骨髓，地黄煎圆方。

生地黄（八斤，净洗浥[22]干捣绞取汁） 大麻仁（半斤，以水研滤取汁） 牛髓（一斤） 白蜜（二斤） 无灰酒（五升） 大枣（五十枚，煮取肉烂研） 生天门冬（一斤，捣绞取汁，以上七味同于银锅中熬成膏，入后药末） 鹿角胶（五两，捣碎炒令黄燥） 石斛（一两，去根，锉） 覆盆子（二两） 酸枣仁（一两，微炒） 肉苁蓉（二两，酒浸一宿，刮去皴皮炙令干） 人参（一两，去芦头） 附子（二两，炮裂，去皮脐） 牛膝（二两，去苗） 白茯苓（二两） 五味子（二两） 熟干地黄（三两） 补骨脂（三两，微炒） 干漆（二两，捣碎炒令烟出） 肉桂（三两，去皴皮） 杜仲（二两，去粗皮炙令黄，锉） 菟丝子（三两，酒浸一宿，焙干别捣为末）

右件药，捣罗为末，入前地黄煎汁，以慢火熬，候可圆，即圆如弹子大。每服，以温酒化下一圆，空心午前晚后服，若要圆如梧桐子大，每服二十圆。其药腊月合弥佳。

治骨极，羸瘦，心神虚烦，脚膝疼痛，久立不得，宜服熟干地黄圆方。

熟干地黄（二两） 白茯苓（一两） 牛膝（一两，去苗） 羚羊角屑（三分） 酸枣仁（一两，微炒） 萆薢（三分，锉） 黄芪（一两，

锉） 肉苁蓉（一两，酒浸一宿，刮去皴皮，炙） 桂心（三分） 石斛（一两，去根，锉） 薯蓣（一两） 人参（一两，去芦头）

右件药，捣罗为末，炼蜜和捣三二百杵，圆如梧桐子大。每日空心及晚食前，以温酒下三十圆。

治骨极，膝胫酸疼，肢节多痛，宜服虎胫[23]骨酒方。

虎胫骨（一具，涂酥炙令黄）

右件药，捣碎，用米曲一依常法酿酒，二十日熟，每服取一中盏，空心及晚食前，暖过服之。

治骨极实热，骨髓酸疼，宜服生地黄煎方。

生地黄汁（三升） 生天门冬汁（一升） 白蜜（半斤）

右件药，相和令匀，以慢火煎如膏，每于食后，煎竹叶汤调下半匙。

治精极诸方

夫精极者，通主五脏六腑之病候也。若五脏六腑衰，则形体皆极，眼视无明，齿焦而发落，身体重耳聋，行不正，邪气逆于六腑，淫虚厥于五脏，故曰精极也。所以形不足湿[24]之以气，精不足补之以味，善治精者，先治肌肤筋脉，次治五脏六腑。若阳邪害五脏，阴邪损六腑，阳实则从阴引阳，阴虚则从阳引阴，阳病者高，高主实，实则热，眼视不明，齿焦脱落，腹中满，满则历节痛，痛则宜泻于内。若阴病主下，下则虚，虚则寒，体重则肾虚，耳聋行不正，邪气入内行于脏则咳，咳则多涕唾，面肿。扁鹊云：五阴气俱绝不可治，绝则目系转，转则目精夺，为志先死，远止得一日半死，医所不及矣。

治精极，五脏六腑俱伤，虚热遍身，及骨髓烦疼，宜服天门冬散方。

天门冬（一两，去心） 羚羊角屑（一两） 人参（一两，去芦头） 黄芪（一两，锉） 枸杞子（一两） 酸枣仁（一两，微炒） 芎䓖（一两） 车前子（一两） 当归（一两） 桂心（一两） 泽泻（一两） 甘草（半两，炙微赤，锉）

右件药，捣筛为散。每服四钱，以水一中盏，煎至六分，去滓，入竹沥半合，蜜一茶匙，同煎三两沸，不计时候温服。忌鲤鱼。

治精极，实热勇悍，多惊壮热，茯神散方。

茯神（二两） 柴胡（一[25]两，去苗） 黄芪（二两，锉） 远志（一两，去心） 天门冬（二[26]两，去心） 人参（一两，去芦头） 泽泻（二两） 生干地黄（二两） 甘草（一两，炙微赤，锉）

右件药，捣筛为散。每服三钱，以水一中盏，入淡竹叶二七片，煎至六分，去滓，不计时候温服。

治精极，五脏六腑虚羸，骨节烦疼，精常漏泄，宜服此益气养神，驻颜色，调血脉，久服令人肥健，地黄煎圆方。

生地黄（五斤，拣择好者捣绞取汁） 无灰酒（一斗，以上二味于银锅中，以慢火熬成膏，入后药末） 巴戟（一两） 肉苁蓉（二两，酒浸一宿，刮去皴皮炙令干） 鹿茸（二两，去毛，涂酥炙令微黄） 桑螵蛸（一两，微炒） 五味子（一两） 蛇床子（一两） 石斛（一两，去根，锉） 附子（二两，炮裂，去皮脐） 补骨脂（二两，微炒） 枳壳（一两，麸炒微黄，去瓤） 黄芪（一两，锉） 牛膝（一两，去苗） 菟丝子（一两，酒浸一宿，焙干，别捣为末） 石龙芮（一两） 陈橘皮（一两，汤浸去白瓤，焙） 鹿角胶（一两，捣碎，炒令黄燥）

右件药，捣罗为末，用地黄煎和，捣三五百杵，圆如梧桐子大。每服，空心及晚食前，以温酒下三十圆。

治精极，髓虚，脑中痛，胆腑寒，羌活补髓圆方。

羌活（二两） 芎䓖（二两） 当归（二两） 桂心（一两） 人参（三两，去芦头） 酥（二合） 枣肉（七两，烂研） 大麻仁（一合，研如膏） 羊髓（二合） 牛髓（二合）

右件药，前五味先捣罗为末，入酥以下五味和匀，于银锅内，以重汤煮之，候硬软得所，放冷，圆如梧桐子大。每服，空心及晚食前，以温酒下三十圆。

治精极，及百病，虚瘠羸瘦，牛髓煎圆方。

牛髓（一斤） 羊髓（一斤） 白蜜（一斤） 酥（一斤） 枣肉（一斤，以上五味同于银锅内熬令成膏，入后药末） 茯神（一两） 芎䓖（一两） 天门冬[27]（一两，去心，焙） 桂心（一两） 当归[28] 牛膝（一两，去苗） 人参（一两，去芦头） 肉苁蓉（三两，酒浸一宿，刮去皴[29]皮，炙令干）　防风（一两，去芦头）　五味子（一两）　鹿角胶（一两，捣碎，炒令黄燥）　熟干地黄（一两）　菟丝子（一两，酒浸三宿，曝干，别捣为末）

右件药，捣罗为末，入前牛髓煎中，更熬令稠可圆，即圆如梧桐子大。每日空心及晚食前，以温酒下三十圆。忌鲤鱼。

治精极，上焦热，下焦冷，补十二经脉，添髓养血，四时宜服，鹿茸圆方。

鹿茸（四两，去毛，涂酥炙令黄）　朱砂（三[30]两，细研水飞过）　野鸡胫骨（二两）　天门冬（二两，去心焙）　菟丝子（二两，酒浸一宿，焙干，别捣为末）　车前子（二[31]两）　雀脑（三十枚，酥煎令黄）　熟干地黄（三两）　肉苁蓉（三两，酒浸一宿，刮去皴皮炙令干）

右件药，捣罗为末，炼蜜与羊胫髓，拌和令匀，捣三二百杵，圆如梧桐子大。每日空心及晚食前，以温酒服三十圆。忌鲤鱼、生血。

治精极，填骨髓地黄煎方。

生地黄（十斤，捣绞取汁）　牛酥（一斤）　白蜜（一斤）

右件药，先以慢火煎地黄汁减半，内牛酥更煎，良久，次下蜜，搅令匀，候稀稠得所，于瓷器中盛，每日空心午时及晚食前，以温酒调下半匙。

治精极，骨髓虚竭，补益麋茸煎方。

麋茸（五两，去毛，涂酥炙令微黄）

右捣罗为末，以清酒二升，于银锅中慢火煎成膏，盛于瓷器中，每服，空腹及晚食前，以温酒调下半匙。

治五劳六极七伤通用诸方

夫虚劳者，为五劳六极七伤是也。五劳者，一曰志劳，二曰思劳，三曰心劳，四曰忧劳，五曰瘦劳。又肺劳者，短气而面肿，鼻不闻香臭；肝劳者，面目干黑，口苦，精神不守，恐畏不能独卧，目视不明；心劳者，忽忽喜忘，大便苦难，或时溏痢，口内生疮；脾劳者，舌根苦直，不得咽唾；肾劳者，背难以俯仰，小便不利，色赤黄而有余沥，阴囊生疮，小腹急满。六极者，一曰气极，令人内虚，五脏气不足，邪气多，正气少，不欲言；二曰血极，令人无颜色，眉发堕落，忽忽喜忘；三曰筋极，令人数转筋，十指爪甲皆痛苦，倦不能久立；四曰骨极，令人酸削，齿苦痛，手足烦疼，不欲行动；五曰肌极，令人羸瘦，无润泽，饮食不生肌肉；六曰精极，令人少气，翕翕内虚，五脏气不足，鬓发毛落，悲伤喜忘。七伤者，一曰阴寒，二曰阴痿，三曰里急，四曰精连连，五曰精少，阴下湿，六曰精清，七曰小便苦数。又一曰大饱则伤脾，脾伤则喜噫，欲卧面黄；二曰大怒气逆则伤肝，肝伤则少血目暗；三曰强力举重，久坐湿地则伤肾，肾伤则少精，腰背痛，厥逆下冷；四曰形寒饮冷则伤肺，肺伤则短气咳嗽鼻鸣；五曰忧愁思虑则伤心，心伤则苦惊，喜忘喜怒；六曰风雨寒则伤形，形伤则皮肤枯夭；七曰大恐惧不节则伤志，志伤则恍惚不乐，男子平人脉大为劳极，虚亦为劳，男子劳之为病，其脉浮大，手足烦，春夏剧，秋冬差，阴寒精自出，酸痲，寸口脉浮而迟，浮即为虚，迟即为劳，虚则卫气不足，浮则劳，气竭脉直上逆者虚也，脉涩无阳，是肾气少，寸关涩无血气，逆冷，是大虚也，脉浮微缓，皆为虚，缓而大者劳也，脉微濡相搏，是五劳六极七伤，微弱相搏，是虚损病也。

治五劳六极七伤，脐下膨脝，两胁胀满，腰脊相引痛，鼻中干燥，目暗䀮䀮，愦愦不乐，胸中气逆，不下饮食，小便赤黄余沥，梦与鬼交，失精惊恐虚乏，宜服薯蓣散方。

薯蓣（二两）　白茯苓（二两）　远志（半两，去心）　泽泻（一两）　黄芪（二两，锉）　人参（一两，去芦头）　龙骨（一两半）　白芍药（一两）　五味子（一两）　山茱萸（一两）　沉香（一两）　枳壳（三分，麸炒微黄，去瓤）

右件药，捣粗罗为散。每服四钱，以水一中盏，入生姜半分、枣三枚，煎至六分，去滓，内白砂糖如栗大，更煎一两沸，食前温服。

治五劳六极七伤，阴衰，囊下生疮，腰背疼痛，不得侧仰，两膝时时热痒，或时浮肿，难以行步，见风泪出，远视䀮䀮，咳嗽上气，身体微黄，绕脐弦急，痛引膀胱，小便尿血，茎中疼痛，或时余沥，或梦惊恐，口干舌强，渴欲饮水，食不得味，时时气逆，羸瘦无力，宜服白茯苓圆方。

白茯苓（二两）　石菖蒲（一两）　山茱萸（一两）　栝楼根（一两）　菟丝子（一两半，酒浸一宿，曝干别捣为末）　牛膝（一两，去苗） 赤石脂（一两） 熟干地黄（二两） 细辛（一两） 防风（一两，去芦头） 薯蓣（一两） 续断（一两） 蛇床子（一两） 柏子仁（一两） 巴戟（一两） 天雄（一两半，炮裂，去皮脐） 远志（一两，去心） 石斛（一两半，去根，锉） 肉苁蓉（一两半，酒浸一宿，刮去皴皮炙令黄） 杜仲（一两，去粗皮，炙令微黄，锉）

右件药，捣罗为末，炼蜜和捣五七百杵，圆如梧桐子大。每日空腹及晚食前，以温酒下三十圆，渐加至四十圆。

治五劳六极七伤衰损，宜服补益鹿茸圆方。

鹿茸（一两，去毛，涂酥炙微黄） 蛇床子（一两） 远志（一两，去心） 熟干地黄（三两） 菟丝子（二两，酒浸一宿，焙干别捣为末） 五味子（一两） 肉苁蓉（二两，酒浸一宿，刮去皴皮，炙令干） 白茯苓（一两） 薯蓣（二两）

右件药，捣罗为末，炼蜜和捣三二百杵，圆如梧桐子大。每服，空心及晚食前，以温酒下三十圆。

治五劳六极七伤，骨髓虚惫，四肢无力，黄芪圆方。

黄芪（二[32]两，锉） 牛膝（二两，去苗） 桂心（一两） 熟干地黄（二[33]两） 薯蓣（一两） 远志（半两，去心） 覆盆子（一两） 巴戟（一两） 五味子（一两） 石斛（一两半，去根，锉） 肉苁蓉（一两半，酒浸一宿，刮去皴皮，炙干） 鹿茸（一两，去毛，涂酥炙微黄）

右件药，捣罗为末，炼蜜和捣三二百杵，圆如梧桐子大。每服，空心及晚食前，以温酒下三十圆。

治五劳六极七伤，小便数，阳气弱，腰脊疼痛，上焦虚热，恒多健忘，不能久立，宜服补暖益精，明目驻颜，轻身强记，牛膝圆方。

牛膝（二两，去苗） 白芍药（一两） 远志（一两，去心） 黄芪（一两，锉） 肉苁蓉（二两，酒浸一宿，刮去皴皮，炙干） 杜仲（二两，去粗皮，炙令微黄，锉） 续断（一两） 蛇床子（一两） 薯蓣（一两） 菟丝子（二两，酒浸一宿，焙干，别捣为末） 白茯苓（一两） 人参（一两，去芦头） 鹿茸（二两，去毛，涂酥炙微黄） 巴戟（一两） 柏子仁（一两） 桂心（一两） 五味子（一两） 石斛（二两，去根，锉）

右件药，捣罗为末，炼蜜和捣五七百杵，圆如梧桐子大。每日空腹及晚食前，以温酒下三十圆。

治五劳六极七伤，骨髓虚惫，四肢无力，巴戟圆方。

巴戟（一两） 远志（一两，去心） 五味子（一两） 牛膝（二两，去苗） 熟干地黄（三两） 柏子仁（一两） 桂心（一两） 肉苁蓉（二两，酒浸一宿，刮去皴皮，炙干） 鹿茸（一两半，去毛，涂酥炙微黄） 菟丝子（一两半，酒浸三日，曝干，别捣为末） 补骨脂（一两） 干漆（一两，捣碎，炒令烟出）

右件药，捣罗为末，炼蜜和捣三二百杵，圆如梧桐子大。每服，空腹及晚食前，以温酒下三十圆。

治五劳六极七伤，补益三仁九子圆方。

酸枣仁（一两，微炒） 柏子仁（一两） 薏苡仁（一两） 枸杞子（一两） 蛇床子（一两） 五味子（一两） 韭子（一两，微炒） 菴蕳子（一两） 覆盆子（一两） 地肤子（一两） 乌麻子（一两） 薯蓣（一两） 桂心（一两） 菟丝子（一两，酒浸三日，曝干，别捣为末） 熟干地黄（二两） 肉苁蓉（二两，酒浸一宿，刮去皴皮，炙干）

右件药，捣罗为末，炼蜜和捣三五百杵，圆如梧桐子大。每服，空腹及晚食前，以温酒下三十圆。

治五劳六极七伤，瘦损虚冷，令人肥白，宜服此钟乳圆方。

钟乳粉（二两） 肉苁蓉（二两，酒浸一宿，去皱皮炙干） 干漆（一两，捣碎，炒令烟出） 甘草（半两，炙微赤，锉） 桂心（一两） 熟干地黄（二两） 菟丝子（二两，酒浸一宿，焙干别捣为末） 柏子仁（一两） 酸枣仁（一两，微炒）

右件药，捣罗为末，炼蜜和捣三二百杵，圆如梧桐子大。每服，空腹及晚食前，以温酒下三十圆。

治五劳六极七伤，阴痿内虚，口干汗出，失精，阴下湿痒，小便赤黄，阴中疼痛，卵偏大，小腹里急，腰脊俯仰苦难，髀胫酸疼，目视䀮䀮[34]，腹胁胀满，膀胱久冷，致生百疾，宜服肉苁蓉圆方。

肉苁蓉（三两，酒浸一宿，刮去皱皮，炙干） 赤石脂（三分） 石韦（三分，拭去毛） 天雄（一两，炮裂，去皮脐） 远志（三分，去心） 石菖蒲（三分） 薯蓣（二两） 杜仲（一两，去粗皮，炙令微黄，锉） 白马茎（一两，炙黄） 山茱萸（一两） 石斛（一两，去根，锉）　柏子仁（三分）　续断（一两）　牛膝（一两，去苗）　蛇床子（三分）　石南（一两）　细辛（三分）　防风（三分，去芦头）　菟丝子（一两半，酒浸一宿，别捣为末）　熟干地黄（一两半）

右件药，捣罗为末，炼蜜和捣三二百杵，圆如梧桐子大。每服，空腹及晚食前，以温酒下三十圆。

治五劳六极七伤，虚羸不足，令人肥健益气力，干漆圆方。

干漆（半两，捣碎，炒令烟出）　熟干地黄（一两）　山茱萸（半两）　五味子（半两）　牛膝（一两，去苗）　白术（半两）　续断（半两）　蛇床子（半两）　甘草（半两，炙微赤，锉）　桂心（半两）　肉苁蓉（一两，酒浸一宿，刮去皴皮炙干）　石斛（一两，去根，锉）　菟丝子（一两，酒浸一宿，曝干，别捣罗为末）　巴戟（半两）　酸枣仁（半两，微炒）　柏子仁（半两）　薏苡仁（半两）　鹿茸（一两，去毛，涂酥炙微黄）

右件药，捣罗为末，炼蜜和捣三二百杵，圆如梧桐子大。每服，空心及晚食前，以温酒下三十圆。

治五劳六极七伤，虚损，肾气不足，宜服五味子圆方。

五味子（一两）　白茯苓（一两）　车前子（二[35]两半）　巴戟（三[36]两）　肉苁蓉（二两，酒浸一宿，刮去皴皮，炙干）　菟丝子（二两，酒浸三日，曝干，别捣罗为末）

右件药，捣罗为末，炼蜜和捣三二百杵，圆如梧桐子大。每服，空腹及晚食前，以温酒下三十圆。

治五劳六极七伤，腰疼膝痛，小便余沥，心虚健忘，荣卫不调，宜服钟乳圆方。

钟乳粉（三两）　石斛（二[37]两，去根，锉）　甘草（一两，炙微赤，锉）　牛膝（一两，去苗）　蛇床子（一两）　细辛（三分）　山茱萸（三分）　熟干地黄（二两）　桂心（三分）　菟丝子（二两，酒浸一日，曝干，别捣罗为末）　防风（三分，去芦头）　杜仲（三分，去粗皮，炙令微黄，锉）　枳壳（三分，麸炒微黄，去瓤）　五味子（一两）　川椒（半两，去目及闭口者，微炒去汗）

右件药，捣罗为末，炼蜜和捣五七百杵，圆如梧桐子大。每服，空腹及晚食前，以温酒下三十圆。

治五劳六极七伤，腰背疼痛，四肢沉重，百事不任，身无润泽，宜服鹿角胶煎方。

鹿角胶（一斤） 生姜（半斤，捣绞取汁） 生地黄（半斤，捣绞取汁） 生天门冬（一斤，捣绞取汁） 白蜜（半斤） 牛酥（半斤）

右件药，先煎生姜地黄汁十余沸，可折一分，下蜜，次下酥等汁，又煎三五沸，即下胶末搅令胶消尽，即倾瓷器中，搅令凝。每服空腹及晚食前，以温酒调下半匙。

治五劳六极七伤，补益地黄煎方。

生地黄（十斤，捣绞取汁） 汉椒（三两，去目及闭口者，微炒去汗） 附子（三两，炮裂，去皮脐）

右件药，捣罗为末，入生地黄汁中，以慢火渐熬成煎，盛于瓷盒中，每于食前，以温酒调下半匙。

治虚损补益诸方

夫虚损者，盖五劳之候也，凡人愁忧思虑则伤心，形寒寒饮则伤肺，恚怒气逆，上而不下则伤肝，饮食劳倦则伤脾，久坐湿地，强力入水则伤肾，是以五脏各有劳损也。男子肾气虚弱，精气不足，则骨髓枯竭，形体消瘦，气血既虚，百病斯作，故为虚损之病也。

治虚损羸弱，强肾气，补不足，黄芪散方。

黄芪（一两半，锉） 防风（一两，去芦头） 芎䓖（一两） 白术（一两） 肉苁蓉（二两，酒浸一宿，刮去皴皮，炙干） 山茱萸（一两） 当归（一两） 甘草（一两，炙微赤，锉） 五味子（一两） 熟干地黄（二两） 桂心（一两） 白茯苓（一两）

右件药，捣粗罗为散。每服四钱，以水一中盏，入生姜半分、枣三枚，煎至六分，去滓，每于食前温服。

治虚损，下元气弱，脚膝无力，诸脏俱伤并皆主之，补益石斛圆方。

石斛（一两半，去根，锉） 牡丹（一两） 泽泻（一两） 鹿茸（一两，去毛，涂酥炙微黄） 薯蓣（一两） 附子（二两，炮裂，去皮脐） 熟干地黄（二两） 肉桂（一两，去皴皮） 杜仲（一两，去皴皮，炙令微黄，锉） 萆薢（一两，锉） 山茱萸（一两） 白茯苓（一两） 五味子（一两） 肉苁蓉（二两，酒浸一宿，刮去皴皮，炙干） 补骨脂（二两，微炒） 远志（一两，去心） 防风（一两，去芦头） 黄芪（一两，锉）

右件药，捣罗为末，炼蜜和捣三五百杵，圆如梧桐子大。每服，空腹及食前，以温酒下三十圆。

治虚损，大补益精血，肉苁蓉圆方。

肉苁蓉（二两，酒浸一宿，刮去皱皮，炙干） 石斛（一两，去根，锉） 麋角屑（二两，以酥拌微炒） 枸杞子（二两，微炒） 远志（一两，去心） 续断（一两） 熟干地黄（三两） 天雄（二两，炮裂，去皮脐） 干姜（一两，炮裂，锉） 菟丝子（二两，酒浸一宿，曝干，别捣罗为末）

右件药，捣罗为末，炼蜜和捣三二百杵，圆如梧桐子大。每服，空腹及晚食前，以温酒或炒盐汤下三十圆。

治虚损乏力，助阳气，补不足，白石英圆方。

白石英（二两，细研水飞过） 磁石（二两，烧醋淬七遍，捣碎，细研水飞过） 阳起石（三两，细研水飞过） 熟干地黄（三两） 石斛（二两，去根，锉） 五味子（一两） 肉苁蓉（二两，酒浸一宿，刮去皴皮，炙干） 石南（一两） 菟丝子（一两，酒浸一宿，曝干，别捣为末） 五加皮（一两） 胡麻（一两） 巴戟（一两） 桂心（一两） 人参（一两，去芦头） 蛇床子（半两）

右件药，捣罗为末，炼蜜和捣三二百杵，圆如梧桐子大。每于空腹及晚食前，以温酒下三十圆。

治虚损不足，冷热不调，食饮无味，四肢羸弱，补益薯蓣圆方。

薯蓣（二两） 石龙芮（一两） 覆盆子（一两） 熟干地黄（一两） 五味子（一两） 萆薢（一两，锉） 蛇床子（一两） 肉苁蓉（一两半，酒浸一宿，刮去皴皮，炙干） 远志（一两，去心） 菟丝子（二两，酒浸一宿，曝干，别捣罗为末） 石斛（一两，去根，锉） 桂心（一两） 杜仲（一两半，去粗皮，炙令微黄，锉） 山茱萸（一两） 人参（一两，去芦头） 防风（一两，去芦头） 五加皮（三分） 天雄

（一两，炮裂，去皮脐） 狗脊（一两） 黄芪（一两，锉） 秦艽（一两，去苗） 白术（一两） 石南（一两） 麦门冬（一两半，去心，焙） 巴戟（一两）

右件药，捣罗为末，炼蜜和捣三二百杵，圆如梧桐子大。每服，空腹及晚食前，以温酒下二十圆。

治男子虚损，劳伤水脏惫，腰膝疼，筋骨无力，梦寐不安，阳道劣弱，面色萎黄，饮食减少，日渐羸瘦，及膀胱冷气，并宜服此大补益，钟乳天雄圆方。

钟乳粉（二两） 天雄（一两，炮裂，去皮脐） 石斛（一两，去根，锉） 巴戟（一两） 肉苁蓉（二两，酒浸一宿，刮去皴皮，炙干） 白茯苓（一两） 续断（一两） 补骨脂（一两，微炒） 木香（一两） 蒔香子（一两） 泽泻（一两） 沉香（一两） 防风（一两，去芦头） 山茱萸（一两） 附子（一两，炮裂，去皮脐） 肉桂（二两，去皴皮） 当归（一两） 鹿茸（二两，去毛，涂酥炙微黄） 菟丝子（一两，酒浸一宿，曝干，别捣罗为末） 人参（一两，去芦头） 薯蓣（一两） 牛膝（一两，去苗） 磁石（二两半，捣淬七遍，捣碎，细研水飞过）

右件药，捣罗为末，炼蜜和捣五七百杵，圆如梧桐子大。每日空腹及晚食前，以温酒下三十圆。

治虚损，益下元，暖水脏，治风冷气，调三焦，利腰脚，鹿茸圆方。

鹿茸（二两，去毛，涂酥炙微黄） 腽肭脐（一两，酒洗，微炙） 巴戟（一两） 附子（一两，炮裂，去皮脐） 肉苁蓉（一两，酒浸一宿，刮去皴皮炙干） 汉椒（半两，去目及闭口者，微炒去汗） 石斛（一两，去根，锉） 泽泻（一两） 远志（一两，去心） 山茱萸（一两） 续断（一两） 天麻（一两） 五味子（一两） 酸枣仁（一两，微炒） 蒔香子（一两，微炒） 柏子仁（一两） 桂心（三分） 白茯苓（三分） 蛇床子（三分） 菟丝子（一两，酒浸一宿，曝干，别捣罗为末） 杜仲（三分，去粗皮，炙令微黄，锉） 枳壳（三分，麸炒微黄，去瓤） 芎䓖（半两） 当归（半两） 萆薢（半两，锉） 牛膝（一两半，去苗）

右件药，捣罗为末，炼蜜和捣五七百杵，圆如梧桐子大。每服，空腹及晚食前，以温酒下四十圆。

治虚损，补脏腑，利腰脚，壮元气，充骨髓，薯蓣圆方。

薯蓣（二两） 石斛（二两，去根，锉） 牛膝（二两，去苗） 鹿茸（二两，去毛，涂酥炙微黄） 白茯苓（二两） 五味子（一两） 续断（一两） 巴戟（二两） 山茱萸（二两） 人参（二两，去芦头） 桂心（二两） 熟干地黄（二两） 泽泻（二两） 杜仲（二两，去粗皮炙令微黄，锉） 蛇床子（二两） 远志（二两，去心） 菟丝子（二两，酒浸一宿，曝干，别捣为末） 天雄（二两，炮裂，去皮脐） 覆盆子（二两） 肉苁蓉（二两，酒浸一宿，刮去皴皮，炙干）

右件药，捣罗为末，炼蜜和捣三五百杵，圆如梧桐子大。每日空腹及晚食前，以温酒下三十圆。

【校注】

① 生干地黄：抄本作“生地黄二两”。

② 千：抄本作“于”，义长可从。

③ 五：抄本作“一”。

④ 名：据文义疑作“其”。

⑤ 三分：“三分”二字据抄本补，此处脱文。

⑥ 一：抄本作“二”。

⑦ 二两汤浸：抄本作“一两酒浸”。

⑧ 畏：抄本作“思”。

⑨ 梦悟：抄本作“多语”。

⑩ 巴戟圆方：抄本巴戟圆方的方药组成为：巴戟（一两） 麦门冬（一两半，去心，焙） 五味子（三分） 柏子仁（三分） 牛膝（三分，去苗） 菟丝子（一两，酒浸一宿，焙干，锉捣为末） 远志（三分） 石斛（三分，去根，锉） 夏蒴（三分） 白茯苓（三分） 人参（三分，去芦双） 熟地黄（一两） 石龙芮（三分） 萆薢（三分，锉） 五加皮（三分） 肉苁蓉（一两，酒浸，锉去皱皮，炙干） 防风（三分，去芦双） 覆盆子（三分） 续断（三分） 天雄（一两，炮裂，去皮脐） 石南（三分） 蛇床子（三分） 杜仲（三分，去粗皮，炙令微黄，锉） 沉香（一两）

⑪ 蓣：其下抄本有“一两”二字，此处脱文。

⑫ 虚劳：抄本作“劳虚”。

⑬ 气：据文义疑作“器”。

⑭ 行李：即行人，本当作“行理，理，治也。作‘李’者，古字假借通用”。此指人的行动。

⑮ 固：抄本作“同”，义长可从。

⑯ 节：抄本作“苗”。

⑰ 二：抄本作“一”。

⑱ 炒：抄本作“焙”。

⑲ 分：抄本作“两”。

⑳ 二：抄本作“三”。

㉑ 两：抄本作“分”。

㉒ 洎：据文义当为“晒”。

㉓ 胫：底本无“胫”字，据抄本补。

㉔ 湿：抄本作“温”，义长可从。

㉕ 一：抄本作“二”。

㉖ 二：抄本作“一”。

㉗ 天门冬：抄本作“麦门冬”。

㉘ 归：其下抄本有“一两”二字，此处脱文。

㉙ 皴：抄本作“壳”。

㉚ 三：抄本作“二”。

㉛ 二：抄本作“一”。

㉜ 二：抄本作“一”。

㉝ 二：抄本作“一”。

㉞ 䀮：形容视线模糊。

㉟ 二：抄本作“一”。

㊱ 三：抄本作“二”。

㊲ 二：抄本作“一”。

卷第二十七

治风劳诸方

夫劳伤之人，表里多虚，血气衰弱，肤腠疏泄，风邪易侵，或游易皮肤，或沉滞脏腑，随其所感，而众病生焉。

治风劳脏腑气虚，体瘦无力，不思饮食，四肢疼痛，黄芪散方。

黄芪（一两，锉） 续断（一两） 人参（三分，去芦头） 茯神（一两） 五味子（三分） 羌活（半两） 芎䓖（半两） 桂心（半两） 附子（三分，炮裂，去皮脐） 防风（一两，去芦头） 牛膝（半两，去苗） 枳壳（三分，麸炒微黄，去瓤） 甘草（半两，炙微赤，锉） 当归（半两，锉，微炒） 沉香（三分）

右件药，捣粗罗为散。每服三钱，以水一中盏，入生姜半分，煎至六分，去滓，每于食前温服。

治风劳，气攻四肢拘急，背膊常痛，肌体萎弱，不欲饮食，沉香散方。

沉香 石斛（去根，锉） 黄芪（锉） 桂心 白茯苓 白术 天门冬（去心焙） 白芍药 当归（锉，微炒） 羌活 附子（炮裂，去皮脐） 防风（去芦头） 陈橘皮（汤浸，去白瓤，焙，以上各一两） 熟干地黄（二两） 甘草（半两，炙微赤，锉）

右件药，捣粗罗为散。每服三钱，以水一中盏，入生姜半分，煎至六分，去滓，不计时候温服。

治风劳，肌体羸瘦，皮肤不仁，肢节烦疼，腰膝无力，少思饮食，宜服附子散方。

附子（炮裂，去皮脐） 牛膝（去苗） 桂心 当归 （以上各一两） 五加皮 防风（去芦头） 萆薢（锉） 杜仲（去粗皮炙令微黄，锉） 续断 丹参 沉香 木香 枳壳（麸炒微黄，去瓤，以上各三分） 甘草（半两，炙微赤，锉）

右件药，捣筛为散。每服四钱，以水一中盏，入生姜半分，煎至六分，去滓，食前温服。

治风劳，体虚食少，羸瘦，筋脉不利，手足多疼，宜服防风散方。

防风（去芦头） 天麻 海桐皮 附子（炮裂，去皮脐） 沉香 （以上各一两） 桂心 芎䓖 白术 白茯苓 山茱萸 熟干地黄 （以上各三分） 枳壳（半两，麸炒微黄，去瓤）

右件药，捣筛为散。每服四钱，以水一中盏，入生姜半分，煎至六分，去滓，于食前温服。

治风劳，脾肾虚冷，心腹胀疼，骨节烦痛，食少无力，宜服桃仁散方。

桃仁（汤浸去皮尖双仁，麸炒微黄） 鳖甲（涂酥，炙令黄，去裙襕） 白术 附子（炮裂，去皮脐） 诃黎勒（煨用皮，以上各一两） 芎䓖 丁香 桂心 荜澄茄 当归 枳壳（麸炒微黄，去瓤，以上各三分）

右件药，捣筛为散。每服四钱，以水一中盏，入生姜半分，煎至六分，去滓，食前稍热服。忌苋菜。

治风劳，气血不足，脏腑虚伤，肢节烦疼，腰膝无力，形体羸瘦，面色萎黄，小便数多，卧即盗汗，宜服巴戟散方。

巴戟 柏子仁 石龙芮 天麻 牛膝（去苗） 牡蛎（烧为粉） 菟丝子（酒浸一宿，焙干别捣） 肉苁蓉（酒浸一宿，刮去皴皮，炙干） 天雄（炮裂，去皮脐，以上各一两） 萆薢（锉） 防风（去芦头） 羌活 当归 桑螵蛸（微炙，以上各三分） 肉桂（二两，去皴皮）

右件药，捣细罗为散。每服空心及晚食前，以温酒调下二钱。

治风劳，补益脏腑，利腰膝，止烦疼，强志力，充肌肤，肉苁蓉散方。

肉苁蓉（酒浸一宿，刮去皴皮，炙令干） 菟丝子（酒浸一宿，焙干别捣） 牛膝（去苗） 附子（炮裂，去皮脐） 杜仲（去粗皮，炙令黄，锉）　白茯苓　（以上各一两）　防风（去芦头）　桂心　巴戟　续断　枸杞子　（以上各三分）　五味子（半两）　蛇床子（半两）　山茱萸（半两）

右件药，捣细罗为散。每服食前，以温酒调下二钱。

治风劳，益气血，利四肢，强腰脚，除湿痹，柏子仁散方。

柏子仁　巴戟　天雄（炮裂，去皮脐）　牛膝（去苗）　天门冬（去心焙）　川椒（去目及闭口者，微炒去汗）　菟丝子（酒浸三宿，曝干别捣，以上各一两）　肉桂（二两，去皴皮）　石南（三分）　续断（三分）　当归（三分）

右件药，捣细罗为散。每服空心及晚食前，以温酒调下二钱。

治风劳，羸瘦，面色青黄，肢节烦重，神思不安，脏腑虚伤，有虫所作，令人心躁，食饮无味，宜服樟木散方。

樟木瘤节（三两，锉）　皂荚木瘤节（三两，锉）　槐木瘤节（三两，锉）　天灵盖（一两，涂醋炙令黄）　牛黄（三分，细研）　麝香（半两，细研）

右件药，捣细罗为散。入牛黄、麝香令匀，每服空心及晚食前，以温酒调下二钱。

治风劳，脏气虚损，肌体羸瘦，头目昏闷，四肢少力，神思不安，宜服钟乳散方。

钟乳粉（一两）　紫石英（一两，细研，水飞过）　白石英（一两，细研，水飞过）　白术　防风（去芦头）　桂心　栝楼根　干姜（炮裂，锉）　细辛　牡蛎粉　川椒（去目及闭口者，微炒去汗，以上各三分）　人参（一两，去芦头）　白茯苓（一两）　桔梗（半两，去芦头）　附子（一两，炮裂，去皮脐）

右件药，捣细罗为散。入研了药令匀，每服食前，以温酒调下二钱。

治风劳气，四肢羸弱，心神虚烦，食饮无味，肢节多疼，腰脚无力，夜多盗汗，小便赤黄，宜服石斛圆方。

石斛（去根，锉）　牛膝（去苗）　桂心　杜仲（去粗皮，炙微黄，锉）　续断　白茯苓　菟丝子（酒浸一宿，焙干别捣）　枸杞子　五味子　山茱萸　黄芪（锉）　防风（去芦头）　肉苁蓉（酒浸一宿，刮去皴皮，炙干）　远志（去心）　人参（去芦头）　天门冬（去心，焙，以上各一

两）　熟干地黄（二两）

右件药，捣罗为末，炼蜜和捣三二百杵，圆如梧桐子大。每于食前，以温酒下三十圆。

治风劳气，身体疼痹，手足无力，气血虚损，颜色萎黄，精神昏沉，饮食无味，宜服补益天雄圆方。

天雄（炮裂，去皮脐）　菟丝子（酒浸一宿，焙干别捣）　柏子仁　石斛（去根，锉）　巴戟　天门冬（去心，焙）　牛膝（去苗）　干漆（捣碎，炒令烟出，以上各一两）　肉苁蓉（二两，酒浸一宿，刮去皴皮，炙令干）　熟干地黄（二两）　肉桂（二两，去皴皮）

右件药，捣罗为末，炼蜜和捣三二百杵，圆如梧桐子大。每服空心及晚食前，以温酒下三十圆，渐加至四十圆。

治虚劳偏枯诸方

夫劳损之人，肌体虚弱，易伤风邪，风邪乘虚，客于半身，留在肌肤，未即发作，或因饮水，水未消散，即劳于肾，风水相搏，乘虚偏发，风邪留止，血气不行，故半身手足枯细，为偏枯也。

治虚劳偏枯，肌体虚弱，气血不行，半身手足枯细，肢节无力，食少羸[①]，宜服附子散方。

附子（炮裂，去皮脐）　芎䓖　石斛（去根，锉）　独活　牛膝（去苗）　当归　熟干地黄　（以上各一两）　枳壳（麸炒微黄，去瓤）　丹参　防风（去芦头）　白术[②]　黄芪（锉）　木香　五加皮　（以上各三分）

右件药，捣筛为散。每服三钱。以水一中盏，入生姜半分，煎至六分，去滓，空腹及晚食前温服。

治虚劳偏枯，手足不遂，筋脉拘急，骨节疼痛，宜服石斛散方。

石斛（去根，锉）　麻黄（去根节）　丹参　牛膝（去苗）　侧子（炮裂，去皮脐，以上各一两）　桂心　沉香　当归　羌活　枳壳（麸炒微黄，去瓤）　萆薢（锉，以上各三分）　续断（半两）

右件药，捣筛为散。每服四钱。以水一中盏，入生姜半分，煎至六分，去滓，于食前温服。

治虚劳，风邪所攻，偏枯不遂，筋脉拘急，肢节疼痛，宜服山茱萸散方。

山茱萸（一两半） 天雄（一两半，炮裂，去皮脐） 麻黄（二两，去根节） 川乌头（半两，炮裂，去皮脐） 川椒（去目及闭口者，微炒去汗） 白术 茵芋 防风（去芦头） 丹参 牛膝（去苗） 细辛 莽草（微炙） 石南 桂心 （以上各一两）

右件药，捣细罗为散。每服空心及晚食前，以温酒调下二钱。

治虚劳，风邪所攻，偏枯不遂，肢节疼痛，昼夜呻吟，医不能治，宜服天雄散方。

天雄（炮裂，去皮脐） 白术 桂心 侧子（炮裂，去皮脐） 当归 牛膝（去苗） 干漆（捣碎，炒令烟出） 狗脊 （以上各一两） 防风（去芦头） 吴茱萸（汤浸七遍，焙干微炒） 枳壳（麸炒微黄，去瓤） 丹参 （以上各半两）

右件药，捣细罗为散。每服空心及晚食前，以温酒调下二钱。

治虚劳，风邪所攻，手足偏枯，筋脉不利，胸胁支满，腰背多疼，饮食不消，寒热盗汗，短气不足，肌肤羸瘦，宜服牛膝圆方。

牛膝（去苗） 巴戟 天雄（炮裂，去皮脐） 肉苁蓉（酒浸一宿，刮去皴皮，炙干） 附子（炮裂，去皮脐） 云母粉 熟干地黄 （以上各一两） 远志（去心） 续断 柏子仁 杜仲（去粗皮，炙令微黄，锉） 川椒（去目及闭口者，微炒去汗） 山茱萸 防风（去芦头） 石斛（去根，锉） 萆薢（锉） 石菖蒲 干姜（炮裂，锉，以上各半两） 蛇床子（三分） 菟丝子（一两半，酒浸三日，晒干，别捣为末）

右件药，捣罗为末，研入云母粉令匀，炼蜜和捣三五百杵，圆如梧桐子大。每服空心及晚食前，以温酒下三十圆。

治虚劳偏枯，手脚无力，肌肤消瘦，行李[3]不得，宜服萆薢圆方。

萆薢（锉） 石斛（去根，锉） 五加皮 防风（去芦头） 桂心 柏子仁 天雄（炮裂，去皮脐） 仙灵脾 酸枣仁（微炒） 山茱萸 钟乳粉 巴戟 菟丝子（酒浸三日，晒干，别捣为末，以上各一两） 鹿茸（一两半，去毛，涂酥炙微黄） 牛膝（一两半，去苗）

右件药，捣罗为末，研入钟乳粉令匀，炼蜜和捣三二百杵，圆如梧桐子大。每服空心及晚食前，以温酒下三十圆。

治虚劳偏枯，气血不足，肢节无力，宜服熟干地黄圆方。

熟干地黄（二两） 川椒（半两，去目及闭口者，微炒去汗） 肉桂（二两半，去皴皮） 干漆（捣碎，炒令烟出） 萆薢（锉） 防风（去芦头） 附子（炮裂，去皮脐） 川乌头（炮裂，去皮脐） 牛膝（去苗，以上各一两）

右件药，捣罗为末，炼蜜和捣三五百杵，圆如梧桐子大。每服空心及晚食前，以温酒下三十圆。

治急劳诸方

夫急劳者，是血气俱盛，积热在内，干于心肺，脏腑壅滞，热毒不除之所致也。其候，恒多燥热，颊赤头疼，烦渴口干，饮食无味，心神惊悸，睡卧不安，骨节酸疼，夜多盗汗，面色萎黄，形体羸瘦，毒热之气，传于脏腑，即难拯疗，故名急劳也。

治急劳，四肢烦热，百节酸疼，口干心躁，小便黄赤，不欲饮食，宜服天灵盖散方。

天灵盖（涂酥，炙令微黄） 柴胡（去苗） 鳖甲（涂醋，炙令黄，去裙襕） 桑根白皮（锉） 知母 干青蒿 桃枝（锉） 柳枝（锉，以上各一两） 甘草（三分，炙微赤，锉） 阿魏（半两，面裹，煨令面熟为度）

右件药，捣筛为散。每服五钱。以童子小便一大盏，入葱白三茎，宿浸，煎取四分，去滓，空心温服。忌苋菜。

治急劳烦热，不得睡卧，乌梅散方。

乌梅肉（半两，微炒） 柴胡（一两半，去苗） 秦艽（一两，去苗） 陈橘皮（一分，汤浸去白瓤，焙） 甘草（半两，炙微赤，锉） 桔梗（一两，去芦头） 黄连（半两，去须） 杏仁（一两，汤浸去皮尖双仁，麸炒微黄）

右件药，捣细罗为散。每服，煎生姜童子小便，放温，食前调下二钱。

治急劳骨蒸等，薄荷煎圆方。

薄荷汁（一升） 生地黄汁（一升） 青蒿汁（一升） 童子小便（二升） 桃仁（三两，汤浸去皮尖双仁，麸炒微黄，别研如膏） 麝香（二钱，细研） 朱砂（一两，细研） 秦艽（三两，去苗，捣罗为末）

右件药，用薄荷等汁，并小便同煎，然后下桃仁膏及朱砂等，以慢火熬，候可圆，即圆如梧桐子大。每日空腹，以清粥饮下三十圆，晚食前再服。

治急劳瘦病，宜服獖猪肝圆方。

獖[4]猪肝（四两） 柴胡（二两，去苗） 黄连（二两，去须） 诃黎勒皮（二两半） 甘草（一两，炙微赤，锉） 鳖甲（二两，涂醋炙令黄，去裙襕）

右件药，先将肝用童子小便五升煮，以小便尽为度，取出薄切，焙干，与诸药同捣罗为末，用猪胆和，捣三二百杵，圆如梧桐子大。每日空腹及晚食前，以粥饮下三十圆。

治急劳烦热，四肢疼痛，宜服皂荚圆方。

猪牙皂荚（一两，去皮，涂酥炙令黄去子） 虾蟆（干者一枚，炙令黄） 麝香（二钱，细研） 天灵盖（一枚，涂酥，炙令微黄）

右件药，捣罗为末，入麝香，同研令匀，用大羊肠内可盛尽，两头以线系定，于瓷碗内，用麸衬安饭甑内，蒸一炊久，取出细研，令相乳穴[5]，圆如梧桐子大。每于食前，以温水下十圆，良久出虫，或有汗，即盖覆卧，汗解为度。

治急劳，骨蒸烦热，青蒿饮子方。

青蒿（一握，细研） 猪胆（一枚，取汁） 杏仁（二七粒大者，汤浸去皮尖双仁，麸炒微黄）

右件药，一处，以童子小便一大盏，煎至五分，去滓，空心温服。

治急劳烦热干瘦，宜服虾蟆散方。

虾蟆（干者一枚，炙微黄为末） 胡黄连（三分，末） 麝香（一钱，细研） 龙脑（一钱，细研）

右件药，都研为细散。每服，取羊头一枚，烂煮了，取脑髓，调散二钱，用温酒空心调服，以皮肤滑为验，其羊头髓须逐日煮新者用之。

治急劳，桃仁圆方。

桃仁（一斤，于新瓦器内，用童子小便一斗煮，候小便尽取出去皮

尖，研如膏）　乌梅肉（三两，微炒）　芜荑仁（三两）　黄连（三两，去须）

右件药，捣罗三味为末，入桃仁膏和，圆如梧桐子大。每日空心，以温水下十五圆，晚食前再服。

治急劳，咳嗽烦热，宜服此方。

桃仁（三两，汤浸去皮尖双仁）　童子小便（五升）　猪肺（一枚）

右件药，先取桃仁于砂盆内研，入童子小便、猪肺，以慢火煎桃仁烂，小便尽为度，用木杵臼捣，入蒸饼同和，圆如梧桐子大。每服，不计时候，以温水下三十圆。

治急劳，烦热体瘦，三皂圆方。

皂荚（一斤）　皂荚树皮（一斤）　皂荚刺（一斤）

右件药，都烧为灰，以水三升，淋取汁，更于灰上再淋，如此三五度，即煎之，候稍凝，入研了麝香一分，用童子小便浸蒸饼和，圆如小豆大，每服空心，以温水下七圆。

治虚劳骨热诸方

夫虚劳骨热者，是五劳七伤之中，阴虚阳盛，热毒上攻心肺，流于骨髓，致成壮热也。男子肾脏虚弱，精气不足，下元冷惫，上焦虚热，因兹而得也。女子月闭不通，产后劳损，频发寒热之所致也。其人肌体消瘦，四肢无力，颊赤口干，心躁盗汗，乍发乍歇，精神不守者，是其候也。

治虚劳，骨热体痛，心神恍惚，夜卧不安，小便赤黄，口干眼涩，宜服狸骨圆方。

狸骨（一两，炙令焦黄）　连翘（一两）　土瓜根　山茱萸　玄参　胡燕粪　黄芩　朱砂（细研，水飞过）　鸢尾　（以上各半两）　黄连（去须）　赤芍药　雄黄（细研，水飞过）　青葙子　龙胆（去芦头）　栝楼根　（以上各三分）

右件药，捣罗为末，炼蜜和捣三二百杵，圆如梧桐子大。每服食前，以温水下二十圆。

治虚劳骨热，心神烦躁，大小便难，四肢疼痛，川大黄圆方。

川大黄（锉砂[⑥]，微炒） 黄芩 黄连（去须） 当归 赤茯苓 黄芪（锉） 生干地黄 赤芍药 柴胡（去苗，以上各三分） 栀子仁（半两）

右件药，捣罗为末，炼蜜和捣三二百杵，圆如梧桐子大。每服不计时候，以温水下二十圆。

治虚劳骨热，黄连煎圆方。

黄连（去须） 紫菀（洗去苗土） 天灵盖（涂酥，炙令微黄） 甘草（炙微赤，锉） 青葙子 （以上各二两） 柴胡（一两，去苗）

右件药，捣罗为末，以童子小便五升，浸一宿后，慢火煎令稠，圆如梧桐子大。每于食后，以温水下二十圆。

治虚劳骨热，四肢烦疼，渐渐羸瘦，日晚口干颊赤，知母散方。

知母（三两） 前胡（一两，去芦头） 地骨皮（二两） 犀角屑（一两半） 白鲜皮（二两） 龙齿（二两） 川芒硝（二两）

右件药，捣粗罗为散。每服四钱。以水一中盏，煎至六分，去滓，每于食后温服。

治虚劳骨热，四肢烦疼，口干心躁，宜服胡黄连散方。

胡黄连（一两） 人参（三分，去芦头） 赤茯苓（一两半） 紫胡[⑦]（一两半，去苗） 鳖甲（一两半，涂醋炙令微黄，去裙襕） 栀子仁（三分） 麦门冬（一两半，去心，焙） 赤芍药（三分） 甘草（半两，炙微赤，锉） 桔梗（一两，去芦头） 槟榔（半两）

右件药，捣粗罗为散。每服四钱，以童子小便一中盏，入生姜半分，煎至六分，去滓，不计时候温服。忌苋菜。

治虚劳骨热，四肢烦闷，及心躁虚汗，宜服丹砂圆方。

朱砂（细研，水飞过） 薯蓣 犀角屑 虎头骨（涂酥，炙令微黄） 肉苁蓉（酒浸一宿，刮去皴皮，炙令干） 安息香 川升麻 牡蛎（烧为灰） 槟榔 人参 白茯苓 （以上各半两） 牛黄（一钱，细研） 麝香（一钱，细研） 甘草（一分，炙微赤，锉） 麦门冬（三分，去心焙） 鳖甲（三分，涂醋炙微黄，去裙襕） 豉心（三分）

右件药，捣罗为末，入研了药令匀，炼蜜和捣三二百杵，圆如梧桐子大。每服，不计时候，以粥饮下三十圆。忌苋菜。

治虚劳骨热，四肢羸瘦，少力，不思饮食，宜服胡黄连圆方。

胡黄连　天灵盖（涂酥，炙令微黄）　赤茯苓　川大黄（锉碎，微炒）　川升麻　地骨皮　知母　犀角屑　人参（去芦头）　麦门冬（去心焙，以上各一两）　鳖甲（三两，涂醋炙令黄，去裙襴）　黄芩　前胡（去芦头）　桔梗（去芦头）　赤芍药　当归（锉，微炒）　木通（锉）　防风（去芦头，以上各三分）　甘草（半两，炙微赤，锉）　柴胡（二两，去苗）

右件药，捣罗为末，炼蜜和捣三二百杵，圆如梧桐子大。每服，不计时候，以温水下三十圆。忌苋菜。

治虚劳骨热，肢节烦疼，心膈躁闷，宜服柴胡煎圆方。

柴胡（一两半，去苗）　犀角屑　知母　胡黄连　桔梗（去芦头）　川升麻　地骨皮　黄芩　诃黎勒皮　（以上各一两）　栝楼（一枚）　鳖甲（二两，涂醋炙令微黄，去裙襴）　甘草（三分，炙微赤，锉）　赤茯苓（三分）　人参（三分，去芦头）

右件药，捣罗为末，用猪胆五枚取汁，及蜜半斤，搅和令匀，慢火煎成膏，和药末，捣三五百杵，圆如梧桐子大。每服，食后，煎乌梅小便下二十圆。忌苋菜。

治虚劳骨热，四肢烦疼，小便赤黄，眼涩少睡，犀角圆方。

犀角屑　胡黄连　知母　赤芍药　贝母（煨令微黄）　地骨皮　黄芩　槟榔　紫菀（洗去苗土）　木香　款冬花　乌梅肉（微炒）　柴胡（去苗，以上各半两）　大熟黄瓜（一枚，去瓤）

右件药，捣罗为末，入黄瓜内，蒸熟烂研，入少许蜜和圆，如梧桐子大。每服不计时候，以温水下三十圆。

治虚劳口舌干燥诸方

夫虚劳口舌干者，皆由劳损，血气断膈，津液减少，荣卫不行，下焦虚寒，上焦生热，故令口舌干燥也。

治虚劳口舌干燥，腿膝无力，下焦虚乏，宜补益羊肾汤方。

羊肾（一对，去膜，切作八片） 磁石（二两，捣碎，水淘去赤汁） 黄芪（一两，锉） 地骨皮（三分） 麦门冬（一两，去心） 熟干地黄（二两） 五味子（三分） 人参（一两，去芦头） 桂心（三分） 白茯苓（一两）

右件药，捣筛为散。每服，先以水一大盏半，煎羊肾至一盏，去肾及水上浮脂，后入散一两，枣五枚，煎至七分，去滓，放温二服，空心及晚食前服之。

治虚劳，四肢烦疼，口舌干燥，面色萎黄，食物无味，宜服生干地黄散方。

生干地黄（一两） 柴胡（一两，去苗） 知母（一两） 枳壳（三分，麸炒微黄，去瓤） 赤芍药（一两） 麦门冬（二两，去心，焙） 甘草（三分，炙微赤，锉） 人参（一两，去芦头）

右件药，捣粗罗为散。每服四钱。以水一中盏，煎至六分，去滓，不计时候温服。

治虚劳，口舌干燥，升麻散方。

川升麻（二两） 麦门冬（二两，去心） 射干（二两[⑧]） 羚羊角屑（一两） 赤芍药（二两） 芦根（三两，锉）

右件药，捣筛为散。每服四钱。以水一中盏，煎至六分，去滓，不计时候温服。

又方。

麦门冬（二两，去心，焙） 葳蕤（一两） 黄连（半两，去须） 杏仁（一两，汤浸去皮尖双仁，麸炒微黄） 羚羊角屑（半两） 甘草（半两，炙微赤，锉）

右件药，捣粗罗为散。每服三钱。以水一中盏，煎至六分，去滓，不计时候温服。

治虚劳，口舌干燥，心神烦渴，少得睡卧，宜服酸枣仁散方。

酸枣仁 人参（去芦头） 黄芪（锉） 乌梅肉（微炒） 麦门冬（去心） 白茯苓 （以上各一两） 覆盆子 栝楼 甘草（炙微赤，锉，以上各半两）

右件药，捣筛为散。每服四钱。以水一中盏，煎至六分，去滓，不计时候温服。

治虚劳羸瘦，烦热，口舌干燥，不欲饮食，黄芪圆方。

黄芪（锉） 葛根（锉） 乌梅肉（微炒） 麦门冬（去心焙） 栝楼根 天门冬（去心焙，以上各一两） 酸枣仁（微炒） 甘草（炙微赤，锉） 覆盆子 （以上各三分）

右件药，捣罗为末，炼蜜和捣三二百杵，圆如弹子大。每服，绵裹一圆含咽津，尽即更含咽之。

又方。

杏仁（汤浸去皮尖双仁，麸炒微黄） 乌梅肉（微炒） 甘草（炙微赤，锉） 天门冬（去心焙，以上各一两）

右件药，捣罗为末，煮枣肉和，更入少炼成蜜，圆如弹子大。不计时候，绵裹一圆含咽津[9]。

治虚劳，口干舌燥，宜服甘草圆方。

甘草（一两，炙微赤，锉） 人参（一两，去芦头） 生干地黄（二两） 乌梅肉（一两，微炒）

右件药，捣罗为末，以枣瓤并炼蜜，和捣三二百杵，圆如弹子大。每服，绵裹一圆含咽津，日四五服。

治虚劳烦热，口干舌燥，烦渴，宜服栝楼根圆方。

栝楼根 甘草（炙微赤，锉） 杏仁（汤浸去皮尖双仁，麸炒微黄） 乌梅肉（微炒，以上各一两）

右件药，捣罗为末，煮枣肉，入少许蜜和圆，如弹子大。每服，以绵裹一圆含咽津，日四五服。

又方。

酪（三合） 酥（三合） 蜜（三合） 川大黄（一两，锉碎微炒，捣罗为末）

右件药相和，于银锅内，以慢火煎如稀饧，不计时候，含咽一茶匙。

又方。

石膏（半斤，捣碎，绵裹） 蜜（半斤）

右件药，以水三大盏，先煮石膏，取汁一盏半，去石膏，次下蜜相和，煎取一盏，放冷，不计时候，含咽一茶匙。

又方。

麦门冬（二两，去心） 枣（五十枚，擘碎）

右用蜜和拌蒸之，候饭熟为度，不计时候，取三两枚服之。

又方。

羊头髓（如鸡子大）

右用温酒调服之。

治虚劳渴诸方

夫五脏六腑，皆有津液，若劳损之人，虚实不调，脏腑生热，气在内则津液竭少，故多渴也。

治虚劳多渴，四肢羸乏，宜服茯神散方。

茯神　石斛（去根，锉）　栝楼根　肉苁蓉（酒浸一宿，刮去皴皮，炙令干）　知母　人参（去芦头）　白茯苓　（以上各一两）　五味子（半两）　黄连（三分，去须）　丹参（半两）　当归（半两）　麦糵（三分，微炒）　葳蕤（半两）　甘草（半两，炙微赤，锉）

右件药，捣粗罗为散。每服三钱，以水一中盏，煎至六分，去滓，不计时候温服。

治虚劳渴，四体虚乏，羸瘦，宜服栝楼煎方。

栝楼根（二[⑩]两）　茯神（一两）　石斛（一两，去根节）　肉苁蓉（二两，酒浸一宿，刮去皴皮，炙令干）　甘草（半两，炙微赤，锉）　知母（一两）　黄连（半两，去须）　当归（半两）　五味子（半两）　人参（一两，去芦头）　丹参（半两，以上并捣罗为末）　地骨皮（二两）　葳蕤（二两）　胡麻（一两）　蜜（五合）　生地黄汁（一升）　牛髓（一合）　淡竹叶（五十片）　生麦门冬汁（五合）　生姜汁（一合）

右件药，以水三升，煮地骨皮、葳蕤、胡麻、淡竹叶四味，去滓，取汁一升，和地黄汁、麦门冬、牛髓、蜜姜汁等入前药末，搅令匀，又煎成膏，入于铜器中。每服不计时候，以粥饮调下半匙。

治虚劳，止渴助气力，牡蛎粉散方。

牡蛎粉　五味子　桂心　牡丹　地骨皮　知母　肉苁蓉（酒浸一宿，

去皱皮，炙令干）　甘草（炙微赤，锉，以上各半两）　黄芪（一两，锉）　麦门冬（二分，去心）　人参（三分，去芦头）　熟干地黄（一两）　续断（三分）　白茯苓（一两）　石斛（三分，去根，锉）

右件药，捣筛为散。每服三钱。以水一中盏，煎至五分，去滓，不计时候温服。

治虚劳，口干烦渴，腰疼膀痛，小便白浊，宜服黄芪圆方。

黄芪（一两半，锉）　栝楼根（二两）　苦参（二两半，锉）　羚羊角屑（一两半）　黄连（一两，去须）　茯神（二两）　鸡肶胵黄皮（五枚，炙黄）　甘草（一两半，炙微赤，锉）

右件药，捣罗为末，炼蜜和捣三二百杵，圆如梧桐子大。每服，不计时候，以粥饮下三十圆。

治虚劳干渴，羸瘦力劣，宜服填骨髓煎方。

白茯苓（二两）　山茱萸　当归　巴戟　五味子　人参（去芦头）　远志　桂心　附子（炮裂，去皮脐）　菟丝子（酒浸三日，焙干，别捣）　大豆黄卷　天门冬（去心焙，以上各一两）　肉苁蓉（二两，酒浸一宿，刮去皱皮，炙令干）　石斛（半两，去根锉）　石韦（半两，去毛）

右件药，捣细罗为散。取生地黄汁二升、生栝楼根汁一升、白蜜三合、牛髓二合，都入银锅中，内前药搅令匀，以慢火熬成膏，收于瓷盒中。每服食前，以粥饮调下半匙。

治虚劳烦渴，津液竭绝，宜服含化生地黄圆方。

生干地黄　知母　栝楼根　乌梅肉（微炒）　麦门冬（去心焙）　土瓜根　五味子　（以上各一两）　甘草（半两，炙微赤，锉）

右件药，捣罗为末，炼蜜和捣三二百杵，圆如小弹子大。食后及夜卧时，以绵裹含一圆咽津。

治虚劳，口中苦渴，骨节烦疼，宜服地骨皮散方。

地骨皮（二两）　麦门冬（二两，去心）　甘草（一两，炙微赤，锉）

右件药，捣筛为散。每服三钱。以水一中盏，入小麦一百粒，煎至六分，去滓，不计时候温服。

治虚劳烦渴，镇心神，宜服玉饮方。

真玉（可重十两）　粟谷（一升）

右以水一斗，煮粟谷取汁五升，去粟谷澄滤却，以此汁煮玉至三升，旋旋分呷服之，神验。

治虚劳苦渴，宜服此方。

栝楼根（五两，锉）

右以水五升，煮取二升半，去滓，慢慢分呷服之。

又方。

右以白羊肺一具，去肥腻，于柳木砧上，以竹刀细切，后于砂盆内，以柳木槌研，倾于净瓷器中，以冷熟水三升浸，经一日一夜，取其汁，渴即旋旋饮之，极效。

治虚劳吐血诸方

夫虚劳吐血者，是劳伤于脏腑，内崩之病也。血之与气相随而行，荣养身体，外周养于肌肉，内则养于脏腑，脏腑伤损，血则妄行，若上胸膈，气逆则吐血衄血，若流于肠胃，肠虚，则下血，若肠虚而气复逆，上者则吐血，若表里俱虚者，则汗血，此皆由伤损极虚所致也。

治虚劳少力吐血，心闷，头旋目运，宜服茜根散方。

茜根（锉）　羚羊角屑　柏叶　刺蓟　阿胶（捣碎，炒令黄燥）　白芍药　白术　黄芪（锉）　当归（锉，微炒）　黄芩　（以上各一两）生干地黄（二两）　甘草（半两，炙微赤，锉）　伏龙肝（二两）　乱发灰（半两）

右件药，捣粗罗为散。每服四钱，以水一中盏，入竹茹一分，煎至六分，去滓，不计时候温服。

治虚损劳极，面色枯悴，时或唾血吐血等，并宜服白芍药散方。

白芍药（一两）　当归（一两，锉，微炒）　附子（一两，炮裂，去皮脐）　黄芩（一两）　白术（一两）　阿胶（二两，捣碎，炒令黄燥）生干地黄（四两）　甘草（一两，炙微赤，锉）

右件药，捣细罗为散。每服，不计时候，以糯米粥饮调下二钱。

治虚劳吐血，喘促，头痛，吃食全少，宜服石膏散方。

石膏（四两） 麻黄（去根节） 五味子 半夏（汤洗七遍，去滑） 黄芪（锉） 麦门冬（去心，以上各一两） 杏仁（二两，汤浸去皮尖双仁，麸炒微黄） 生干地黄（二两） 甘草（半两，炙微赤，锉）

右件药，捣筛为散。每服四钱，以水一中盏，入生姜半分、小麦一百粒，煎至六分，去滓，不计时候温服。

治虚劳频吐血，心膈四肢疼痛，头目旋闷，阿胶散方。

阿胶（二两，捣碎，炒令黄燥） 当归（一两，锉，微炒） 伏龙肝（二两） 白芍药（一两） 白芷（一两） 甘草（一两，炙微赤，锉） 生干地黄（四两） 细辛（半两） 芎䓖（一两） 桂心（一两）

右件药，捣粗罗为散。每服四钱。以水一中盏，煎至六分，去滓，不计时候温服。

治虚劳肺热吐血，宜服蒲黄散方。

蒲黄（三分） 甘草（一分，炙微赤，锉） 当归（锉，微炒） 人参（去芦头） 白芍药 阿胶（捣碎，炒令黄燥） 麦门冬（一两，去心，焙） 黄芪（锉） 刺蓟 生干地黄 （以上各半两）

右件药，捣细罗为散。每服，不计时候，以粥饮调下二钱。

治虚劳，心肺烦热吐血，天竹黄散方。

天竹黄 知母 川大黄（锉碎，微炒） 人参（去芦头） 犀角屑 黄芪（锉） 白茯苓 马兜铃 麦门冬（去心，焙） 生干地黄 鹿角胶（捣碎，炒令黄燥，以上各一两） 甘草（半两，炙微赤，锉）

右件药，捣粗罗为散。每服三钱。以水一中盏，煎至六分，去滓，不计时候温服。

治虚劳吐血，心烦头闷，宜服伏龙肝散方。

伏龙肝（二两） 生干地黄（二两） 鹿角胶（二两，捣碎，炒令黄燥） 芎䓖 当归 桂心 白芍药 白芷 麦门冬（去心，焙） 细辛 甘草（炙微赤，锉，以上各一两）

右件药，捣粗罗为散。每服三钱。以水一中盏，煎至六分，去滓，不计时候温服。

治虚劳，补肺气，止吐血，黄芪散方。

黄芪（一两，锉） 露蜂房（一两，微炒） 川楝子（三分，微炒） 白蒺藜（半两） 桑根白皮（三分，锉） 阿胶（三两，捣碎，炒令黄燥） 薯蓣（一两） 麝香（二两，细研）

右件药，捣细罗为散。入麝香，研令匀，不计时候，以糯米粥饮调下二钱。

治虚劳吐血不止，宜服地黄散方。

生干地黄（一两） 黄芩（一两） 白芍药（一两） 阿胶（二两，捣碎，炒令黄燥） 当归（一两） 伏龙肝（二两）

右件药，捣细罗为散。每服，不计时候，以糯米粥饮调下二钱。

治虚劳吐血失声，宜服补肺散方。

干姜（半两，炮裂，锉） 当归（三分） 白芍药（半两） 黄芩（三分） 阿胶（一两，捣碎，炒令黄燥） 伏龙肝（一两） 白芷（半两） 甘草（一分，炙微赤，锉） 桂心（半两）

右件药，捣粗罗为散。每服三钱，以水一中盏，煎至六分，去滓，不计时候温服。

治虚劳，内伤寒热，吐血，鹿角胶散方。

鹿角胶（一两，捣碎，炒令黄燥） 白芍药（一两） 生干地黄（二两） 羚羊角屑（一两） 柏叶（一两） 黄芪（一两） 刺蓟（一两）

右件药，捣粗罗为散。每服四钱，以水一中盏，入竹茹一分，煎至六分，去滓，入砂糖如枣大，更煎三二沸，不计时候温服。

治虚劳吐血，短气欲绝，面无颜色，宜服此方。

黄芪（一两，锉） 白茯苓（三分） 熟干地黄（一两） 人参（三分，去芦头） 续断（三分） 甘草（半两，炙微赤，锉） 桂心（半两） 五味子（半两）

右件药，捣筛为散。每服三钱，以水一中盏，入生姜半分、枣二枚，煎至六分，去滓，不计时候温服。

治虚劳吐血，胸膈不利，桂心煎方。

桂心末（二两） 生姜汁（二合） 白蜜（十两） 生地黄汁（一升）

右件药，先以水一大盏，煎桂心取五分，去滓，入生姜、地黄及蜜等，以慢火熬成煎，不计时候，含一茶匙咽津。

治虚劳，肺热吐血烦闷，咽喉不利，宜服天门冬圆方。

天门冬（一两半，去心，焙） 麦门冬（一两半，去心，焙） 人参（去芦头） 前胡（去芦头） 桑根白皮（锉，以上各一两） 射干 百合 杏仁（汤浸去皮尖双仁，麸炒微黄） 五味子 紫菀（去苗土） 贝母（煨，令微黄） 甘草（炙微赤，锉，以上各三分）

右件药，捣罗为末，炼蜜和捣百余杵，圆如弹子大。每服，不计时候，以薄绵裹一圆，含咽津。

治虚劳吐血，蝟皮散方。

蝟皮（一两，烧灰） 硫黄（一分）

右件药，都研令匀细，每服空心，以温酒调下一钱。

治虚劳，心肺热吐血，地黄金粉散方。

地黄（半斤，取自然汁） 飞罗面（四两）

右件药，同调成糊，摊于漆盘内，候干取下，捣罗为末。每服，不计时候，以陈米粥饮调下二钱。

治虚劳咳嗽诸方

夫虚劳咳嗽者，为脏腑气衰，邪气伤于肺故也。若久不已，则令人胸背微痛，或惊悸烦满，或喘息上气，或咳逆唾血，此皆脏腑之相克也，然肺主于气，气之通荣故咳逆入肺也。

治虚劳咳嗽，涕唾稠粘，渐各羸弱，宜服紫菀散方。

紫菀（去苗土） 黄芪（锉） 白茯苓 款冬花 生干地黄 白前 杏仁（汤浸去皮尖双仁，麸炒微黄） 桑根白皮（炙微赤，锉，以上各一两） 甘草（半两，炙微赤，锉）

右件药，捣筛为散。每服四钱。以水一中盏，入生姜半分，煎至六分，去滓，不计时候温服。

治虚劳咳嗽，心胸壅闷，宜服白茯苓散方。

白茯苓 前胡（去芦头） 人参（去芦头） 黄芪（锉） 诃黎勒皮

（以上各一两） 麦门冬（去心，焙） 杏仁（汤浸去皮尖双仁，麸炒微黄） 紫菀（去苗土） 陈橘皮（汤浸，去白瓤，焙，以上各三分） 甘草（半两，炙微赤，锉）

右件药，捣粗罗为散。每服三钱，以水一中盏，入生姜半分，煎至六分，去滓，不计时候温服。

治虚劳咳嗽，气喘乏力，吃食全少，坐卧不安，宜服补肺散方。

人参（去芦头） 桂心 钟乳粉 白石英（细研，水飞过） 麦门冬（去心，焙） 五味子 熟干地黄 白茯苓 （以上各一两） 干姜（半两，炮裂，锉） 黄芪（三分） 鹿角胶（二两，捣碎，炒令黄燥） 甘草（三分，炙微赤，锉）

右件药，捣细罗为散。每服不计时候，煮姜枣粥饮调下二钱。

治虚劳咳嗽，胸中寒热，短气不足，宜服五味子散方。

五味子 紫菀（去苗土） 前胡（去芦头） 陈橘皮（汤浸去白瓤，焙） 人参（去芦头） 白术 麦门冬（去心，以上各一两） 桂心（三分） 甘草（半两，炙微赤，锉）

右件药，捣筛为散。每服四钱。以水一中盏，入生姜半分、枣三枚，煎至六分，去滓，温服，日三四服。

治虚劳咳嗽，或时寒热，不得眠卧，宜服诃黎勒散方。

诃黎勒（二两，用皮） 鳖甲（一两，涂醋炙令黄，去裙襕） 枳壳（半两，麸炒微黄，去瓤） 白茯苓（一两） 紫菀（半两，去苗土） 柴胡（一两，去苗） 黄芪（一两，锉） 杏仁（半两，汤浸去皮尖双仁，麸炒微黄） 百合（一两） 甘草（半两，炙微赤，锉） 酸枣仁（一两）

右件药，捣粗罗为散。每服四钱，以水一中盏，入生姜半分，煎至六分，去滓，不计时候温服。忌苋菜。

治虚劳上气，咳嗽不止，紫菀散方。

紫菀（一两，洗去苗土） 五味子（三分） 甘草（半两，炙微赤，锉） 百合（三分） 白茯苓（一两）

右件药，捣粗罗为散。每服三钱，以水一中盏，煎至五分，去滓，温服，日三四服。

治虚劳伤中，脉绝筋急，肺萎咳嗽，宜服鹿髓煎方。

鹿髓（半升） 蜜（二两） 酥（二两） 生地黄汁（四合） 杏仁

（三两，汤浸去皮尖双仁，以酒一中盏浸研取汁） 桃仁（三两，汤浸去皮尖双仁，以酒半盏研取汁）

右件药，先以桃仁、杏仁、地黄等汁，于银锅内，慢火煎令减半，次下鹿髓、酥、蜜同煎如饧，每于食后，含咽一茶匙。

治虚劳咳嗽，及肺壅上气，宜服蛤蚧圆方。

蛤蚧（一对，头尾全者，涂酥炙令黄） 贝母（一两，煨微黄） 紫菀（一两，去苗土） 杏仁（一两，汤浸去皮尖双仁，麸炒微黄） 鳖甲（二两，涂醋炙令黄，去裙襴） 皂荚仁（一两，炒令焦黄） 桑根白皮（一两，锉）

右件药，捣罗为末，炼蜜和捣三二百杵，圆如梧桐子大。每服，以枣汤下二十圆，日三四服。忌苋菜。

治虚劳咳嗽，胸膈不利，骨节疼痛，饮食无味，宜服紫菀圆方。

紫菀（三分，去苗土） 前胡（一两，去芦头） 麦门冬（一两半，去心，焙） 桔梗（半两，去芦头） 鳖甲（一两半，涂醋炙令黄，去裙襴） 白芍药（三分） 贝母（半两，煨微黄） 百合（三分） 甘草（半两，炙微赤，锉）

右件药，捣罗为末，炼蜜和捣三二百杵，圆如梧桐子大。每服，不计时候，以生姜汤下二十圆。忌苋菜。

治虚劳咳嗽，喘促心烦，宜服天门冬圆方。

天门冬（二两，去心，焙） 款冬花 五味子 人参（去芦头） 白茯苓 贝母（煨微黄） 甘草（炙微赤，锉） 萝卜子（酥拌炒令香，以上各一两） 熟干地黄（二两）

右件药，捣罗为末，炼蜜和捣三二百杵，圆如小弹子大。每服，以绵裹一圆，常含咽津。

治虚劳咳嗽，腹胁妨闷，大肠气滞，肢节烦疼，宜服陈橘皮圆方。

陈橘皮（二两，汤浸，去白瓤，焙） 槟榔（一两） 柴胡（一两半，去苗） 诃黎勒皮（一两） 白芍药（一两） 紫菀（一两，去苗土） 川大黄（二两，锉碎，微炒） 杏仁（一两，汤浸去皮尖双仁，麸炒微黄） 木香（三分）

右件药，捣罗为末，炼蜜和捣三二百杵，圆如梧桐子大。每服食前，粥饮下三十圆。

治虚劳里急诸方

夫虚劳里急者，为肾气不足，伤于冲脉，冲脉为阴脉之海，起于关元，关元穴在脐下，循腹里上至咽喉，令劳伤内损，故腹里拘急也，上部之脉微细者，而卧引里急，心膈上有热者，则口干渴也，寸口脉阳弦下急，阴弦里急，弦为胃气虚，食则难饱，饱则里急痛不得息，寸口脉微，关上实，尺中弦紧者，则小腹腰背下苦拘急痛也，如不喜寒，身愦愦也。

治虚劳小腹里急，少气羸弱，不能饮食，宜服黄芪散方。

黄芪（锉） 白茯苓 当归 牛膝（去苗） 五味子 桂心 人参（去芦头） 附子（炮裂，去皮脐，以上各一两） 半夏（半两，汤洗七遍，去滑） 熟干地黄（二两） 白芍药（三分） 甘草（半两，炙微赤，锉）

右件药，捣筛为散。每服三钱。以水一中盏，入生姜半分、枣三枚，煎至六分，去滓，不计时候温服。

治虚劳里急少气，心胸痰[11]冷，手足不和，身体每自汗出，宜服补诸不足，熟干地黄散方。

熟干地黄（二两） 川乌头（半两，炮裂，去皮脐） 人参（一两，去芦头） 桂心（半两） 干姜（半两，炮裂，锉） 黄芪（一两，锉） 白芍药（半两） 川椒（一分，去目及闭口者，微炒去汗） 白茯苓（一两） 白术（三分） 半夏（半两，汤洗七遍，去滑） 当归（一两）

右件药，捣粗罗为散。每服三钱，以水一中盏，入生姜半分、枣三枚，煎至六分，去滓，食前温服。

治虚劳里急诸不足，宜服建中黄芪散方。

黄芪（二两，锉） 桂心（一两） 甘草（半两，炙微赤，锉） 五味子（三分） 牡丹皮（三分） 泽泻（一两） 白芍药（三分） 山茱萸（一两） 远志（半两，去心） 当归（一两）

右件药，捣粗罗为散。每服四钱，以水一中盏，入生姜半分、枣三枚，煎至六分，去滓，更入饴糖枣许大，同煎一两沸，每于食前温服。

治虚劳，四肢羸弱，两胁里急，饮食无味，宜服此方。

黄芪（一两，锉） 人参（一两，去芦头） 白茯苓（一两） 当归（三分） 白芍药（三分） 五味子（三分） 牛膝（一两，去苗） 甘草（一两，炙微赤，锉） 五加皮（三分） 桂心（三分） 熟干地黄（一两）

右件药，捣筛为散。每服四钱，以水一中盏，入生姜半分、枣三枚，煎至六分，去滓，每于食前温服。

治虚劳里急，四肢疼痛，气引胸胁不利，宜服芍药散方。

白芍药（一两） 黄芪（二两，锉） 甘草（半两，炙微赤，锉） 人参（一两，去芦头） 熟干地黄（一两） 附子（一两，炮裂，去皮脐） 桂心（一两） 干姜（半两，炮裂，锉） 当归（一两） 前胡（一两，去芦头） 枳壳（半两，麸炒微黄，去瓤） 诃黎勒皮（一两）

右件药，捣粗罗为散。每服四钱，以水一中盏，入生姜半分、枣三枚，煎至六分，去滓，内饴糖枣许大，更煎一两沸，每于食前温服。忌菘菜。

治虚劳气不足，羸瘦困乏，两胁里急，四肢烦疼无力，睡多不足，腰背疼痛，宜服五加皮散方。

五加皮（半两，锉） 牛膝（一两，去苗） 五味子（半两） 桂心（三分） 白茯苓（三分） 当归（三分） 甘草（半两，炙微赤，锉） 人参（一两，去芦头） 白芍药（三分） 黄芪（一两，锉） 白术（三分） 附子（上两，炮裂，去皮脐）

右件药，捣粗罗为散。每服三钱，以水一中盏，入生姜半分、枣三枚，煎至六分，去滓，食前温服。

治虚劳不足，小腹里急，四肢少力疼痛，不欲饮食，宜服白茯苓散方。

白茯苓（一两） 黄芪（一两，锉） 半夏（三分，汤洗七遍，去滑） 甘草（半两，炙微赤，锉） 人参（一两，去芦头） 桂心（一两） 白芍药（一两） 麦门冬（一两半，去心，焙） 陈橘皮（三分，汤浸，去白瓤，焙） 熟干地黄（一两）

右件药，捣粗罗为散。每服三钱，以水一中盏，入生姜半分、枣三枚，煎至六分，去滓，食前温服。

治虚劳里急，四肢不和，身体疼痛，不欲吃食，宜服白术散方。

白术（一两）　白芍药（三分）　人参（一两，去芦头）　甘草（半两，炙微赤，锉）　当归（一两）　半夏（半两，汤洗七遍，去滑）　桂心（三分）　附子（一两，炮裂，去皮脐）　黄芪（一两，锉）

右件药，捣粗罗为散。每服三钱，以水一中盏，入生姜半分、枣三枚，煎至六分，去滓，食前温服。

治虚劳里急，两胁疼痛，四肢无力，不欲吃食，宜服诃黎勒散方。

诃黎勒皮（一两）　木香（三分）　陈橘皮（三分，汤浸，去白瓤，焙）　当归（三分）　黄芪（一两，锉）　甘草（半两，炙微赤，锉）　白术（三分）　牛膝（一两，去苗）　白茯苓（一两）　人参（一两，去芦头）　白芍药（一两）　桂心（三分）

右件药，捣粗罗为散。每服三钱，以水一中盏，入生姜半分、枣三枚，煎至六分，去滓，食前温服。

治虚劳心热不得睡诸方

夫血为荣，气为卫，昼行于阳，夜行于阴，行于阳者行于身，行于阴者行于脏，上下循环，荣华表里也，今虚劳之人，气血俱弱，邪气稽留于内，卫气独行于外，灌注于阳，不入于阴，阳脉满溢，阴气既虚，则阳气大盛，遂生烦热，荣卫不和，故不得睡也。

治虚劳烦热，惊恐不得睡卧，宜服酸枣仁散方。

酸枣仁（微炒）　当归　茯神　黄芪（锉）　人参（去芦头）　五味子　（以上各一两）　防风（去芦头）　甘草（炙微赤，锉）　远志（去心）　猪苓（去黑皮）　桂心　芎䓖　白术　白芍药　熟干地黄　（以上各半两）

右件药，捣粗罗为散。每服四钱，以水一中盏，入生姜半分、枣三枚，煎至六分，去滓，不计时候温服。

治虚劳烦热，不得睡卧，四肢疼痛，宜服白茯苓散方。

白茯苓　鳖甲（涂醋，炙令黄，去裙襕）　麦门冬（去心）　酸枣仁

（微炒） 甘草（炙微赤，锉） 生干地黄 黄芩 萆薢（锉） 人参（去芦头） 黄芪（锉） 柴胡（去苗，以上各一两） 白芍药（半两）

右件药，捣筛为散。每服四钱，以水一中盏，入秫米一百粒、生姜半分，煎至六分，去滓，不计时候温服。

治虚劳烦热，肢节拘急疼痛，不得睡卧，宜服羚羊角散方。

羚羊角屑（三分） 当归（三分） 白茯苓（一两） 酸枣仁（一两，微炒） 黄芪（三分，锉） 半夏（汤洗七遍，去滑） 防风（去芦头） 麦门冬（一两，去心） 甘草（炙微赤，锉） 桂心 黄芩 远志（去心） 萆薢（锉） 人参（去芦头，以上各半两）

右件药，捣粗罗为散。每服四钱，以水一中盏，入生姜半分、枣三枚，煎至六分，去滓，不计时候温服。

治虚劳，心热烦躁，忧恚少睡，宜服麦门冬散方。

麦门冬（一两半，去心，焙） 榆白皮（锉） 苦参（锉） 地骨皮 黄连（去须） 黄芩 龙胆（去芦头） 生干地黄 甘草（炙微赤，锉，以上各一两）

右件药，捣粗罗为散。每服三钱，以水一中盏，煎至五分，去滓，不计时候温服。忌猪肉、芜荑。

治虚劳，心烦热不得睡卧，宜服此方。

麦门冬（去心） 人参（去芦头） 白茯苓 酸枣仁（微炒） 前胡（去芦头） 甘草（炙微赤，锉） 地骨皮 （以上各一两） 生干地黄（三两）

右件药，捣筛罗为散。每服四钱，以水一中盏，入粟米一百粒、豉五粒，煎至六分，去滓，不计时候温服。

治虚劳烦热，不得睡卧，宜调顺荣卫，宜服此方。

酸枣仁（一两，微炒） 白茯苓（一两） 人参（一两，去芦头） 当归（半两） 麦门冬（一两半，去心，焙） 紫苏子（一两，微炒） 杏仁（一两，汤浸去皮尖双仁，麸炒微黄） 陈橘皮（三分，汤浸，去白瓤，焙） 甘草（半两，炙微赤，锉）

右件药，捣粗罗为散。每服四钱，以水一中盏，煎至六分，去滓，不计时候温服。忌醋物、菘菜。

治虚劳烦热，不得睡卧，两胁妨闷，不思饮食，宜服木香散方。

木香（半两） 酸枣仁（一两，微炒） 人参（三分，去芦头） 白

术（半两） 黄芪（三分，锉） 诃黎勒皮（一两） 槟榔（一两） 柴胡（一两，去苗） 桂心（半两） 白茯苓（一两）

右件药，捣筛为散。每服四钱，以水一中盏，入生姜半分，煎至六分，去滓，不计时候温服。

治虚劳，起动汗出，恒热多惊恚，不得睡卧，宜服茯神散方。

茯神 人参（去芦头） 熟干地黄 牡蛎（烧为粉） 麦门冬（去心，焙） 黄芪（锉） 酸枣仁（微炒） 龙骨 （以上各一两） 五味子 苍术 甘草（炙微赤，锉，以上各半两）

右件药，捣粗罗为散。每服四钱，以水一中盏，入生姜半分、枣三枚，煎至六分，去滓，不计时候温服。

治虚劳烦热，四肢疼痛，不得睡卧，宜服此方。

酸枣仁（微炒） 白茯苓 麦门冬（去心，焙） 白芍药 紫苏茎叶 黄芪（锉，以上各一两） 人参（去芦头） 陈橘皮（汤浸去白瓤，焙） 甘草（炙微赤，锉，以上各三分）

右件药，捣粗罗为散。每服三钱，以水一中盏，入生姜半分，煎至六分，去滓，不计时候温服。

治虚劳烦热，不得睡卧，胁下气上攻，心闷，宜服五味子散方。

五味子（三分） 酸枣仁（二两，微炒） 人参（一两，去芦头） 白术（一两） 甘草（半两，炙微赤，锉） 黄芪（一两，锉） 诃黎勒皮（一两） 柴胡（一两，去苗）

右件药，捣粗罗为散。每服三钱，以水一中盏，入生姜半分，煎至六分，不计时候温服。

治虚劳少气，四肢疼痛，心神烦热，不得睡卧，吃食全少，宜服人参散方。

人参（半两，去芦头） 黄芪（三分，锉） 麦门冬（一两半，去心，焙） 甘草（半两，炙微赤，锉） 熟干地黄（一两） 当归（半两） 白芍药（三分） 白术（三分） 酸枣仁（一两，微炒）

右件药，捣粗罗为散。每服三钱，以水一中盏，入生姜半分、枣三枚，煎至六分，去滓，不计时候温服。

治虚劳烦热，不得睡卧，少气翕翕，口干失食，宜服此方。

麦门冬（一两半，去心，焙） 前胡（一两，去芦头） 人参（三分，去芦头） 黄芪（一两，锉） 槟榔（半两） 茯神（一两）

右件药，捣粗罗为散。每服三钱，以水一中盏，入生姜半分、小麦一百粒，煎至六分，去滓，不计时候温服。

治虚劳烦热，不得睡卧，宜服黄芩散方。

黄芩（三分）　知母（一两）　羚羊角屑（一两）　甘草（半两，炙微赤，锉）　白茯苓（一两）　酸枣仁（一两）

右件药，捣粗罗为散。每服四钱，以水一中盏，入枣三枚，煎至六分，去滓，不计时候温服。

治虚劳羸瘦，四肢烦热疼痛，吃食减少，不得睡卧，宜服鳖甲圆方。

鳖甲（涂酥炙令黄，去裙襕）　酸枣仁（微炒）　羌活　黄芪　麦门冬（去心，焙）　柴胡　白茯苓　人参（去芦头）　牛膝（去苗）　知母　五味子　白芍药　（以上各一两）

右件药，捣罗为末，炼蜜和捣三二百杵，圆如梧桐子大。每服不计时候，以温水下三十圆。

治虚劳烦热，不得睡卧，宜服酸枣仁圆方。

酸枣仁（微炒）　榆叶　麦门冬（去心焙，以上各二两）

右件药，捣罗为末，炼蜜和捣百余杵，圆如梧桐子大。每服，不计时候，以糯米粥饮下三十圆。

治虚劳不足诸方

夫虚劳不足者，是因中风伤寒热病，劳损温疟大病之后，血气减耗，脏腑未和，故使虚乏不足，虚乏不足则经络受邪，随其所犯，变成诸病也。

治虚劳不足，四肢无力，不能饮食，食即多汗，宜服熟干地黄散方。

熟干地黄　牡蛎　黄芪（锉）　人参（去芦头）　麦门冬（去心）　白茯苓　（以上各一两）　续断　白芍药　桂心　五味子　甘草（炙微赤，锉）　当归　白术　山茱萸　（以上各三分）

右件药，捣筛为散。每服四钱，以水一中盏，入生姜半分、枣三枚，煎至六分，去滓，每于食前温服。

治虚劳不足，汗出而闷，脉结心悸虚烦，宜服龙齿散方。

龙齿（一两） 甘草（半两，炙微赤，锉） 黄芪（一两，锉） 麦门冬（一两，去心） 熟干地黄（一两） 人参（一两，去芦头） 桂心（半两） 干姜（半两，炮裂，锉） 阿胶（一两，捣碎，炒令黄燥）

右件药，捣筛为散。每服四钱，以水一中盏，入枣三枚，煎至六分，去滓，不计时候温服。

治虚劳不足，小便数，四肢无力，不能自持，宜服此方。

石斛（一两半，去根，锉） 黄芪（一两，锉） 泽泻（三分） 补骨脂（一两，微炒） 远志（三分，去心） 牛膝（一两，去苗） 当归（三分） 人参（一两，去芦头） 熟干地黄（二两） 桂心（三分） 五味子（半两） 白茯苓（一两） 鹿茸（一两半，去毛，涂酥炙微黄） 龙骨（一两）

右件药，捣粗罗为散。每服，用羊肾一对，切去脂膜，以水一大盏半，煮取汁一盏，去羊肾入药五钱，煎至五分，去滓，食前温服，晚食前覆滓再煎服之。

治虚劳不足，脏腑虚弱，四肢乏力，不能饮食，宜服黄芪散方。

黄芪（锉） 人参（去芦头） 陈橘皮（汤浸，去白瓤，焙） 当归 附子（炮裂，去皮脐） 石斛（去根，锉） 白术 山茱萸 白茯苓（以上各一两） 桂心（三分） 甘草（半两，炙微赤，锉） 麦门冬（一两半，去心，焙）

右件药，捣粗罗为散。每服三钱，以水一中盏，入生姜半分、枣三枚，煎至六分，去滓，食前温服。

治虚劳不足，咳逆上气，不欲饮食，四肢乏力，宜服胡麻散方。

胡麻 桂心 甘草（炙微赤，锉） 人参（去芦头） 泽泻 黄芪（锉） 白茯苓 （以上各一两） 五味子 麦门冬（去心，焙） 地骨皮 天门冬（去心，以上各半两） 熟干地黄（二两）

右件药，捣筛为散。每服四钱，以水一中盏，入薤白两茎、生姜半分，煎至六分，去滓，不计时候温服。

治虚劳不足，乏力少食，宜服大补益石斛散方。

石斛（二两，去根，锉） 肉苁蓉（二两，酒浸一宿，刮去皴皮，炙令干） 远志（一两，去心） 菟丝子（一两，酒浸三日，曝干，别捣为

末）　续断（一两）　天雄（三分，炮裂，去皮脐）　熟干地黄（二两）　枸杞子（二两）

右件药，捣细罗为散。每服食前，以温酒调下二钱。

治虚劳，能益气补不足，建中散方。

黄芪（锉）　桂心　白芍药　白术　当归　附子（炮裂，去皮脐，以上各一两）　甘草（半两，炙微赤，锉）　木香（三分）　熟干地黄（三分）

右件药，捣粗罗为散。每服四钱，以水一中盏，入生姜半分、枣三枚，煎至六分，去滓，下饴糖如枣大，更煎一两沸，于食前温服。

治虚劳不足，阴阳失度，伤筋损脉，嘘吸短气，漏泄不止，小便赤黄，阴下湿痒[12]，腰脊如折，颜色不悦，宜服菟丝子散方。

菟丝子（三两，捣）　甘草（二两，炙微赤，锉）　枣肉（三两）　桂心（三两，锉）　杜仲（五两，去皴皮，锉）　麦门冬（二两，去心）　生干地黄（五两）　肉苁蓉（三两，刮去皴皮，切）

右件药，以酒五升，渍三宿，出曝干，复浸更曝干，以酒尽为度，捣细罗为散。每服食前，以温酒调下二钱。

治虚劳，脾肾气寒，饥不欲食，面色黑，少气不足，宜服磁石散方。

磁石（二两，捣碎，水淘去赤汁）　黄芪（一两，锉）　杜仲（一两半，去粗皮微炙，锉）　白石英（一两）　五味子（三分）　白茯苓（一两）　白术（一两）　桂心（三分）　附子（一两，炮裂，去皮脐）

右件药，捣粗罗为散。每服三钱，以水一中盏，煎至六分，去滓，食前温服。

治虚劳绝伤羸极，气少不足，四肢消瘦，宜服胡麻汤方。

胡麻（三两）　熟干地黄（二两）　人参（一两，去芦头）　甘草（一分，炙微赤，锉）　麦门冬（二两，去心焙）　藁本（三分）

右件药，捣粗罗为散。每服四钱，以水一中盏，煎至五分，去滓，食前温服。

治虚劳不足，补益思食助力，宜服此方。

石斛（一两半，去根，锉）　桑螵蛸（三分，微炒）　紫芝（三分）　五味子（三分）　紫菀（半分，洗去苗土）　熟干地黄（一两）　钟乳粉（一两）　远志（半两，去心）　附子（三分，炮裂，去皮脐）

右件药，捣细罗为散。每于食前，以温酒调下二钱。

治虚劳不足，益气力，思饮食，宜服钟乳散方。

钟乳粉（二两） 黄芪（一两，锉） 桂心（一两） 干姜（三分，炮裂，锉） 肉苁蓉（一两，酒浸一宿，刮去皴皮，炙令干） 白术（一两）

右件药，捣细罗为散。每服食前，以温酒调下二钱。

治虚劳不足，补养五脏，疗风气，坚筋骨，益精髓，宜服钟乳浸酒方。

钟乳粉（三两） 石斛（二两，去根，锉） 牛膝（二两，去苗） 黄芪（二两，锉） 防风（二两，去芦头） 熟干地黄（五两）

右件药，细锉，都以生绢袋盛，以酒二斗浸三日后，每于食前，温饮一小盏。

治虚劳肾气不足，梦与鬼交，心多忪悸，头目昏闷，四肢少力，不欲饮食，宜服肉苁蓉圆方。

肉苁蓉（二两，酒浸一宿，刮去皴皮，炙令干） 熟干地黄（二两） 钟乳粉（二[13]两） 五味子（三分） 龙骨（三分） 山茱萸（三分） 车前子（一两） 桂心（三分） 人参（三分，去芦头） 牛膝（一两，去苗） 枸杞子（三分） 远志（三分，去心） 白茯苓（一两） 黄芪（三分，锉） 杜仲（一两半，去粗皮，微炙，锉） 防风（三分，去芦头） 薯蓣（三分） 石菖蒲（三分） 附子（一两，炮裂，去皮脐） 石斛（一两，去根，锉） 菟丝子（二两，酒浸三日，焙干，别捣为末）

右件药，捣罗为末，炼蜜和捣三五百杵，圆如梧桐子大。每服空心及晚食前，以温酒下三十圆。

治虚劳不足，肾脏伤绝，宜服麋茸圆方。

麋茸（二两，去毛，涂酥，炙令微黄） 鹿茸（一两，去毛，涂酥，炙微黄） 熟干地黄（二两） 牛膝（一两，去苗） 人参（一两，去芦头） 白茯苓（一两） 桂心（一两） 五味子（一两） 巴戟（一两） 菟丝子（一两，酒浸三日，焙干，别捣为末） 附子（一两，炮裂，去皮脐） 肉苁蓉（一两，酒浸一宿，刮去皴皮，炙令干） 汉椒（半两，去目及闭口者，微炒去汗） 山茱萸（一两） 薯蓣（一两） 车前子（一两） 远志（一两，去心） 蛇床子（一两）

右件药，捣罗为末，取白羊肾十只，去筋膜，细切烂研，用好酒五升，慢火熬成膏，入前药末，和捣三二百杵，圆如梧桐子大。每服空心，及晚食前，温酒下三十圆。

治虚劳，诸气不足，数数梦泄，宜服棘刺圆方。

棘刺（二两，微炒） 天门冬（二两，去心焙） 干姜（一两，炮裂，锉） 菟丝子（一两，酒浸三日，焙干，别捣为末） 厚朴（一两，去粗皮，涂生姜汁炙令香熟） 乌头（一两，炮裂，去皮脐） 小草（一两） 防癸（一两） 薯蓣（一两） 石龙芮（一两） 枸杞子（一两） 巴戟（一两） 萆薢（一两，锉） 细辛（一两） 葳蕤（一两） 石斛（一两，去根，锉） 牛膝（一两，去苗） 桂心（一两）

右件药，捣罗为末，炼蜜和捣二三百杵，圆如梧桐子大。每于食前，以粥饮下三十圆。

【校注】

① 羸：据文义其下疑脱“瘦”字。

② 白术：据抄本补，底本脱文。

③ 行李：即行人，本当作“行理，理，治也。作‘李’者，古字假借通用”。此指人的行动。

④ 豮（fén 焚）：阉割过的猪。

⑤ 穴：抄本作“入”。

⑥ 砂：抄本作“碎”，义长可从。

⑦ 紫胡：抄本作“柴胡”，义长可从。

⑧ 两：其下抄本有“附子二两”四字。

⑨ 津：抄本作“之”。

⑩ 二：抄本作“一”。

⑪ 痰：抄本作“疼”，义长可从。

⑫ 痒：抄本作“痹”。

⑬ 二：抄本作“一”。

卷第二十八

治虚劳羸瘦诸方

夫虚劳羸瘦者，是五脏六腑虚损之候也。凡人耽嗜声色，贪味甘脆，殊无撙节，唯恣性情，而又外触风寒，内伤气血，表里受病，阴阳相传，久而不瘳，遂成羸瘵，此皆冷热风血气之所起，五劳六极之候，因兹有焉，脾肾劳伤，肌骨枯瘁，故成劳瘦之病也。

治虚劳羸瘦，四肢少力，睡常不足，少思饮食，宜服黄芪散方。

黄芪（一两，锉） 人参（三分，去芦头） 五味子（三分） 牛膝（一两，去苗） 白术（一两） 桂心（三分） 当归（三分） 续断（三分） 白茯苓（一两） 甘草（半两，炙微赤，锉） 肉苁蓉（一两，酒浸一宿，刮去皴皮，炙令干）

右件药，捣粗罗为散。每服四钱，以水一中盏，入生姜半分、枣三枚，煎至六分，去滓，每于食前温服。

治虚劳羸瘦，夜卧失精，心神虚烦，咽喉不利，少思饮食，宜服此方。

人参（一两，去芦头） 龙骨（一两半） 桑螵蛸（一两，微炒） 熟干地黄（一两半） 桂心（三分） 黄芪（一两，锉） 茯神（一两） 麦门冬（一两半，去心，焙） 甘草（半两，炙微赤，锉） 白术（三分） 肉苁蓉（一两，酒浸一宿，刮去皴皮，炙干）

右件药，捣粗罗为散。每服四钱，以水一中盏，入生姜半分、枣三枚，煎至六分，去滓，每于食前温服。

治虚劳羸瘦，不能饮食，面色黄黑，手足多冷，宜服石斛散方。

石斛（二两，去根，锉） 山茱萸（一两[①]） 五味子（半两） 萆薢（三分，锉） 远志（半两，去心[②]） 桂心（半两） 人参（一两，去芦头） 黄芪（一两，锉） 当归（三分） 白茯苓（三分） 肉苁蓉（一两，酒浸一宿，刮去皱皮，炙令干） 附子（一两，炮裂，去皮脐）

右件药，捣粗罗为散。每服四钱，以水一中盏，入生姜半分、枣三枚，煎至六分，去滓，每于食前温服。

治虚劳伤惫，四肢羸瘦，腰膝无力，不能饮食，宜服肉苁蓉散方。

肉苁蓉（一两，酒浸一宿，刮去皱皮，炙令干） 熟干地黄（一两） 石斛（一两，去根，锉） 防风（半两，去芦头） 附子（一两，炮裂，去皮脐） 黄芪（一两，锉） 白茯苓（一两） 人参（半两，去芦头） 牛膝（一两，去苗） 白术（半两） 五味子（半两） 桂心（半两）

右件药，捣粗罗为散。每服四钱，以水一中盏，入生姜半分、枣三枚，煎至六分，去滓，每于食前温服。

治虚劳羸瘦，膝冷腰疼，神思昏沉，肢节无力，少精乏气，睡卧多惊，宜服补益甘草圆方。

甘草（一两，炙微赤，锉） 薯蓣（一两） 远志（一两，去心） 续断（一两） 桂心（一两） 牛膝（一两半，去苗） 人参（一两，去芦头） 泽泻（一两） 防风（一两，去芦头） 天雄（一两，炮裂，去皮脐） 石斛（一两，去根，锉） 茯神（一两） 覆盆子（一两） 车前子（一两） 五味子（一两） 肉苁蓉（二两，酒浸一宿，刮去皱皮，炙令干） 鹿茸（一两，去毛，涂酥炙微黄） 菟丝子（二两，酒浸三日，曝干，别捣为末） 楮实（一两，水淘去浮者，焙干） 山茱萸（一两） 蛇床子（一两） 杜仲（一两，去粗皮，炙令微黄） 巴戟（一两） 萆薢（一两，锉） 白龙脑（半两，细研入） 狗脊（一两） 黄芪（一两，锉） 生干地黄（二两） 钟乳粉（二两）

右件药，捣罗为末，炼蜜和捣五七百杵，圆如梧桐子大。每服空心，以温酒下三十圆，晚食前再服。

治虚劳，水脏久惫，腰膝疼冷，筋骨无力，梦寐不安，阳道劣弱，面色萎黄，饮食不得，日渐羸瘦，宜服补益钟乳天雄圆方。

钟乳粉 天雄（炮裂，去皮脐） 巴戟 （以上各一两半） 肉苁蓉

（酒浸一宿，刮去皱皮，炙令干） 菟丝子（一两，酒浸三日，曝干，别捣为末） 茯香子 补骨脂 木香 天门冬（去心，焙） 续断 沉香 石斛（去根，锉） 丁香 山茱萸 附子（炮裂，去皮脐） 肉桂（去皴皮） 当归 麝香（细研） 白术 人参（去芦头） 仙灵脾 薯蓣 牛膝（去苗） 厚朴（去粗皮，涂生姜汁炙令香熟） 磁石（二两，烧令赤，醋淬七遍，细研水飞过） 熟干地黄 石龙芮 （以上各一两）

右件药，捣罗为末，炼蜜和捣五七百杵，圆如梧桐子大。每日空心，以暖酒下三十圆，临卧时再服，如不饮酒，盐汤下亦得。

治虚劳羸瘦，心神健忘，腰膝多疼，脏腑气虚，阳事衰绝，宜服肉苁蓉圆方。

肉苁蓉（二两，酒浸一宿，刮去皱皮，炙令干） 菟丝子（酒浸三日，曝干，别捣为末） 薯蓣 牛膝（去苗） 巴戟 杜仲（去粗皮，炙微黄） 续断 白茯苓 枸杞子 五味子 蛇床子 山茱萸 （以上各一两） 茯神 远志（去心） 柏子仁（各二两）

右件药，捣罗为末，炼蜜和捣五七百杵，圆如梧桐子大。每日空腹，以温酒下三十圆，晚食前再服。

治虚劳羸瘦，补益骨髓，悦泽肌肤，羊肾圆方。

羊肾（二对，去脂膜，切碎焙干） 人参（去芦头） 白茯苓 白术（以上各一两） 桂心 熟干地黄（二两） 肉苁蓉（酒浸一宿，刮去皴皮，炙干） 当归 蛇床子 （以上各三分） 枳壳（麸炒微黄，去瓤） 薯蓣 黄芪 泽泻 山茱萸 白芍药 吴茱萸（汤浸七遍，焙干微炒） 菟丝子（酒浸三日，曝干，别捣为末） 鹿茸（去毛，涂酥炙微黄） 远志（去心） 附子（炮裂，去皮脐） 牡丹 石斛（去根，锉） 牛膝（去苗） 诃黎勒（煨，用皮，以上各一两半）

右件药，捣罗为末，炼蜜和捣三五百杵，圆如梧桐子大。每日空腹，以暖酒下三十圆，晚食前再服。

治虚劳羸瘦，食饮无味，百节酸疼，神思昏沉，四肢无力，宜服补益强元气，令人肥健，川椒圆方。

川椒（一两，去目及闭口者，微炒去汗） 白茯苓 柏子仁 芎䓖 人参（去芦头） 桂心 黄芪 干姜（炮裂，锉） 当归 山茱萸 附子（炮裂，去皮脐） 枸杞子[③] 薯蓣 （以上各三分） 枳实（半两，麸炒微黄）　牛膝（去苗）　厚朴（去粗皮，涂生姜汁炙令香熟）　肉苁蓉（酒浸一宿，刮去皴皮，炙干）　石斛（去根，锉）　熟干地黄　菟丝子（酒浸三日，焙干，别捣为末，以上各一两）

右件药，捣罗为末，炼蜜和捣三五百杵，圆如梧桐子大。每服空腹，以温酒下三十圆，晚食前再服。

治虚劳百病，绝伤羸瘦，久服强筋骨，长肌肉，悦泽颜色，延年不老，松子圆方。

松子（去皮）　白茯苓　麦门冬（去心，焙）　柏子仁　薯蓣　枸杞子　五味子　菌桂　山茱萸　覆盆子　熟干地黄　泽泻　女贞实　石南　黄芪（锉）　远志（去心，以上各一两）　肉苁蓉（二两，酒浸一宿，刮去皴皮，炙令干）　石斛（一两半，去根，锉）　杜仲（一两半，去粗皮，炙令黄）　甘草（半两，炙微赤，锉）

右件药，捣罗为末，炼蜜和捣五七百杵，圆如梧桐子大。每服空心及晚食前，温酒下三十圆。

治虚劳羸瘦，下元冷惫，脚膝无力，风气相攻，宜服巴戟圆方。

巴戟　菟丝子（酒浸三日，曝干，别捣为末）　石斛（去根，锉）　松子（去皮）　桂心　人参（去芦头）　牛膝（去苗）　羌活　附子（炮裂，去皮脐）　白茯苓　（以上各一两）　钟乳粉　云母粉　肉苁蓉（酒浸一宿，刮去皴皮，炙令干）　熟干地黄　（以上各二两）　甘菊花　五味子　防风（去芦头，以上各三分）

右件药，捣罗为末，入研了药，同研令匀，炼蜜和捣五七百杵，圆如梧桐子大。每服空心及晚食前，以温酒下三十圆。

治虚劳痰饮诸方

夫劳伤之人，则脾胃气虚弱，不能消化水浆，故为痰也。痰者是涎液结聚在于胸膈，停积不散，故为痰饮也。

治虚劳，消痰饮，顺气思食，宜服枇杷叶散方。

枇杷叶（半两，拭去毛，炙微黄）　前胡（一两，去芦头）　半夏

（三分，汤洗七遍，去滑） 人参（三分，去芦头） 大腹皮（半两，锉） 桂心（半两） 白茯苓（一两） 白术（一两） 陈橘皮（三分，汤浸去白瓤，焙） 木香（半两） 甘草（半两，炙微赤，锉）

右件药，捣粗罗为散。每服三钱，以水一中盏，入生姜半分，煎至六分，去滓，不计时候稍热服。

治虚劳，胸中气满，痰饮澼结，时或呕逆不食，宜服白术散方。

白术（一两） 陈橘皮（一两，汤浸去白瓤，焙） 枳实（三分，麸炒微黄） 半夏（三分，汤洗七遍，去滑） 桂心（一两） 白茯苓（一两） 附子（三分，炮裂，去皮脐） 前胡（一两，去苗） 甘草（半两，炙微赤，锉）

右件药，捣粗罗为散。每服三钱，以水一中盏，入生姜半分，煎至六分，去滓，不计时候稍热服。

治虚劳痰饮，心腹烦满，不欲饮食，宜服半夏散方。

半夏（三分，汤洗七遍，去滑） 防风（半两，去芦头） 大腹皮（三分，锉） 麦门冬（三分，去心，焙） 枇杷叶（半两，拭去毛，炙微黄） 白茯苓（三分） 白术（三分） 桔梗（三分，去芦头） 青橘皮（三分，汤浸去白瓤，焙） 前胡（三分，去芦头） 人参（三分，去芦头） 厚朴（一两，去粗皮，涂生姜汁炙令香熟）

右件药，捣粗罗为散。每服四钱，以水一中盏，入生姜半分，煎至六分，去滓，不计时候稍热服。

治虚劳，心胸痰饮不散。少欲饮食，宜服前胡散方。

前胡（一两半，去芦头） 旋覆花（半两） 桑根白皮（一两，锉） 陈橘皮（一两，汤浸去白瓤，焙） 枇杷叶（一两，拭去毛，炙微黄） 白术（一两）

右件药，捣粗罗为散。每服三钱，以水一中盏，入生姜半分，煎至六分，去滓，不计时候稍热服。

治虚劳痰饮，胸胁气不利，宜服桔梗散方。

桔梗（一两，去芦头） 柴胡（一两，去苗） 赤芍药（三分） 赤茯苓（三分） 旋覆花（半两） 五味子（三分） 人参（一两，去芦头） 鳖甲（一两，涂醋炙微黄，去裙襕） 陈橘皮（一两，汤浸去白瓤，焙） 白术（三分） 槟榔（三分） 甘草（一分，炙微赤，锉）

右件药，捣粗罗为散。每服三钱，以水一中盏，入生姜半分、枣三枚，煎至六分，去滓，不计时候稍热服。忌苋菜。

治虚劳痰饮，呕吐涎沫，宜服桂心散方。

桂心（一两） 甘草（半两，炙微赤，锉） 皂荚（三寸，去皮，涂酥炙微黄焦，去子） 白术（三分） 陈橘皮（一两，汤浸去白瓤，焙） 前胡（三分，去芦头）

右件药，捣粗罗为散。每服三钱，以水一中盏，入生姜半分、枣三枚，煎至六分，去滓，不计时候稍热服。

治虚劳，脾胃气弱，痰饮不散，呕逆不下食，宜服草豆蔻圆方。

草豆蔻（半两，去皮） 桂心（半两） 丁香（一分） 高良姜（半两，锉） 附子（半两，炮裂，去皮脐） 半夏（半两，汤洗七遍，去滑） 人参（半两，去芦头） 白茯苓（三分） 诃黎勒（三分，煨，用皮） 厚朴（一两，去粗皮，涂生姜汁炙令香熟） 白豆蔻（半两，去皮） 陈橘皮（二两，汤浸去白瓤，焙）

右件药，捣罗为末，酒煮面糊和圆，如梧桐子大。每服食前，以姜枣汤下二十圆。

治虚劳，胸膈积聚痰饮，不思食，宜服旋覆花圆方。

旋覆花（半两） 细辛（三分） 前胡（一两，去芦头） 桂心（三分） 赤茯苓（一两） 半夏（三分，汤洗七遍，去滑） 枇杷叶（三分，拭去毛，炙令黄） 枳实（三分，麸炒微黄） 诃黎勒皮（一两）

右件药，捣罗为末，炼蜜和圆，如梧桐子大。每服食前，以生姜汤下二十圆。

治虚劳脾胃虚冷食不消诸方

夫脾为脏，主消水谷，胃为腑，主盛水谷，若脾胃温和，则能消化。令[④]有虚劳，则血气衰弱，脾胃虚冷，故不能消于谷也。

治虚劳，脾胃冷弱，食不消化，四肢少力，宜服白豆蔻散方。

白豆蔻（一两，去皮） 木香（一两） 青橘皮（一两，汤浸去白瓤，焙）　白术（一两）　吴茱萸（半两，汤浸七遍，微炒）　诃黎勒（一两，煨，用皮）　干姜（三分，炮裂，锉）　草豆蔻（一两，去皮）　厚朴（一两，去粗皮，涂生姜汁，炙令香熟）　桂心（一两）　人参（一两，去芦头）　甘草（半两，炙微赤，锉）

右件药，捣粗罗为散。每服三钱，以水一中盏，入生姜半分、枣三枚，煎至六分，去滓，食前稍热服。

治虚劳，脾胃虚冷，食不消化，腹胁气痛，宜服人参散方。

人参（一两，去芦头）　当归（三分，锉，微炒）　草豆蔻（三分，去皮）　陈橘皮（一两，汤浸去白瓤，焙）　厚朴（二两，去粗皮，涂生姜汁，炙令香熟）　桂心（三分）　甘草（半两，炙微赤，锉）　白术（三分）　大麦糵（二两，炒微黄）　吴茱萸（半两，汤浸七遍，焙干微炒）

右件药，捣粗罗为散。每服三钱，以水一中盏，入生姜半分、枣三枚，煎至六分，去滓，食前稍热服。

治虚劳，脾胃虚冷，食不消化，渐加无力，宜服白术散方。

白术（三分）　陈橘皮（一两，汤浸去白瓤，焙）　人参（三分，去芦头）　麦糵（一两，微炒）　附子（一两，炮裂，去皮脐）　芎䓖（三分）　厚朴（一两半，去粗皮，涂生姜汁，炙令香熟）　诃黎勒（一两，煨，用皮）　桂心（三分）

右件药，捣粗罗为散。每服三钱，以水一中盏，入生姜半分、枣三枚，煎至六分，去滓，食前稍热服。

治虚劳，脾胃虚冷，吃食即吐，胸中妨闷，宿食不消，宜服厚朴散方。

厚朴（一两，去粗皮，涂生姜汁，炙令香熟）　人参（一两，去芦头）　白豆蔻（三分，去皮）　甘草（半两，炙微赤，锉）　高良姜（半两，锉）　丁香（半两）　诃黎勒（一两，煨，用皮）　桂心（三分）　前胡（三分，去芦头）　半夏（半两，汤洗七遍，去滑）　陈橘皮（一两，汤浸去白瓤，焙）

右件药，捣粗罗为散。每服三钱，以水一中盏，入生姜半分、枣三枚，煎至六分，去滓，食前稍热服。

治虚劳，脾胃虚冷，饮食不消，宜服白术散方。

白术（一两）　人参（一两，去芦头）　桂心（三分）　厚朴（一两半，去粗皮，涂生姜汁，炙令香熟） 吴茱萸（半两，汤浸七遍，焙干微炒） 诃黎勒（一两，煨，用皮） 益智仁（三分，去皮） 陈橘皮（一两，汤浸去白瓤，焙） 槟榔（半两）

右件药，捣粗罗为散。每服三钱，以水一中盏，入枣三枚，煎至六分，去滓，食前稍热服。

治虚劳，脾胃虚冷，食不消化，宜服草豆蔻散方。

草豆蔻（一两，去皮） 人参（一两，去芦头） 桂心（半两） 白术（一两） 半夏（半两，汤洗七遍，去滑） 甘草（一分，炙微赤，锉） 陈橘皮（一两，汤浸去白瓤，焙） 厚朴（一两半，去粗皮，涂生姜汁，炙令香熟）

右件药，捣粗罗为散。每服三钱，以水一中盏，入生姜半分、枣三枚，煎至六分，去滓，食前稍热服。

治虚劳，脾胃冷弱，腹中气胀满，食不消化，宜服神曲散方。

神曲（二两，微炒） 木香（一两） 陈橘皮（一两，汤浸去白瓤，焙） 麦蘖（二两，微炒） 草豆蔻（一两，去皮）

右件药，捣细罗为散。每服食前，以温酒调下一钱。

治虚劳，脾胃虚冷，饮食不消，腹胁胀满，宜服诃黎勒圆方。

诃黎勒（一两，煨，用皮） 桂心（三分） 丁香（半两） 高良姜（半两，锉） 草豆蔻（一两，去皮） 神曲（一两，炒微黄） 麦蘖（一两，炒微黄） 白术（一两） 人参（一两，去芦头） 吴茱萸（半两，汤浸七遍，焙干微炒） 厚朴（一两，去粗皮，涂生姜汁，炙令香熟） 陈橘皮（一两，汤浸去白瓤，焙）

右件药，捣罗为末，炼蜜和捣三二百杵，圆如梧桐子大。每服食前，以姜枣汤下二十圆。

治虚劳，脾胃虚冷，饮食不消，腹胁气满，宜食前服神曲圆方。

神曲（三两，炒微黄） 白术（一两） 附子（一两，炮裂，去皮脐） 枳壳（一两，麸炒微黄，去瓤） 高良姜（一两，锉） 人参（一两，去芦头） 吴茱萸（一两，汤浸七遍，焙干，微炒） 诃黎勒（一两，煨，用皮） 草豆蔻（一两，去皮）

右件药，捣罗为末，炼蜜和捣三二百杵，圆如梧桐子大。每服食前，煎橘皮汤下二十圆。

治虚劳，脾气虚弱，腹胀，食饮不消，面无颜色，四肢羸瘦，宜服丁香圆方。

丁香（一两） 硫黄（三分，细研） 神曲（一两，炒微黄） 陈橘皮（一两，汤浸去白瓤，焙） 厚朴（一两，去粗皮，涂生姜汁，炙令香熟） 槟榔（一两）

右件药，捣罗为末，炼蜜和捣三二百杵，圆如梧桐子大。每服空心及晚食前，以温酒下二十圆，粥饮下亦得。

治虚劳不思食诸方

夫脾胃者，候身体肌肉也，胃为水谷之海，若虚劳，则脏腑不和，令脾胃气弱，故不思食也。

治虚劳，脾胃气虚，不思饮食，宜服白术散方。

白术 木香 草豆蔻（去皮） 陈橘皮（汤浸，去白瓤，焙） 人参（去芦头） 肉豆蔻（去壳） 益智子（去皮） 干姜（炮裂，锉） 白茯苓 厚朴（去粗皮，涂生姜汁，炙令香熟，以上各一两） 半夏（半两，汤洗七遍，去滑） 甘草（半两，炙微赤，锉）

右件药，捣粗罗为散。每服三钱，以水一中盏，入生姜半分、枣三枚，煎至六分，去滓，不计时候稍热服。

治虚劳脾胃气不和，心腹冷气，不思饮食，宜服厚朴散方。

厚朴（一两，去粗皮，涂生姜汁，炙令香熟） 人参（一两，去芦头） 吴茱萸（半两，汤浸七遍，焙干微炒） 青橘皮（一两，汤浸去白瓤，焙） 白术（一两） 白茯苓（一两） 草豆蔻（一两，去皮） 桂心（半两） 高良姜（半两，锉） 附子（半两，炮裂，去皮脐） 甘草（一两，炙微赤，锉）

右件药，捣粗罗为散。每服三钱，以水一中盏，入生姜半分、枣三枚，煎至六分，去滓，不计时候稍热服。

治虚劳，脾胃气虚弱，不思饮食，四肢无力，睡常不足，面色萎黄，宜服诃黎勒散方。

诃黎勒（三分，煨，用皮） 人参（半两，去芦头） 当归（半两）

白术（一两） 芎䓖（半两） 丁香（半两） 甘草（一分，炙微赤，锉） 陈橘皮（一两，汤浸去白瓤，焙） 黄芪（三分，锉） 桂心（半两） 熟干地黄（一两） 麦门冬（一两，去心，焙）

右件药，捣粗罗为散。每服三钱，以水一中盏，入生姜半分、枣三枚，煎至六分，去滓，不计时候温服。

治虚劳，脾胃不和，少思饮食，或时自泻，宜服厚朴散方。

厚朴（五两，去粗皮，细锉，用生姜五两研取汁，和浸厚朴一宿，并生姜捏焙干后，微火炒令香，紫色烟出为度） 人参（一两，去芦头） 陈橘皮（一两，汤浸去白瓤，焙） 白术（一两） 诃黎勒（二两，煨，用皮） 草豆蔻（一两，去皮） 甘草（半两，炙微赤，锉）

右件药，捣细罗为散。每服食前，以生姜枣汤调下一钱。

治虚劳，脾胃虚冷，不思饮食，宜服温脾散方。

诃黎勒（二两，煨，用皮） 肉桂（二两，去皴皮） 木香（一两） 肉豆蔻（一两，去壳） 人参（一两，去芦头） 附子（一两，炮裂，去皮脐） 干姜（半两，炮裂，锉） 白茯苓（一两） 丁香（半两） 沉香（半两） 厚朴（一两，去粗皮，涂生姜汁，炙令香熟） 甘草（半两，炙微赤，锉） 藿香（半两）

右件药，捣粗罗为散。每服三钱，以水一中盏，入生姜半分、枣三枚，煎至六分，去滓，不计时候稍热服。忌醋物、菘菜。

治虚劳不思食，煮[5]肝散方。

木香（一两） 人参（一两，去芦头） 桂心（半两） 胡椒（一分） 补骨脂（半两） 白术（一两） 白芍药（一两） 高良姜（半两，锉） 干姜（半两，炮裂，锉） 陈橘皮（一两，汤浸去白瓤，焙） 厚朴（半两，去粗皮，涂生姜汁，炙令香熟） 缩砂（半两，去汗）

右件药，捣细罗为散。每服，用猪猪肝一具，细切，以散五钱，拌和令匀，入于铛内，以浆水二大盏，入葱白五茎，煮令烂熟，任意食之。

治虚劳，暖脾壮胃，令思饮食，和气通真圆方。

厚朴（一两，去粗皮，涂生姜汁，炙令香熟） 楮实（三分，水淘去浮者，焙干） 石斛（一两，去根，锉） 肉桂（一两，去皴皮） 干姜（三分，炮裂，锉） 附子（一两，炮裂，去皮脐） 牛膝（三分，去苗） 白术（一两） 青橘皮（半两，汤浸，去白瓤，焙） 人参（一

两，去芦头）　白茯苓（半两）　槟榔（三分）　薯蓣（半两）　木香（三分）　乳香（半两）　肉豆蔻（一两，去壳）

右件药，捣罗为末，炼蜜和捣三五百杵，圆如梧桐子大。每服食前，以生姜枣汤下三十圆，酒下亦得。

治虚劳，脾胃虚冷，气满不思食，宜服桔梗圆方。

桔梗（一两，去芦头）　白术（一两半）　桂心（一两）　吴茱萸（一两半，汤浸七遍，焙干微炒）　厚朴（二两，去粗皮，涂生姜汁，炙令香熟）　陈橘皮（一两，汤浸去白瓤，焙）　枳壳（一两，麸炒微黄，去瓤）　人参（一两半，去芦头）　干姜（一两，炮裂，锉）　甘草（半两，炙微赤，锉）　麦蘖（一两半，炒微黄）　神曲（一两半，炒微黄）　肉豆蔻（三分，去壳）

右件药，捣罗为末，炼蜜和捣三二百杵，圆如梧桐子大。每服食前，以暖酒下二十圆，以差为度。

治虚劳，脾胃不调，腹胁胀满，不思饮食，宜服厚朴圆方。

厚朴（一两，去粗皮，涂生姜汁，炙令香熟）　五味子（一两）　桔梗（一两，去芦头）　白术（一两半）　枳壳（一两，麸炒微黄，去瓤）　诃黎勒（一两，煨，用皮）　桂心（三分）　干姜（半两，炮裂，锉）　人参（一两，去芦头）　麦蘖（三分，炒微黄）　益智子（三分，去皮）

右件药，捣罗为末，炼蜜和捣三二百杵，圆如梧桐子大。每服食前，以温酒下二十圆。

治虚劳，肠胃大冷，全不思食，或气胀满，宜服荜茇圆方。

荜茇（一两）　人参（一两，去芦头）　桂心（一两）　干姜（一两，炮裂，锉）　诃黎勒（一两半，煨，用皮）　白茯苓（三分）　胡椒（三分）　陈橘皮（三分，汤浸去白瓤，焙）

右件药，捣罗为末，炼蜜和捣一二百杵，圆如梧桐子大。每服食前，以粥饮下二十圆。

治虚劳，脾胃气冷，不思饮食，或气满刺痛，宜服木香圆方。

木香（半两）　诃黎勒（一两，煨，用皮）　肉豆蔻（一分，去壳）　麝香（一分）

右件药，捣罗为末，煮枣肉和圆，如绿豆大。每服食前，以暖酒下十圆。

治虚劳心腹痛诸方

夫虚劳者，脏气不足故也，复为风邪所乘，邪正相干，冷热击搏，故为心腹痛也。

治虚劳，肩背疼闷，心腹胀痛，肠胃虚鸣，脐下拘急，宜服鳖甲散方。

鳖甲（一两半，涂醋炙令微黄，去裙襕） 柴胡（一[6]两半，去苗） 京三棱（一两，炮，锉） 当归（一两半） 赤芍药（一两） 人参（一两，去芦头） 白术（一两） 陈橘皮（三分，汤浸去白瓤，焙） 大腹皮（半两）

右件药，捣粗罗为散。每服三钱，以水一中盏，入生姜半分，煎至六分，去滓，食前稍热服。

治虚劳，肩背及心腹疼痛，或四肢不和，腹胃胀满，宜服芎䓖散方。

芎䓖（一两） 柴胡（一两半，去苗） 桂心（三分） 赤芍药（一两） 白术（一两） 大腹皮（三分） 桃仁（二十枚，汤浸去皮尖双仁，麸炒微黄） 陈橘皮（三分，汤浸去白瓤，焙） 木香（三分）

右件药，捣罗为散。每服三钱，以水一中盏，入生姜半分，煎至六分，去滓，不计时候稍热服。

治虚劳，心腹痛，胃气不和，腹胁胀满，宜服木香散方。

木香 芎䓖 枳壳（麸炒微黄，去瓤） 桃仁（汤浸，去皮尖双仁，麸炒微黄） 陈橘皮（汤浸去白瓤，焙） 桂心 赤芍药 人参（去芦头） 槟榔 （以上各一两）

右件药，捣粗罗为散。每服三钱，以水一中盏，煎至六分，去滓，不计时候稍热服。

治虚劳，冷气攻，心腹痛疼，宜服丁香散方。

丁香（半两） 当归（三分） 赤芍药（三分） 厚朴（一两半，去粗皮，涂生姜汁，炙令香熟） 青橘皮（一两，汤浸去白瓤，焙） 木香（三分） 桂心（三分） 人参（半两，去芦头） 桃仁（三分，汤浸去皮尖双仁，麸炒微黄） 川椒（一分，去目及闭口者，微炒去汗）

右件药，捣粗罗为散。每服三钱，以水一中盏，入生姜半分、枣三枚，煎至六分，去滓，不计时候稍热服。

治虚劳，心腹痛，小腹滞闷，宜服沉香散方。

沉香（一两半） 附子（炮裂，去皮脐） 槟榔 肉桂（去皴皮） 陈橘皮（汤浸去白瓤，焙） 莳香子 （以上各一两） 当归（半两） 丁香（半两）

右件药，捣细罗为散。每服食前，以热酒调下二钱。

治虚劳，心腹胀满刺痛，食不消，宜服肉豆蔻圆方。

肉豆蔻（一两，去壳） 木香（一两） 丁香（半两） 当归（半两） 京三棱（一两，炮，锉） 神曲（一两，捣碎，微炒） 陈橘皮（半两，汤浸去白瓤，焙） 桃仁（二两，汤浸去皮尖双仁，麸炒微黄） 安息香（半两） 麝香（一分） 麦糵（一两，炒微黄）

右件药，捣罗为末，炼蜜和捣五七百杵，圆如梧桐子大。每服食前，以热酒下十五圆。

治虚劳，心腹或脐下疼痛，兼暖脾肾，顺气思食，阿魏圆方。

阿魏（半两，细研，用白面一两拌溲作饼子，煿令黄焦） 木香（一两） 补骨脂（二两，微炒） 青橘皮（一两，汤浸去白瓤，焙） 干姜（二两，炮裂，锉） 附子（二两，炮裂，去皮脐） 槟榔（二两） 莳香子（二两，微炒） 肉桂（二两，去皴皮） 吴茱萸（二两，汤浸七遍，焙干微炒）

右件药，捣罗为末，炼蜜和捣三五百杵，圆如梧桐子大。每服食前，以热酒下十五圆，生姜下亦得。

又方。

青橘皮（一两，汤浸去白瓤，焙） 桂心（一两） 木香（二两） 桃仁（一两，汤浸去皮尖双仁，麸炒微黄）

右件药，捣细罗为散。每服食前，以热酒调下一钱。

又方。

干漆（一两，杵碎，炒令烟出） 京三棱（一两，炮，锉） 蓬莪茂（半两，煨） 青橘皮（三分，汤浸去白瓤，焙） 桃仁（一两，汤浸去皮尖双仁，麸炒微黄） 桂心（一两）

右件药，捣细罗为散。每服食前，以热酒调下一钱。

治虚劳积聚诸方

夫虚劳积聚者，脏腑之病也。积者脏病也，阴气所生也，聚者腑病也，阳气所成也。虚劳之人，阴阳气伤损，血气凝涩不宣通于经络，故成积聚于内也。

治虚劳积聚，或心腹疼痛，四肢羸瘦，小便赤，不能饮食，宜服鳖甲散方。

鳖甲（三两，涂醋炙微黄，去裙襕） 厚朴（一两，去粗皮，涂生姜汁，炙令香熟） 木香（三分） 槟榔（三分） 神曲（二两，捣碎微炒） 京三棱（一两，炮，锉） 川大黄（二两，锉碎微炒） 芎䓖（半两） 青橘皮（三分，汤浸去白瓤，焙） 桃仁（一两，汤浸去皮尖双仁，麸炒微黄） 麦糵（一两，炒微黄） 当归（半两） 赤芍药（一两） 桂心（三分） 柴胡（一两半，去苗）

右件药，捣粗罗为散。每服四钱，以水一中盏，入生姜半分，煎至六分，去滓，食前稍热服。忌苋菜、生冷。

治虚劳，积聚结块，心腹胁肋刺痛，宜服桃仁散方。

桃仁（二两，汤浸去皮尖双仁，麸炒微黄） 川大黄（二两，锉碎微炒） 鳖甲（一两，涂醋炙微黄，去裙襕） 吴茱萸（半两，汤浸七遍，焙干微炒） 当归（一两） 诃黎勒（一两半，煨，用皮） 京三棱（一两，炮裂） 木香（半两） 桂心（半两）

右件药，捣粗罗为散。每服四钱，以水一中盏，煎至六分，去滓，食前稍热服。忌苋菜、生冷。

治虚劳，积聚坚实，腹如鼓，食即却吐，坐卧不安，喘急，宜服白术散方。

白术（半两） 防葵（一两） 槟榔（二两） 郁李仁（二两，汤浸去皮，微炒） 鳖甲（二两，涂醋炙令微黄，去裙襕） 吴茱萸（三分，汤浸七遍，焙干微炒） 桃仁（三分，汤浸去皮尖双仁，麸炒微黄） 诃黎勒（一两半，煨，用皮）

右件药，捣粗罗为散。每服四钱，以水一中盏，入生姜半分，煎至六分，去滓，食前温服，以微利为度。忌食苋菜、生冷、油腻。

治虚劳积聚，心胸壅闷，喘息气促，不能饮食，四肢瘦弱，宜服赤茯苓散方。

赤茯苓（一两） 紫菀（三分，洗去苗土） 白术（半两） 吴茱萸（一分，汤浸七遍，焙干微炒） 郁李仁（三分，汤浸去皮尖，微炒） 当归（半两） 人参（半两，去芦头） 鳖甲（三分，涂醋炙令微黄，去裙襕） 桂心（半两） 槟榔（半两）

右件药，捣粗罗为散。每服三钱，以水一中盏，入生姜半分，煎至五分，去滓，食前温服。忌苋菜、湿面、生冷。

治虚劳积聚，腹中坚硬，气胀喘急，宜服狼毒圆方。

狼毒（二两半，醋浸炙） 肉桂（二两，去皴皮） 川乌头（半两，去皮脐，醋拌炒） 京三棱（一两，炮，锉） 紫菀（三分，洗去苗土） 附子（一两，炮裂，去皮脐） 川大黄（二两半，锉碎微炒） 鳖甲（二两，涂醋炙令微黄，去裙襕） 甜葶苈（二分，隔纸炒令紫色） 槟榔（二两） 鮀甲（一两，炙） 木香（一两） 桃仁（二两，汤浸去皮尖双仁，麸炒微黄） 吴茱萸（一两，汤浸七遍，焙干微炒） 皂荚（三分，汤浸去皮，涂酥炙黄焦，去子） 芫花（半两，醋拌炒令干）

右件药，捣罗为末，炼蜜和捣三五百杵，圆如梧桐子大。每服空心，以温酒下十圆。忌苋菜、湿面、生冷。

治虚劳积聚，胁下妨满，腹胀不能食，及腹中痛，宜服防葵圆方。

防葵（一两） 柴胡（一两，去苗） 木香（三分） 桃仁（一两，汤浸去皮尖双仁，麸炒微黄） 鳖甲（一两，涂醋炙令微黄，去裙襕） 桂心（半两） 川大黄（一两，锉碎微炒） 当归（半两） 京三棱（一两，炮，锉） 赤芍药（半两） 槟榔（一两） 郁李仁（一两，汤浸去皮，微炒）

右件药，捣罗为末，炼蜜和捣三五百杵，圆如梧桐子大。每服食前，以温酒下二十圆。忌苋菜、生冷、湿面。

治虚劳，积聚痞结，腹胁胀满，宜服京三棱圆方。

京三棱（三两，炮，锉） 川大黄（二两，锉碎微炒） 鳖甲（二两，涂醋炙微黄，去裙襕） 赤芍药（一两） 桂心（一两） 干姜（一两，炮裂，锉） 诃黎勒（二两，煨，用皮） 槟榔（二两） 川乌头（一两，炮裂，去皮脐） 吴茱萸（一两，汤浸七遍，焙干微炒） 桃仁

（四两，汤浸去皮尖双仁，麸炒微黄）

右件药，捣罗为末，熬醋如胶，和捣三二百杵，圆如梧桐子大。每服食前，以温酒下二十圆，渐加至三十圆，下烂肉黑脓为度。

治虚劳积聚，羸瘦不任，宜服鳖甲圆方。

鳖甲（二两，涂醋炙微黄，去裙襕） 肉桂（二两，去皴皮） 川大黄（二两，锉碎微炒） 诃黎勒（二两，煨，用皮） 牵牛子（一两，微炒） 京三棱（一两，炮，锉） 桃仁（二两，汤浸去皮尖双仁，麸炒微黄） 吴茱萸（半两，汤浸七遍，焙干微炒） 白术（一两）

右件药，捣罗为末，炼蜜和捣三二百杵，圆如梧桐子大。每服空心，以温酒下三十圆，加至四十圆。忌苋菜、生冷、湿面。

治虚劳癥瘕诸方

夫虚劳癥瘕病者，皆由久寒积滞，冷饮食不能消化所致也。结聚牢强，按之不转动者为癥，推之转移则为瘕也。今虚劳之人，脾胃气弱，不能消化水谷，复为寒冷所乘，故结成此病也。

治虚劳癥瘕，或攻心腹，四肢无力，不思饮食，宜服鳖甲散方。

鳖甲（一两半，涂醋炙微焦黄，去裙襕） 柴胡（一两半，去苗） 干姜（半两，炮裂，锉） 芎䓖（半两） 木香（三分） 川大黄（一两，锉碎微炒） 陈橘皮（一两，汤浸去白瓤，焙） 诃黎勒（二两，煨，用皮） 赤茯苓（一两） 桃仁（一两，汤浸去皮尖双仁，麸炒微黄） 京三棱（一两，炮，锉）

右件药，捣粗罗为散。每服三钱，以水一中盏，入生姜半分，煎至六分，去滓，食前稍热服。忌苋菜、生冷、湿面。

治虚劳癥瘕，或气攻脾胃，令人心下，及胃管两傍坚硬，喘息急促，牵引两胁妨痛，宜服防葵散方。

防葵（三分） 京三棱（三分，锉碎，醋炒三遍） 蓬莪茂（半两） 诃黎勒（半两，煨，用皮） 槟榔（半两） 赤茯苓（半两） 人参（半两，去芦头） 白术（半两） 桂心（半两） 枳壳（半两，麸炒微黄，去瓤）　白豆蔻（半两，去皮）　川大黄（半两，锉碎微炒）　丁香（一分）　附子（半两，炮裂，去皮脐）　郁李仁（三分，汤浸去皮尖，微炒）　鳖甲（二两，洗去尘土，用硇砂半两研碎，以醋二合浸硇砂去却石涂醋炙鳖甲硇砂，醋尽为度）

右件药，捣细罗为散。每服空心及晚食前，以温酒调下一钱。忌苋菜、生冷、湿面。

治虚劳癥瘕，结块不消者，宜服三神煎方。

桃仁（一千二百粒，汤浸去皮尖双仁，研旋以水滤取浓汁五升已来）　京三棱（三两，炮，锉）　鳖甲（三两，涂醋炙令微黄，去裙襕）

右件药，除桃仁外，捣罗为末，于铛中先煎桃仁汁耗一半，下二味药末，以木篦不住手搅，煎良久，又下好酒，三味煎如稀饧，收于瓷器中盛，每日空心及晚食前，以热酒一中盏，调下一茶匙。忌苋菜、生冷、湿面。

治虚劳癥瘕，心腹胀满，或气喘咳嗽，宜服乌头圆方。

川乌头（一两，炮裂，去皮脐）　桃仁（二两，汤浸去皮尖双仁，麸炒微黄）　鳖甲（二两，涂醋炙微黄，去裙襕）　吴茱萸（一两，汤浸七遍，焙干，微炒）　皂荚（三分，去皮，涂酥炙黄焦，去子）　陈橘皮（一两，汤浸去白瓤，焙）　白术（一两）　枳壳（一两，麸炒微黄，去瓤）　桔梗（一两，去芦头）　槟榔（一两）　防葵（一两）　赤芍药（一两）　干姜（一两，炮裂，锉）　紫菀（一两，洗去苗土）　细辛（一两）　人参（一两，去芦头）　甘草（一两，炙微赤，锉）

右件药，捣罗为末，炼蜜和捣三五百杵，圆如梧桐子大。每服空腹及晚食前，以温酒下二十圆。

治虚劳癥瘕，心腹疼痛，胸膈不利，宜服京三棱煎圆方。

京三棱（八两，炮，锉）　陈橘皮（八两，汤浸去白瓤，焙）　黑三棱（四两，炮，锉）　桃仁（四两，汤浸去皮尖双仁，研如膏）

以上四味，除桃仁外，捣罗为末，用好酒五升，于锅中，以慢火煎，次下桃仁膏，熬如稀饧，入后药末。

槟榔（二两）　诃黎勒（二两，煨，用皮）　枳壳（四两，麸炒微黄，去瓤）　木香（三两）　鳖甲（二两，涂醋炙微黄，去裙襕）　硇砂（一两，研入）　硫黄（二两，细研水飞过）　附子（二两，炮裂，去皮

脐）　干姜（三两，炮裂，锉）

右件药，捣罗为末，入研了硇砂、硫黄等，重研令匀，入前药内，和圆如梧桐子大。每服空腹及晚食前，以生姜汤或温酒下三十圆。忌苋菜、生冷。

治虚劳癥瘕久不差，脐肋有块，形如杯，或如鸡子，透隐皮肤，或经年不消，或疼痛如刺，或坚硬如石，能服此药，令自消化，芫花圆方。

芫花（二两，醋拌炒令干）　蓬莪茂（二两）　神曲（一两，炒令黄）　麦蘖（一两，炒微黄）　鳖甲（二两，涂醋炙微黄，去裙襕）　京三棱（二两，炮，锉）　白术（一两）　革薢（二两，锉）　麝香（一分）

右件药，捣罗为末，醋煮面糊和圆，如梧桐子大。每服空心及晚食前，以温酒下十圆。忌苋菜、生冷。

治虚劳癥瘕，食不消化，面色萎黄，四肢羸瘦，吃食全少，腹内常多冷气，大肠不调，腰胯疼痛，宜服陈橘皮煎圆方。

陈橘皮（一斤，汤浸去白瓤，焙干，捣罗为末，用酒一斗入于银器中，以慢火成膏）　附子（二两，炮裂，去皮脐）　革薢（三两，锉）　京三棱（三两，炮，锉）　当归（三两）　桂心（三两）　干姜（三两，炮裂，锉）　桃仁（三两，汤浸去皮尖双仁，麸炒微黄）

右件药，捣罗为末，入前橘皮煎中，和捣五七百杵，圆如梧桐子大。每服空心及晚食前，以清粥饮下三十圆。

治虚劳癥瘕，心腹冷气，胃管烦痛，脐下多疼，气块发即上抢心胸，手足逆冷，宜服三棱鳖甲圆方。

京三棱（一两，炮，锉）　鳖甲（二两，涂醋炙微黄焦，去裙襕）　干姜（一两，炮裂，锉）　青橘皮（一两，汤浸去白瓤，焙）　蓬莪茂（一两）　芫花（一两，醋拌炒令干）　川椒（一两，去目及闭口者，微炒去汗）

右件药，捣罗为末，醋煮面糊和圆，如梧桐子大。每服食前，以生姜汤下十五圆。忌苋菜。

治虚劳癥瘕，腹胀，食饮不消，面无颜色，四肢羸瘦，宜服硫黄圆方。

硫黄（一两，细研）　木香（一两）　厚朴（一两半，去粗皮，涂生姜汁，炙香熟）　陈橘皮（一两，汤浸去白瓤，焙）　神曲（一两，炒微

黄）　槟榔（一两半）　桃仁（一两，汤浸去皮尖双仁，麸炒微黄）

右件药，捣罗为末，炼蜜和捣一二百杵，圆如梧桐子大。每服食前，以桃仁汤，或温酒下三十圆。

治虚劳，癥瘕不消，宜服鳖甲煎圆方。

鳖甲（二两，别捣罗为末）　干漆（捣碎，炒令烟出）　附子（炮裂，去皮脐，以上各一两）　京三棱（一两，炮，锉）　川大黄（一两，锉碎微炒）　木香（半两）

右件药，捣罗为末，先将鳖甲末，以头醋三升，煎令稠，然后入诸药末，和捣三二百杵，圆如梧桐子大，每服空心及晚食前，以温酒下十圆。忌苋菜、生冷。

治虚劳癥瘕，不能下食，日渐羸瘦，宜服白术圆方。

白术（一两）　防葵（一两）　木香（一两）　鳖甲（二两，涂醋炙微黄焦，去裙襕）　桃仁（一两，汤浸去皮尖双仁，麸炒微黄）　附子（一两，炮裂，去皮脐）　神曲（一两，炒微黄）　槟榔（一两）　诃黎勒（一两，煨，用皮）

右件药，捣罗为末，炼蜜和捣三二百杵，圆如梧桐子大。每服空心及晚食前，以生姜汤下三十圆。忌苋菜、生冷。

治虚劳惊悸诸方

夫心藏神而生血脉，今虚劳之人，损伤于血脉，致令心气不定[7]，因为邪气所乘，则使惊而悸动不安也。

治虚劳惊悸，心神不安，宜服人参散方。

人参（一两，去芦头）　白芍药（三分）　桂心（三分）　黄芪（一两，锉[8]）　甘草（半两，炙微赤，锉）　茯神（一两）　白龙骨（一两）　牡蛎（一两，烧为粉）　远志（一两，去心）　泽泻（一两）　酸枣仁（二两，微炒）

右件药，捣粗罗为散。每服三钱，以水一中盏，煎至六分，去滓，不计时候温服。

治虚劳惊悸，奔气在胸中不得眠睡，酸枣仁散方。

酸枣仁（一两，微炒） 甘草（三分，炙微赤，锉） 白茯苓（一两） 半夏（三分，汤洗七遍，去滑） 前胡（三分，去芦头） 五味子（三分） 桂心（半两） 人参（一两，去芦头）

右件药，捣粗罗为散。每服三钱，以水一中盏，入生姜半分，煎至六分，去滓，不计时候温服。

治虚劳，惊悸不安，心膈烦满，不能嗜食，宜服黄芪圆方。

黄芪（一两，锉） 人参（一两，去芦头） 桂心（一两） 当归（一两） 赤石脂（一两，细研） 茯神（一两） 龙齿（一两，细研） 朱砂（一两，细研） 远志（一两，去心） 桔梗（三分，去芦头） 柏子仁（三分） 五味子（一两） 麦门冬（一两半，去心焙） 薯蓣（一两） 枳实（一分，麸炒）

右件药，捣罗为末，入研了药令匀，炼蜜和捣三二百杵，圆如梧桐子大。每服，不计时候，以温酒下二十圆。

治虚劳惊悸，不能食，神思虚烦，不多睡，宜服安神定志，令人嗜食，人参圆方。

人参（三分，去芦头） 茯神（一两） 芎䓖（半两） 枳壳（半两，麸炒微黄，去瓤） 薏苡仁（一两，微炒） 桂心（半两） 甘草（半两，炙微赤，锉） 薯蓣（一两） 白术（半两） 龙齿（三分，细研） 铁粉（半两，细研） 黄芪（一两，锉） 厚朴（三分半，去粗皮，涂生姜汁，炙令香熟）

右件药，捣罗为末，入研了药，更研令匀，炼蜜和捣三二百杵，圆如梧桐子大。每服，不计时候，以温酒下二十圆。

治虚劳风邪惊悸，心气不定，吃食少，四肢瘦损无力，宜服龙齿圆方。

龙齿（三分） 黄芪（一两，锉） 熟干地黄（一两） 人参（三分，去芦头） 柏子仁（三分） 防风（三分，去芦头） 独活（三两） 甘草（半两，炙微赤，锉） 枳壳（半两，麸炒微黄，去瓤） 白术（三分） 干姜（三分，炮裂，锉） 桂心（三分） 鳖甲（一两，涂醋炙令微黄，去裙襕） 桔梗（半两，去芦头） 茯神（一两）

右件药，捣罗为末，炼蜜和捣三二百杵，圆如梧桐子大。每服不计时候，以温酒下二十圆。忌苋菜。

治虚劳惊悸，心气不定，宜服丹砂圆方。

丹砂（一两，细研水飞过） 龙齿（半两，细研） 茯神（半两） 远志（一两，去心） 雄黄（细研） 犀角屑 鬼臼（去毛） 桂心 人参（去芦头，以上各三分） 虎鼻（一枚，干者） 麝香（一分，细研）

右件药，捣罗为末，入研了药令匀，炼蜜和捣三二百杵，圆如梧桐子大。每服不计时候，以温酒下十五圆，晚食前再服。

治虚劳惊悸，神气不足，多忘不安，宜服远志圆方。

远志（二两，去心） 茯神（一两） 石菖蒲（一两） 黄芪（一两，锉） 熟干地黄（一两） 人参（一两，去芦头） 薯蓣（一两） 麦门冬（二两，去心焙） 龙齿（一两，细研） 紫石英（一两，细研水飞过）

右件药，捣罗为末，入研了药令匀，炼蜜和捣三二百杵，圆如梧桐子大。每服不计时候，以人参汤下十五圆。

捕[9]虚劳，止惊悸，令能食，紫石英汤方。

紫石英（五两，打碎如米豆大，水淘一遍）

右以水一斗，煮取二升，去滓澄清，细细温服，或煮羹粥食亦得，服尽更煎之。

治虚劳兼痢诸方

夫虚劳兼痢者，此由脏腑虚损，伤于风冷故也。胃为水谷之海，今胃冷肠虚，则为痢也。

治虚劳，大肠久冷，泄痢不止，宜服荜茇散方。

荜茇（三分） 肉豆蔻（三分，去壳） 赤石脂（一两） 诃黎勒（一两，煨，用皮） 丁香（半两） 白茯苓（半两） 阿胶（半两，捣碎，炒令黄燥） 白龙骨（三分） 当归（半两） 桂心（半两） 缩砂（三分，去皮） 人参（三分，去芦头） 厚朴（三分，去粗皮，涂生姜汁，炙令香熟） 陈橘皮（半两[10]，汤浸去白瓤，焙） 甘草（一分，炙微赤，锉）

右件药，捣细罗为散。每服，煎艾粥饮调下二钱，空心及晚食前服。

治虚劳，肠胃久冷，泄痢不止，诃黎勒散方。

诃黎勒（半两，煨，用皮） 乳香（一两） 干姜（半两，炮裂，锉） 缩砂（半两，去壳） 肉豆蔻（半两，去壳） 赤石脂（半两，烧） 甘草（一分，炙微赤，锉）

右件药，捣细罗为散。每服食前，以粥饮调下二钱。

治虚劳久痢，腹内疼痛不可忍者，宜服肉豆蔻散方。

肉豆蔻（三枚，去壳，以大麦面二两，用水和如饼剂子，裹豆蔻，于灰火内煨面黄熟为度，放冷取出豆蔻别研为末） 黄连（半两，去须） 木香（半两）

右件药，除豆蔻外，别捣罗黄连等为散。每服二钱，以水一中盏，煎至五分，去滓，调下豆蔻末一钱，不计时候服。

治虚劳泄痢至甚，神效无比，八石散方。

白矾 阳起石 太阴玄精石 禹余粮 （以上各三两） 钟乳粉 寒水石 金牙石 黄丹 （以上各一两）

右件药，捣研如粉，以盐泥固济瓶子内诸药末，密封泥，候干，以火渐渐逼之，相次加大[11]至二十斤，煅之火尽为度，候冷取出，重研令极细，每服三钱，病重者四钱，以猪肝一具，切作片，掺药末在肝内，并入盐二钱，葱白一握擘碎，炉鏊煿令熟了，便以胡椒、荜茇末、生姜、醋酱吃，后饮暖酒一两盏，渴即粥饮解之，甚者不过三服。

治虚劳，泄痢，腹胀满痛，或时疼痛，饮食减少，四肢无力，宜服白豆蔻圆方。

白豆蔻（半两，去皮） 白术（半两） 胡椒（半两） 当归（半两） 白龙骨（半两） 荜茇（半两） 厚朴（一两，去粗皮，涂生姜汁，炙令香熟） 陈橘皮（一两，汤浸去白瓤，焙） 芎䓖（半两） 人参（半两，去芦头） 肉桂（一两，去皴皮） 白茯苓（半两） 诃黎勒（一两半，煨，用皮） 干姜（半两，炮裂，锉）

右件药，捣罗为末，炼蜜和捣三五百杵，圆如梧桐子大。每服食前，以粥饮下三十圆。

治虚劳泄痢，肠胃虚冷，饮食不消，腹内雷鸣，㽲痛，宜服赤石脂圆方。

赤石脂（一两） 石斛（一两，去根，锉） 肉桂（二两，去皴皮） 钟乳粉（一两） 肉豆蔻（一两，去壳） 干姜（一两，炮裂，锉） 附子（一两，炮裂，去皮脐） 当归（一两） 白龙骨（一两） 人参（一两，去芦头） 川椒（一两，去目及闭口者，微炒去汗） 白茯苓（一两） 诃黎勒（二[12]两，煨，用皮）

右件药，捣罗为末，以神曲末酒煮，和捣三二百杵，圆如梧桐子大。每服不计时候，以粥饮下三十圆。

治虚劳，脾胃气不和，大肠泄痢，水谷难化，不思饮食，宜服诃黎勒圆方。

诃黎勒（三分，煨，用皮） 地榆（一两，锉） 木香（半两） 乳香（一两） 当归（三分） 干姜（半两，炮裂，锉） 白龙骨（一两） 阿胶（一两，捣碎，炒令黄燥） 附子（一两，炮裂，去皮脐）

右件药，捣罗为末，炼蜜和捣三五百杵，圆如梧桐子大。每服空心及每食前，以粥饮下三十圆。

治虚劳泄痢，兼脾胃不和，不思饮食，宜服肉豆蔻猪肝圆方。

肉豆蔻（一两，去壳） 草豆蔻（一两，去皮） 诃黎勒（二两，煨，用皮） 缩砂（一两，去皮） 陈橘皮（一两，一半生一半炙）

右件药，捣罗为末，用猪肝一叶，可重四两已来，切为片子，以乌梅十枚搥碎，以米泔汁同浸猪肝一宿，后却用湿纸裹煨，令肝熟后入醋少许，同细研如糊，入前药末和圆，如梧桐子大。每服，以粥饮下三十圆，空心及于食前服。

治虚劳，泄痢腹痛，不欲饮食，宜服香连圆方。

木香（一两） 黄连（一两，去须，别炒） 地榆（一两，锉） 诃黎勒（二两，煨，用皮） 厚朴（二两，去粗皮，涂生姜汁，炙令香熟） 当归（一两）

右件药，捣罗为末，炼蜜和圆，如梧桐子大。每服不计时候，粥饮下二十圆。

治虚劳，脾胃久积冷气，大肠泄痢，呕逆，面色萎黄，宜服硫黄圆方。

硫黄（二两） 蛤粉（五两）

右件药，用固济了瓶子一个，先以蛤粉一半铺底，当心药作一坑子，后入硫黄末，次以余者蛤粉盖头，慢火烧，莫令焰起，直待硫黄镕后，取出，放净地上出火毒一夜，二味一处细研，以粟米饭和圆，如绿豆大。每服不计时候，以粥饮下七圆至十圆。

治冷劳诸方

夫冷劳之人，气血枯竭，表里俱虚，阴阳不和，精气散失，则内生寒冷也。皆由脏腑久虚，积冷之气传注于内，遂令宿食不消，心腹积聚，脐腹疼痛，面色萎黄，口舌生疮，大肠泄痢，手足无力，骨节酸痛，久而不痊，转加羸瘦，故曰冷劳也。

治冷劳羸瘦，四肢无力，不思饮食，或时泄痢，宜服补骨脂散方。

补骨脂（二两，微炒） 诃黎勒（一两半，煨，用皮） 枳壳（三分，麸炒微黄，去瓤） 肉苁蓉（二两，汤浸一宿，刮去皱皮，炙令干） 厚朴（一两，去粗皮，涂生姜汁，炙令香熟） 鹿茸（一两，去毛，涂酥炙微黄） 肉豆蔻（三分，去壳） 龙骨（一两） 赤石脂（一两） 白术（一两） 缩砂（二两，去皮） 当归（半两）

右件药，捣细罗为散。每服食前，以粥饮调下二钱。忌生冷、油腻。

治冷劳，脏腑虚弱，心腹气胀，不能饮食，四肢无力，宜服荜澄茄散方。

荜澄茄（一两） 附子（半两，炮裂，去皮脐） 木香（半两） 京三棱（半两，炮，锉） 白茯苓（半两） 肉豆蔻（半两，去壳） 沉香（半两） 人参（半两，去芦头） 白术（半两） 桂心（半两） 丁香（半两） 甘草（一分，炙微赤，锉） 桃仁（半两，汤浸去皮尖双仁，麸炒微黄） 陈橘皮（半两，汤浸去白瓤，焙） 吴茱萸（一分，汤浸七遍，焙干微炒） 诃黎勒（一两半，煨，用皮） 厚朴（半两，去粗皮，涂生姜汁，炙令香熟） 鳖甲（一两，涂醋炙令微黄，去裙襴）

右件药，捣细罗为散。每服食前，以粥饮下二钱。忌苋菜、生冷。

治冷劳咳嗽，四肢无力，大肠不调，吃食减少，腹胁气胀，宜服炙肝散方。

苍术（半两，炒） 柴胡（一两半，去苗） 桔梗（半两，去芦头） 赤芍药（三分） 陈橘皮（半两，汤浸去白瓤，焙） 紫菀（三分，洗去苗土） 缩砂（三分，去皮） 诃黎勒（一两，煨，用皮） 高良姜（半两，锉）

右件药，捣细罗为散。每服，用猪肝一具，切去脂膜，如角片，入散一两拌和令匀，竹箸子弗[13]，慢火炙令熟，食前任意吃，以粥饮下。

治冷劳，羸瘦不能食，心腹多疼，四肢无力，炙肝散方。

紫菀（半两，洗去苗土） 干姜（半两，炮裂，锉） 缩砂（半两，去皮） 芜荑（半两） 人参（一分，去芦头） 白茯苓（一分） 甘草（一分，炙微赤，锉） 当归（一分） 木香（一分） 陈橘皮（一分，汤浸去白瓤，焙） 川椒（一分，去目及闭口者，微炒去汗） 厚朴（半两，去粗皮，涂生姜汁，炙令香熟） 草豆蔻（半两，去皮） 桂心（一分） 胡椒（一分） 桔梗（半两，去芦头） 细辛（半两） 苍术（半两） 白术（半两） 附子（半两，炮裂，去皮脐） 芎䓖（一分）

右件药，捣细罗为散。每服，用猪肝一具，去脂膜，薄切如角片，入散一两半，葱、薤白一握细切，盐末相拌令有味，以竹弗子穿，慢火炙令熟。每服空心食之，后饮暖酒一两盏为妙。

治冷劳，心腹虚胀，食饮全少，四肢无力，大肠不调，宜服炙肝散方。

苍术（半两，微炒） 芎䓖（半两） 青橘皮（半两，汤浸去白瓤，焙） 白芍药（一两） 紫菀（一两） 桔梗（一两，去芦头） 木香（二两） 肉豆蔻（半两，去壳） 槟榔（半两） 厚朴（一两，去粗皮，涂生姜汁，炙令香熟）

修制同前方法。

治冷劳，肌体羸瘦，或时腹痛，食饮不消，日渐尫羸，宜服猪肝圆方。

猪肝（一具，切去脂膜，用醋五升煮令尽，取出研如膏） 鳖甲（一两半，涂醋炙令黄焦，去裙襕） 厚朴（二两，去粗皮，涂生姜汁，炙令香熟） 诃黎勒（一两半，煨，用皮） 陈橘皮（一两，汤浸去白瓤，焙） 川椒（三分，去目及闭口者，微炒去汗） 柴胡（一两，去苗） 桂心（三分） 苍术（一两） 木香（三分） 桔梗（三分，去芦头） 乌梅肉（三分，微炒） 甘草（半两，炙微赤，锉） 紫菀（一两，洗去苗土） 干姜（三分，炮裂，锉） 芜荑（三分，微炒） 当归（三分）

右件药，捣罗为末，入猪肝膏内，和捣五七百杵，圆如梧桐子大。每服食前，以粥饮下三十圆。忌苋菜。

治冷劳羸瘦，四肢无力，肩背疼痛，腹胁积聚气，吃食不消，宜服鳖甲圆方。

鳖甲（一两半，涂醋炙微黄焦，去裙襕） 熟干地黄（一两） 郁李仁（一两，汤浸去皮尖，微炒） 陈橘皮（一两，汤浸去白瓤，焙） 当归（三分） 白术（一两） 枳壳（三分，麸炒微黄，去瓤） 赤茯苓（一两） 牛膝（一两，去苗） 槟榔（二[14]分） 桂心（三分） 人参（三分，去芦头） 五味子（三分） 柴胡（一两半，去苗） 诃黎勒（一两，煨，用皮） 附子（一两半，炮裂，去皮脐） 木香（一两） 干姜（三分，炮裂，锉） 赤芍药（一两） 桔梗（三分，去芦头） 京三棱（一两，炮，锉）

右件药，捣罗为末，炼蜜和捣三五百杵，圆如梧桐子大。每服食前，姜枣汤下三十圆。忌苋菜。

治冷劳，四肢疼痛，体瘦少力，不思饮食，宜服沉香圆方。

沉香（一两） 白术（三分） 柴胡（二两，去苗） 桂心（三分） 干姜（三分，炮裂，锉） 诃黎勒（一两，煨，用皮） 附子（一两，炮裂，去皮脐） 木香（一两） 人参（一两，去芦头） 白茯苓（一两） 当归（三分） 槟榔（三分） 鳖甲（一两半，涂醋炙微黄焦，去裙襕） 陈橘皮（一两，汤浸去白瓤，焙） 肉豆蔻（一两，去壳）

右件药，捣罗为末，炼蜜和捣三五百杵，圆如梧桐子大。每服食前，以粥饮下三十圆。忌苋菜。

治冷劳气，四肢羸瘦，面色萎黄，腹内疼痛，不思饮食，宜服荜茇圆方。

荜茇（半两） 木香（半两） 诃黎勒（一两半，煨，用皮） 肉豆蔻（一两，去壳） 槟榔（一两） 白术（半两） 阿魏（半两，面裹，煨以面熟为度） 陈橘皮（半两，汤浸去白瓤，焙） 干姜（半两，炮裂，锉） 厚朴（一两，去粗皮，涂生姜汁，炙令香熟） 人参（半两，去芦头） 桂心（半两） 胡椒（半两） 甘草（半两，炙微赤，锉）

右件药，捣罗为末，炼蜜和捣三二百杵，圆如梧桐子大。每服空心及晚食前，以暖酒下三十圆。

治冷劳，心腹气痛，食少羸瘦，宜服鳖甲圆方。

鳖甲（一枚，大者，以盐泥固济壳上，用煎后药） 木香（一两） 桂心（一两） 诃黎勒皮（二两） 附子（二两，去皮脐） 肉豆蔻（一两，去壳） 桃仁（一两，汤浸去皮尖双仁）

右件药，细锉，用酒二升，于鳖甲内煮令酒尽，捻下火，取出诸药，其鳖壳，去泥用之并焙干，捣罗为末，炼蜜和捣一二百杵，圆如绿豆大。

每服空心及晚食前，以生姜汤下十五圆。忌苋菜。

又方。

附子（三分，炮裂，去皮脐）　吴茱萸（一分，汤浸七遍，焙干微炒）　牛膝（一两，去苗）　硫黄（半两，细研）　白术（三分）

右件药，捣罗为末，入硫黄更研令匀，醋煮面糊和圆，如梧桐子大。每服食前，以温酒下二十圆。

治冷劳痃癖气，宜服硫黄圆方。

硫黄（二两，细研水飞过）　木香（末，一两）　川大黄（末，一两）　桃仁（四十九枚，汤浸去皮尖双仁，研如膏）

右件药，先取大黄末，以少熟水洒取润，于新竹筒中盛，炊饭甑中蒸，饭熟为度，后取诸药末及桃仁膏，以大黄和之，如稍硬，以新炊饭少许研和，圆如梧桐子大。每服空心，以粥饮下二十圆。

治冷劳久不差，食少泄痢，诸药无效，宜服羊肝圆方。

羊肝（一具，去脂膜切作片子）　白矾（三两，烧令汁尽）

右件药，以酽醋三升，煮羊肝令烂，入砂盆内研，后入白矾，和圆如梧桐子大。每服空心及晚食前，以粥饮下二十圆，渐加至三十圆。

治冷劳气，不能饮食，渐加黑瘦，宜服此桃仁方。

桃仁（五百颗，大者）　吴茱萸（三两）

右件药，相和，入净铁铛中，着微火炒，经一炊久，取桃仁一颗，撚去皮，看似微黄色，即渐加火令极热，铛中微烟出，即乘热取出，于新瓷瓶子盛，厚著纸封瓶口，勿令泄气，每日空心，只取桃仁二十颗，撚去皮，烂嚼，以温酒下，至重者服五百颗，即差。

治冷劳，大肠转泄不止，神效太一丹方。

禹余粮（四两，火烧令赤，于米醋内淬，如此七遍后，捣研如面）　乌头（一两，冷水浸一宿，去皮脐，焙干捣罗为末）

右件药，相和，用醋煮面糊和圆，如绿豆大。每服食前，以温水下五圆。

治冷劳，脐腹疼痛，或时泄痢，兼治妇人劳后带下，必效艾叶煎圆方。

艾叶（四两，微炒）　白头翁（一两）

右件药，捣罗为末，用米醋三升，先熬药末一半成膏，后入余药末相和，圆如梧桐子大。每服食前，以粥饮下三十圆。

治冷劳及冷气诸疾，神效金髓丹方。

右取吴茱萸三斤，以新汲水淘一百遍，日中晒干，以浓酒五升煮茱萸，以酒尽为度，以炭火烧地令赤，以酒二升淋地上，将茱萸摊在地上，以盆子合之，以灰四面焙之，勿令泄气，一宿取出，以文火炒令干，捣罗为末，以醋煮枣肉和研，圆如绿豆大。每服空心及晚食前，以生姜汤下二十圆，加至三十圆。

治冷劳久不差，茆香花圆方。

茆香花　艾叶（各一两，并烧为灰）

右件药，细研，以粟米饭和圆，如梧桐子大。初以蛇床子汤下二十圆至三十圆，微吐不妨，吐了却用枣汤下，立有大效。

治气劳诸方

夫气劳者，由脏腑虚弱，阴阳不和，喜怒无恒，劳逸过度之所致也。是以百病之由，皆生于气，故怒则气逆，思则气留，悲则气涩，忧则气乱，若邪气蓄积在于脏腑，则使真邪相搏，气血否涩，肌肉不荣，面色萎黄，四肢无力，心腹多气，饮食不消，日久不痊，渐至羸瘦，故名气劳也。

治气劳，心胸不利，腹中多气，少思饮食，四肢无力，宜服木香散方。

木香（三分）　诃黎勒（一两，煨，用皮）　前胡（一两，去芦头）　白术（半两）　丁香（半两）　人参（半两，去芦头）　厚朴（一两，去粗皮，涂生姜汁，炙令香熟）　陈橘皮（一两，汤浸去白瓤，焙）　鳖甲（一两，涂醋炙令微黄，去裙襕）　枳壳（半两，麸炒微黄，去瓤）　桂心（半两）　当归（半两）　槟榔（半两）　赤茯苓（半两）　甘草（一分，炙微赤，锉）

右件药，捣筛为散。每服四钱，以水一中盏，入生姜半分、枣三枚，煎至六分，去滓，不计时候稍热服。忌苋菜。

治气劳羸瘦，膈胁痞坚，脐下冷疼，不欲饮食，宜服桃仁散方。

桃仁（三分，汤浸去皮尖双仁，麸炒微黄）　吴茱萸（半两，汤浸七遍，焙干微炒）　木香（半两）　京三棱（三分，炮，锉）　芎䓖（半两）　桂心（半两）　白术（三分）　青橘皮（半两，汤浸去白瓤，焙）　柴胡（一两，去苗）　诃黎勒（三分，煨，用皮）　高良姜（三分，锉）　当归（半两）　槟榔（半两）　赤芍药（半两）　甘草（半两，炙微赤，锉）

右件药，捣筛为散。每服三钱，以水一中盏，入生姜半分、枣三枚，煎至六分，去滓，不计时候稍热服。

治气劳，脾胃久弱，呕逆不纳饮食，四肢羸瘦，渐加乏力，宜服丁香散方。

丁香（三分）　半夏（半两，汤洗七遍，去滑）　白术（三分）　前胡（三分，去芦头）　桂心（三分）　人参（三分，去芦头）　枇杷叶（半两，去毛，炙微黄）　厚朴（三分，去粗皮，涂生姜汁，炙令香熟）　柴胡（一两，去苗）　白茯苓（三分）　陈橘皮（三分，汤浸去白瓤，焙）　诃黎勒（一两，煨，用皮）　甘草（半两，炙微赤，锉）

右件药，捣粗罗为散。每服三钱，以水一中盏，入生姜半分、枣三枚，煎至六分，去滓，不计时候稍热服。

治气劳，心腹冷痛，吃食减少，四肢羸弱，宜服荜澄茄散方。

荜澄茄（三分）　白术（一两）　黄芪（三分，锉）　附子（三分，炮裂，去皮脐）　草豆蔻（三分，去皮）　桂心（半两）　蓬莪茂（三分）　当归（三分）　木香（半两）　芎䓖（半两）　柴胡（一两，去苗）　牛膝（三分，去苗）　吴茱萸（半两，汤浸七遍，焙干研碎）　甘草（半两，炙微赤，锉）

右件药，捣粗罗为散。每服三钱，以水一中盏，入生姜半分、枣三枚，煎至六分，去滓，不计时候稍热服。

治气劳，心腹积聚，两胁妨闷，四肢羸瘦，不能起止，宜服三棱散方。

京三棱（一两，炮，锉）　木香（三分）　鳖甲（一两，涂醋炙微黄，去裙襕）　当归（三分）　陈橘皮（一两，汤浸去白瓤，焙）　赤芍药（半两）　川大黄（三分，锉碎微炒）　桔梗（三分，去芦头）　桂心（三分）　槟榔（三分）　柴胡（一两，去苗）　干姜（三分，炮裂，锉）　诃黎勒（三分，煨，用皮）　防葵（三分）　白术（半两）

右件药，捣粗罗为散。每服三钱，以水一中盏，入生姜半分，煎至六分，去滓，不计时候稍热服。忌苋菜。

治气劳，心腹满闷，身体羸瘦，脚膝微肿，不能饮食，宜服沉香散方。

沉香（半两）　紫苏子（三分）　赤茯苓（一两）　木香（半两）　诃黎勒（一两，煨，用皮）　柴胡（一两，去苗）　鳖甲（一两，涂醋炙令黄，去裙襕）　陈橘皮（一两，汤浸去白瓤，焙）　桂心（半两）　白术（半两）　槟榔（一两）

右件药，捣粗罗为散。每服四钱，以水一中盏，入生姜半分，煎至六分，去滓，不计时候稍热服。

治气劳羸瘦，四肢疼痛，心腹妨闷，不欲饮食，宜服诃黎勒散方。

诃黎勒（一两，煨，用皮）　鳖甲（一两，涂醋炙微黄，去裙襕）　防葵（三分）　柴胡（一两，去苗）　陈橘皮（三分，汤浸去白瓤，焙）　木香（半两）　赤茯苓（三分）　桔梗（半两，去芦头）　桂心（半两）　白术（三分）　赤芍药（三分）　槟榔（半两）

右件药，捣粗罗为散。每服三钱，以水一中盏，入生姜半分，煎至六分，去滓，不计时候稍热服。忌苋菜。

治气劳，脾胃乏弱，饮食不消，四肢羸瘦，宜服陈橘皮圆方。

陈橘皮（一两，汤浸去白瓤，焙）　厚朴（三分，去粗皮，涂生姜汁，炙令香熟）　神曲（一两，微炒）　木香（半两）　槟榔（三分）　人参（半两，去芦头）　桂心（半两）　柴胡（三分，去苗）　白术（三分）　诃黎勒（三分，煨，用皮）　白豆蔻（三分，去皮）　高良姜（半两，锉）　白茯苓（三分）　沉香（三分）　枳实（三分，麸炒微黄）

右件药，捣罗为末，炼蜜和捣三二百杵，圆如梧桐子大。每服不计时候，姜枣汤下三十圆。

治气劳，大肠时泄，不欲饮食，四肢厥冷，面色青黄，宜服荜茇圆方。

荜茇（三分）　白术（三分）　肉豆蔻（三分，去壳）　丁香（半两）　诃黎勒（一两，煨，用皮）　附子（一两，炮裂，去皮脐）　桂心（三分）　胡椒（半两）　干姜（半两，炮裂，锉）　厚朴（一两，去粗皮，涂生姜汁，炙令香熟）　陈橘皮（三分，汤浸去白瓤，焙）　木香（半两）

右件药，捣罗为末，炼蜜和捣三二百杵，圆如梧桐子大。每服不计时候，以粥饮下三十圆。

治气劳，心胸噎塞，不下食，渐加羸弱，宜服前胡圆方。

前胡（一两，去芦头）　木香（三分）　枳实（三分，麸炒微黄）　陈橘皮（一两，汤浸去白瓤，焙）　鳖甲（一两，涂醋炙令黄，去裙襕）　诃黎勒（一两，煨，用皮）　桂心（三分）　槟榔（三分）　半夏（三分，汤浸七遍去滑，微炒）　桃仁（一两，汤浸去皮尖双仁，麸炒微黄）　赤茯苓（一两）

右件药，捣罗为末，炼蜜和捣三二百杵，圆如梧桐子大。每服，不计时候，以生姜橘皮汤下二十圆。忌苋菜。

【校注】

① 一两：据抄本补，此处脱文。

② 半两，去心：据抄本补，此处脱文。

③ 枸杞子：抄本作"柏枇子"。

④ 令：抄本作"今"，义长可从。

⑤ 煮：抄本作"猪"，义长可从。

⑥ 一：抄本作"二"。

⑦ 定：抄本作"足"，义长可从。

⑧ 锉：抄本作"切"。

⑨ 捕：抄本作"补"，义长可从。

⑩ 半两：抄本作"三分"。

⑪ 大：抄本作"火"，义胜。

⑫ 二：抄本作"一"。

⑬ 弗（chǎn　谄）：烤肉用的铁扦。

⑭ 二：抄本作"三"。

卷第二十九

治虚劳呕逆诸方

夫虚劳呕逆者，为劳伤之人，五脏不安，六腑不调，胃气虚弱故也。胃为水谷之海，今既虚弱，复有寒气所侵，则不胜于水谷，故气逆而呕也。

治虚劳呕逆，烦渴，不能食，四肢少力，宜服橘皮汤方。

陈橘皮（一两，汤浸去白瓤，焙） 半夏（半两，汤浸七遍去滑） 白茯苓（半两） 白术（半两） 人参（半两，去芦头） 麦门冬（半两，去心） 黄芪（半两，锉） 枇杷叶（半两，拭去毛，炙微黄） 甘草（一分，炙微赤，锉）

右件药，捣筛为散。每服四钱，以水一中盏，入生姜半分，煎至六分，去滓，不计时候稍热服。

治虚劳脾胃气滞，胸膈痰壅不散，食即呕逆，宜服前胡散方。

前胡（一两，去芦头） 赤茯苓（半分） 陈橘皮（三分，汤浸去白瓤，焙） 枇杷叶（半两，拭去毛，炙微黄） 槟榔（半两） 人参（半两，去芦头） 草豆蔻（半两，去皮） 半夏（半两，汤浸七遍去滑） 甘草（半两，炙微赤，锉）

右件药，捣粗罗为散。每服四钱，以水一中盏，入生姜半分，煎至六分，去滓，不计时候稍热服。

治虚劳脾胃气不和，呕逆，不纳饮食，四肢少力，胸膈妨闷，宜服诃黎勒散方。

诃黎勒皮（一两） 黄芪（一两，锉） 白豆蔻（三分，去皮） 陈橘皮（三分，汤浸去白瓤，焙） 白术（三分） 半夏（半两，汤浸七遍去滑） 槟榔（半两） 人参（三分，去芦头） 前胡（三分，去芦头） 厚朴（一两，去粗皮，涂生姜汁，炙令香熟） 甘草（半两，炙微赤，锉） 桂心（三分）

右件药，捣粗罗为散。每服三钱，以水一中盏，入生姜半分、枣三枚，煎至六分，去滓，不计时候稍热服。

治虚劳胸膈气满，呕逆，不纳饮食，宜服赤茯苓散方。

赤茯苓（一两） 陈橘皮（三分，汤浸去白瓤，焙） 人参（三分，去芦头） 丁香（半两） 半夏（半两，汤浸七遍去滑） 黄芪（三分，锉） 白术（三分） 五味子（半两） 枳实（半两，麸炒微黄） 甘草（一分，炙微赤，锉） 诃黎勒皮（三分） 桂心（半两）

右件药，捣筛为散。每服二[①]钱，以水一中盏，入生姜半分、枣三枚，煎至六分，去滓，不计时候稍热服。

治虚劳，脾胃气冷，食即呕逆，无食即饥，宜服白术散方。

白术（三分） 藿香（半两） 桂心（半两） 枇杷叶（三分，拭去毛，炙微黄） 人参（一两，去芦头） 白茯苓（一两） 肉豆蔻（三枚，去壳） 厚朴（一两半，去粗皮，涂生姜汁，炙令香熟） 甘草（半两，炙微赤，锉）

右件药，捣筛为散。每服三钱，以水一中盏，入生姜半分、枣三枚，煎至六分，去滓，不计时候稍热服。

治虚劳脾胃气弱，呕逆，不欲饮食，四肢少力，宜服丁香散方。

丁香（三分） 人参（三分，去芦头） 甘草（半两，炙微赤，锉） 白术（三分） 茯神（一两） 高良姜（半两，锉） 白豆蔻（半两，去皮） 陈橘皮（半两，汤浸去白瓤，焙） 半夏（半两，汤洗七遍，去滑）

右件药，捣筛为散。每服三钱，以水一中盏，入生姜半分、枣三枚，煎至六分，去滓，不计时候稍热服。

治虚劳脾胃气不和，吃食呕逆，宜服黄芪散方。

黄芪（一两，锉） 诃黎勒（一两，煨，用皮） 桂心（半两） 半夏（半两，汤洗七遍，去滑） 白术（一两） 白茯苓（一两） 草豆蔻（一两，去皮） 厚朴（一两，去粗皮，涂生姜汁，炙令香熟） 人参

（三分，去芦头） 陈橘皮（一两，汤浸去白瓤，焙） 甘草（半两，炙微赤，锉）

右件药，捣筛为散。每服三钱，以水一中盏，入生姜半分、枣三枚，煎至六分，去滓，不计时候稍热服。

治虚劳呕逆，不能下食，心腹胀满，面色萎黄，宜服荜茇圆方。

荜茇（一两） 干姜（一两，炮裂，锉） 人参（六[②]两，去芦头） 白茯苓（一两半） 胡椒（一两） 诃黎勒（二两，煨，用皮） 桂心（一两） 槟榔（一两） 陈橘皮（一两，汤浸去白瓤，焙）

右件药，捣罗为末，炼蜜和捣三二百杵，圆如梧桐子大。每服，以粥饮下二十圆，日三四服。

治虚劳唾稠黏诸方

夫虚劳者，则致津液减少，减少者，由肾气不足故也。肾主液而为唾，上焦若虚，虚则生热，热冲咽喉，故唾凝结也。

治虚劳羸瘦，上焦壅滞，每唾稠黏，不思饮食，宜服黄芪散方。

黄芪（一两，锉） 枳壳（三[③]分，麸炒微黄，去瓤） 鳖甲（一两，涂醋炙令黄，去裙襴） 柴胡（一两，去苗） 麦门冬（三分，去心） 赤茯苓（一两） 赤芍药（三分） 桑白皮（三分，锉） 五味子（半两） 紫苏茎叶（三分） 半夏（半两，汤浸七遍去滑） 木通（三分，锉） 诃黎勒皮（一两） 甘草（半两，炙微赤，锉）

右件药，捣筛为散。每服三钱，以水一中盏，入生姜半分，煎至六分，去滓，不计时候温服。

治虚劳羸瘦，每唾稠黏，心胸壅闷，宜服白术散方。

白术（一两） 前胡（一两，去芦头） 半夏（三分，汤洗七遍，去滑） 人参（三分，去芦头） 桑根白皮（三分） 杏仁（半两，汤浸去皮尖双仁，麸炒微黄） 紫菀（三分，去苗土） 赤茯苓（三分） 槟榔（半两） 桂心（三分） 鳖甲（一两，涂醋炙令黄，去裙襴） 百部（三分） 枳壳（三分，麸炒微黄，去瓤） 旋覆花（半两） 甘草（三

分，炙微赤，锉）

右件药，捣筛为散。每服三钱，以水一中盏，入生姜半分，煎至六分，去滓，不计时候温服。

治虚劳损乏，短气不足，上焦壅滞，唾稠如胶，咽喉不利，宜服前胡散方。

前胡（一两，去芦头） 麦门冬（一两，去心） 诃黎勒皮（一两） 赤茯苓（一两） 枳壳（三分，麸炒微黄，去瓤） 赤芍药（三分） 射干（三分） 生干地黄（一两） 人参（三分，去芦头） 紫菀（三分，去苗土） 甘草（半两，炙微赤，锉）

右件药，捣筛为散。每服三钱，以水一中盏，入生姜半分，煎至六分，去滓，不计时候温服。

治虚劳上焦气壅，每唾稠黏，不思饮食，四肢少分④力，宜服人参散方。

人参（一两，去芦头） 桔梗（一两，去芦头） 桑根白皮（一两，锉） 枳壳（三分，麸炒微黄，去瓤） 麦门冬（三分，去心） 柴胡（一两，去苗） 黄芪（一两，锉） 赤茯苓（三分） 鳖甲（一两，涂醋炙令黄，去裙襕） 诃黎勒皮（一两） 木香（三分） 桂心（三分）

右件药，捣筛为散。每服四钱，以水一中盏，入生姜半分，煎至六分，去滓，不计时候温服。

治虚劳上焦浮热，每唾稠黏，咽喉不利，宜服此方。

黄芪（一两，锉） 赤茯苓（三分） 麦门冬（三分，去心） 枳壳（三分，麸炒微黄，去瓤） 桑根白皮（三分，锉） 射干（三分） 桔梗（三分，去芦头） 甘草（半两，炙微赤，锉）

右件药，捣筛为散。每服四钱，以水一中盏，入生姜半分，煎至六分，去滓，不计时候温服。

治虚劳上焦气滞，喘促，唾稠如胶，心神烦热，宜服桔梗散方。

桔梗（三分，去芦头） 黄芪（一两，锉） 桑根白皮（一两，锉） 麦门冬（一两半，去心焙） 枳壳（三分，麸炒微黄，去瓤） 甘草（三分，炙微赤，锉） 桂心（三分） 前胡（三分，去芦头） 五味子（三分）

右件药，捣粗罗为散。每服三钱，以水一中盏，入生姜半分，煎至六分，去滓，不计时候温服。

治虚劳肺壅，心胸不利，每唾稠黏，不思饮食，宜服桑白皮散方。

桑根白皮（一两，锉） 赤茯苓（一两） 麻黄（三分，去根节） 杏仁（三分，汤浸去皮尖双仁，炒麸微黄） 甘草（半两，炙微赤，锉） 泽泻（三分） 紫菀（三分，去苗土） 柴胡（一两，去苗） 大腹皮（三分，锉）

右件药，捣筛为散。每服四钱，以水一中盏，入生姜半分，煎至六分，去滓，不计时候温服。

治虚劳气壅，胸膈不利，喘急，每唾稠黏，不思饮食，宜服五味子散方。

五味子（一两） 诃黎勒皮（一两） 人参（三分，去芦头） 枳壳（三分，麸炒微黄，去瓤） 前胡（一两，去芦头） 陈橘皮（半两，汤浸去白瓤，焙） 紫苏茎叶（三分） 大腹皮（三分，锉） 麦门冬（一两，去心） 半夏（半两，汤浸七遍去滑） 甘草（三分，炙微赤，锉）

右件药，捣筛为散。每服四钱，以水一中盏，入生姜半分，煎至六分，去滓，不计时候温服。

治虚劳每唾稠黏，咽喉不利，宜服茯苓散方。

赤茯苓（一两） 麦门冬（一两，去心） 生干地黄（一两） 人参（一两，去芦头） 前胡（二两，去芦头） 枳实（一两，麸炒微黄） 赤芍药（一两） 甘草（半两，炙微赤，锉） 射干（一两）

右件药，捣筛为散。每服三钱，以水一中盏，煎至六分，去滓，不计时候温服。

治虚劳心腹痞满诸方

夫虚劳损伤血气者，皆因虚也。复为寒邪所乘，腑脏之气，则不能宣发于外，致停积在内，故令心腹痞满也。

治虚劳心腹痞满，不思饮食，胸膈不利，宜服桔梗散方。

桔梗（一两，去芦头） 陈橘皮（一两，汤浸去白瓤，焙） 人参（一两，去芦头） 赤茯苓（一两） 厚朴（一两，去粗皮，涂生姜汁，炙令香熟） 杏仁（半两，汤浸去皮尖双仁，麸炒微黄） 木香（一两）

前胡（一两，去芦头）　甘草（半两，炙微赤，锉）

右件药，捣粗罗为散。每服四钱，以水一中盏，入生姜半分，煎至六分，去滓，不计时候温服。

治虚劳冷气不和，气攻心腹，痞满，不思饮食，宜服木香散方。

木香（半两）　诃黎勒（一两，煨，用皮）　人参（三分，去芦头）　桂心（三分）　白术（三分）　京三棱（三分，炮，裂）　芎䓖（三分）　陈橘皮（一两，汤浸去白瓤，焙）　槟榔（三分）　赤茯苓（三分）　桔梗（三分，去芦头）　枳实（三分，麸炒微黄）　吴茱萸（一分，汤浸七遍，焙干微炒）　甘草（一分，炙微赤，锉）

右件药，捣筛为散。每服三钱，以水一中盏，煎至六分，去滓，不计时候温服。

治虚劳顺气，利胸膈，消心腹痞满，不思饮食，诃黎勒散方。

诃黎勒（一两，煨，用皮）　白术（三分）　桂心（半两）　紫苏茎叶（三分）　赤茯苓（一两）　黄芪（三分，锉）　人参（三分，去芦头）　陈橘皮（一两，汤浸去白瓤，焙）　桔梗（半两，去芦头）　槟榔（三分）　木香（半两）　前胡（一两，去芦头）　甘草（一分，炙微赤，锉）　草豆蔻（三分，去皮）

右件药，捣筛为散。每服三钱，以水一中盏，入生姜半分，煎至六分，去滓，不计时候温服。

治虚劳心腹痞满，胸膈壅闷，不思饮食，宜服半夏散方。

半夏（一两，汤浸七遍去滑）　鳖甲（一两，涂醋炙令黄，去裙襕）　白术（一两）　人参（一两，去芦头）　黄芪（一两，锉）　赤茯苓（一两）　桔梗（半两，去芦头）　桂心（一两）　前胡（一两，去芦头）　陈橘皮（一两，汤浸去白瓤，焙）　甘草（半两，炙微赤，锉）　木香（半两）

右件药，捣筛为散。每服三钱，以水一中盏，入生姜半分、枣三枚，煎至六分，去滓，不计时候稍热服。忌生冷、油腻、苋菜等。

治虚劳冷气，心腹痞满，不思饮食，四肢少力，宜服白术散方。

白术（一两）　人参（三分，去芦头）　诃黎勒（一两，煨，用皮）　陈橘皮（一两，汤浸去白瓤，焙）　草豆蔻（一两，去皮）　桂心（三分）

右件药，捣筛为散。每服四钱，以水一中盏，入生姜半分、枣三枚，煎至六分，去滓，不计时候稍热服。

治虚劳心腹痞满，气攻两胁满痛，不思饮食，宜服木香散方。

木香（半两） 青橘皮（三分，汤浸去白瓤，焙） 槟榔（半两） 诃黎勒（一两，煨，用皮） 柴胡（一两，去苗） 桂心（半两） 当归（三分） 白术（三分） 鳖甲（一两，涂醋炙令微黄，去裙襴）

右件药，捣粗罗为散。每服三钱，以水一中盏，入生姜半分，煎至六分，去滓，不计时候稍热服。忌生冷、油腻、苋菜等。

治虚劳冷气，心腹痞满，四肢少力，不欲饮食，宜服厚朴圆方。

厚朴（一两，去粗皮，涂生姜汁，炙令香熟） 木香（半两） 桂心（三分） 附子（三分，炮裂，去皮脐） 人参（半两，去芦头） 陈橘皮（一两，汤浸去白瓤，焙） 诃黎勒（一两，煨，用皮） 黄芪（三分，锉） 白术（一两） 干姜（半两，炮裂，锉） 草豆蔻（一两，去皮） 当归（半两）

右件药，捣罗为末，炼蜜捣二三百杵，圆如梧桐子大。每于食前，以生姜汤下三十圆。

治虚劳心腹痞满，胁下时痛，不思饮食，宜服诃黎勒圆方。

诃黎勒（一两，煨，用皮） 厚朴（一两，去粗皮，涂生姜汁，炙令香熟） 槟榔（一两） 白术（一两） 干姜（半两，炮裂，锉） 吴茱萸（半两，汤浸七遍，焙干微炒） 人参（一两，去芦头） 桂心（一两） 当归（三分）

右件药，捣罗为末，炼蜜捣三二百杵，圆如梧桐子大。每于食前，以生姜汤下三十圆。

治虚劳心腹痞满，胁下妨闷，不思饮食，宜服草豆蔻圆方。

草豆蔻（一两，去皮） 木香（半两） 当归（三分） 前胡（一两，去芦头） 人参（一两，去芦头） 赤茯苓（一两） 桂心（一两） 陈橘皮（一两，汤浸去白瓤，焙） 白术（一两） 槟榔（一两） 诃黎勒（一两，煨，用皮）

右件药，捣罗为末，炼蜜和捣三二百杵，圆如梧桐子大。每服食前，以生姜汤下三十圆。

治虚劳冷气，心腹痞满，不思饮食，四肢少力，疼痛，宜服白术圆方。

白术（一两） 当归（三分） 人参（三分，去芦头） 桂心（一两） 附子（一两，炮裂，去皮脐） 木香（三分） 吴茱萸（半两，汤浸七遍，焙干微炒） 桔梗（一两，去芦头） 陈橘皮（一两，汤浸去白瓤，焙） 诃黎勒（一两，煨，用皮） 石斛（一两，去根，锉） 黄芪（一两，锉）

右件药，捣罗为末，炼蜜和捣二三百杵，圆如梧桐子大。每服食前，以温酒下三十圆。

治虚劳身体疼痛诸方

夫劳伤之人，阴阳俱虚，经络凝涩，血气不利，若遇风邪，与正气相搏，逢寒则体痛，值热则皮痒，诊其脉紧者，则肢体疼痛也。

治虚劳少力，身体疼痛，不欲饮食，宜服黄芪散方。

黄芪（一两，锉） 柴胡（一两，去苗） 桂心（半两） 赤芍药（半两） 熟干地黄（一两） 白术（一两） 陈橘皮（三分，汤浸去白瓤，焙） 当归（三分） 甘草（半两，炙微赤，锉）

右件药，捣罗为散。每服四钱，以水一中盏，入生姜半分，煎至六分，去滓，不计时候温服。

治虚劳，身体背膊疼痛，心膈妨闷，不欲饮食，食则腹胀，坐卧不安，口苦头疼，手足无力，宜服赤茯苓散方。

赤茯苓（三分） 芎䓖（半两） 桔梗（半两，去芦头） 五味子（半两） 木香（半两） 当归（三分） 柴胡（一两，去苗） 鳖甲（半两，涂醋炙令黄，去裙襕） 桂心（三分） 枳壳（半两，麸炒微黄，去瓤） 白术（一两） 赤芍药（一两）

右件药，捣筛为散。每服三钱，以水一中盏，入生姜半分，煎至六分，去滓，不计时候温服。忌苋菜等。

治虚劳烦热，致身体疼痛少力，不欲饮食，宜服枳壳散方。

枳壳（半[5]两，麸炒微黄，去瓤） 赤茯苓（一两） 黄芪（一两，

锉）　人参（一两，去芦头）　甘草（半两，炙微赤，锉）　当归（三分）　白术（一两）　地骨皮（半两）　酸枣仁（三两，微炒）

右件药，捣筛为散。每服四钱，以水一中盏，入生姜半分，煎至六分，去滓，不计时候温服。

治虚劳四肢无力，骨节身体烦疼，不思饮食，芎䓖散方。

芎䓖（一两）　酸枣仁（一两，微炒）　黄芪（一两，锉）　人参（一两，去芦头）　前胡（一两，去芦头）　赤芍药（一两）　鳖甲（一两，涂醋炙令黄，去裙襕）　桔梗（半两，去芦头）　甘草（半两，炙微赤，锉）

右件药，捣筛为散。每服四钱，以水一中盏，入生姜半分，煎至六分，去滓，不计时候温服。忌苋菜。

治虚劳羸瘦，身体疼痛，不欲饮食，宜服人参散方。

人参（一两，去芦头）　赤茯苓（一两）　柴胡（一两，去苗）　地骨皮（三分）　鳖甲（一两，涂醋炙令黄，去裙襕）　芎䓖（三分）　陈橘皮（一两，汤浸去白瓤，焙）　枳壳（半两，麸炒微黄，去瓤）　木香（半两）　甘草（半两，炙微赤，锉）　白术（三分）　赤芍药（一两）

右件药，捣筛为散。每服四钱，以水一中盏，入生姜半分，煎至六分，去滓，不计时候温服。忌苋菜。

治虚劳衰损，气血虚弱，风邪所乘，肢节不利，身体疼痛，宜服石斛圆方。

石斛（一两，去根，锉）　天雄（三分，炮裂，去皮脐）　黄芪（一两，锉）　肉桂（一两半，去粗皮）　鳖甲（一两，涂醋炙令黄，去裙襕）　当归（三分）　芎䓖（三分）　白术（三分）　沉香（三分）　海桐皮（三分，锉）　牛膝（一两半，去苗）　杜仲（一两半，去粗皮，微炙，锉）　巴戟（一两）　五味子（三分）　干漆（三分，捣碎，炒令烟出）　枳壳（三分，麸炒微黄，去瓤）

右件药，捣罗为末，炼蜜和捣五七百杵，圆如梧桐子大。每服空心及晚食前，以温酒下三十圆。忌苋菜。

治虚劳寒热诸方

夫劳伤之人，血气俱虚，使阴阳不和，牙[⑥]有胜弱故也。阳胜则热，阴胜则寒，阴阳相乘，故发寒热也。

治虚劳寒热，不能饮食，四肢羸瘦少力，宜服黄芪散方。

黄芪（二两，锉） 人参（一两，去芦头） 白茯苓（一两） 柴胡（半两，去苗） 当归（半两） 白术（一两） 桂心（半两） 甘草（半两，炙微赤，锉） 枳壳（半两，麸炒微黄，去瓤） 桔梗（半两，去芦头） 桃仁（半两，汤浸去皮尖双仁，麸炒微黄）

右件药，捣粗罗为散。每服四钱，以水一中盏，入生姜半分、枣三枚，煎至六分，去滓，不计时候温服。

治虚劳寒热，四肢羸瘦，食少，体痛，宜服鳖甲散方。

鳖甲（一两半，涂醋炙微黄，去裙襕） 人参（一两，去芦头） 白茯苓（一两） 甘草（半两，炙微赤，锉） 桔梗（半两，去芦头） 枳壳（半两，麸炒微黄，去瓤） 麦门冬（半两，去心） 黄芪（一两，锉） 白芍药（半两） 白术（一两） 半夏（半两，汤浸七遍去滑） 熟干地黄（一两） 桂心（半两）

右件药，捣筛为散。每服四钱，以水一中盏，入生姜半分、枣三枚，煎至六分，去滓，不计时候温服。忌苋菜。

治虚劳寒热，四肢疼痛，黄瘦无力，宜服天门冬散方。

天门冬（一两半，去心焙） 黄芪（一两，锉） 桑根白皮（三分，锉） 柴胡（一两，去苗） 鳖甲（半两，涂醋炙令黄，去裙襕） 人参（一两，去芦头） 白术（一两） 木香（三分） 白芍药（半两） 当归（一两） 地骨皮（半两） 甘草（半两，炙微赤，锉） 熟干地黄（半两） 桂心（半两） 白茯苓（一两）

右件药，捣粗罗为散。每服四钱，以水一中盏，入生姜半分、枣三枚，煎至六分，去滓，不计时候温服。忌苋菜。

治虚劳寒热，夜卧盗汗，四肢无力，吃食口苦，上气咳嗽，宜服柴胡散方。

柴胡（一两半，去苗） 五味子（一两） 桔梗（一两，去芦头） 熟干地黄（一两） 白茯苓（一两） 麦门冬（一两，去心） 紫菀（一两，洗去苗土） 人参（一两，去芦头） 地骨皮（一两） 黄芪（一两，锉） 甘草（三分，炙微赤，锉） 桂心（一两） 牡蛎粉（一两） 半夏（三分，汤浸七遍去滑） 白术（一两）

右件药，捣筛为散。每服四钱，以水一中盏，入生姜半分、枣三枚，煎至六分，去滓，不计时候温服。

治虚劳寒热，心烦体痛，吃食减少，宜服白茯苓散方。

白茯苓（一两） 白术（一两） 甘草（半两，炙微赤，锉） 黄芪（一两，锉） 人参（三分，去芦头） 鳖甲（一两，涂醋炙令黄，去裙襕） 熟干地黄（一两） 当归（三分） 白芍药（三分）

右件药，捣筛为散。每服四钱，以水一中盏，入生姜半分、豉三十粒，煎至六分，去滓，不计时候温服。忌苋菜。

治虚劳寒热，四肢羸瘦，不欲饮食，宜服地骨皮散方。

地骨皮（一两） 半夏（半两，汤浸七遍去滑） 桔梗（半两，去芦头） 人参（半两，去芦头） 白茯苓（半两） 白术（半两） 陈橘皮（三分，汤浸去白瓤，焙） 柴胡（三分，去芦头） 甘草（一分，炙微赤，锉）

右件药，捣筛为散。每服三钱，以水一中盏，入生姜半分，煎至六分，去滓，不计时候温服。

治虚劳羸瘦，寒热进退如疟，半眠半起，或时吃食，或则不能饮食，宜服桃枝饮子方。

桃嫩枝（一握长，二七寸） 柳嫩枝（一握长，二七寸） 柴胡（一两，去苗） 白术（一两） 乌梅肉（一两，微炒） 甘草（三分，炙微赤，锉） 鳖甲（一两，涂醋炙令黄，去裙襕） 木香（三分） 赤芍药（一两）

右件药，细锉和匀，每服半两，以童子小便一大盏，入生姜半分、葱白七寸，煎至五分，去滓，不计时候温服。忌苋菜。

治虚劳盗汗诸方

夫虚劳盗汗者，因眠睡而身体流汗多也。此由阳虚所致，久不已，则令人羸瘦枯瘁，心气不足，亡于津液故也，诊其脉虚弱细微者，皆为盗汗之脉也。

治虚劳盗汗，四肢无力，腰脚冷疼，宜服肉苁蓉散方。

肉苁蓉（一两，酒浸一宿，刮去粗皮，炙令干） 黄芪（一两，锉） 五加皮（三分） 牡蛎粉（一两） 熟干地黄（一两） 枸杞子（一两） 白茯苓（一两） 石斛（一两，去根） 五味子（半两） 当归（一两） 白术（一两） 牛膝（一两，去苗）

右件药，捣粗罗为散。每服四钱，以水一中盏，入生姜半分、枣三枚，煎至六分，去滓，食前服。

治虚劳盗汗，翕翕少气，四肢乏力，咽干食少，宜服黄芪散方。

黄芪（一两，锉） 白术（一两） 白茯苓（一两） 人参（一两，去芦头） 麦门冬（一两半，去心焙） 甘草（半两，炙微赤，锉） 五味子（三分） 熟干地黄（一两半） 牡蛎粉（一两）

右件药，捣粗罗为散。每服四钱，以水一中盏，入枣三枚，煎至六分，去滓，温服。

治虚劳盗汗，口干心烦，不欲饮食，四肢少力，宜服麻黄根散方。

麻黄根（一两） 牡蛎粉（一两） 黄芪（二两，锉） 人参（一两，去芦头） 枸杞子（一两） 麦门冬（三分，去心） 白龙骨（一两） 白茯苓（一两） 熟干地黄（一两）

右件药，捣筛为散。每服四钱，以水一中盏，入生姜半分、枣三枚，煎至六分，去滓，不计时候温服。

治虚劳盗汗，牡蛎散方。

牡蛎粉（一两） 麻黄根（一两） 杜仲（一两，去粗皮微炙，锉） 黄芪（二两，锉） 白茯苓（二两） 败蒲扇灰（一两）

右件药，捣筛为散。每服四钱，以水一中盏，煎至六分，去滓，不计时候温服。

治虚劳盗汗，粉身方。

败蒲扇灰（三两） 栝楼（三两） 白术（二两） 米粉（三升） 麻黄根（三两） 牡蛎（三[⑦]两，烧为粉）

右件药，捣细罗为散。入米粉和令匀，以生绢袋盛，用粉身体，日夜有汗即用之。

治虚劳盗汗，夜卧心烦口干，宜服此方。

麻黄根（一两） 牡蛎（一两，烧为粉） 黄芪（二两，锉） 人参

（一两，去芦头）　地骨皮（一两）　白龙骨（一两）

右件药，捣粗罗为散。每服四钱，以水一中盏，入枣三枚，煎至六分，去滓，不计时候温服。

治虚劳盗汗，口干，咽喉不利，心神烦，吃食少，宜服此方。

牡蛎（二两，烧为粉）　黄芪（二两）　麻黄根（二两）　杜仲（二两，去粗皮，炙微黄，锉）　麦门冬（三两，去心焙）　甘草（一两，炙微赤，锉）

右件药，捣细罗为散。每服不计时候，以清粥饮调下二钱。

治虚劳盗汗，夜卧心烦少睡，宜服白术散方。

白术（一两）　酸枣仁（一两，微炒）　麻黄根（二两）　防风（一两，去芦头）　白龙骨（二两半）　黄芪（二两，锉）

右件药，捣粗罗为散。每服三钱，以水一中盏，煎至六分，去滓，不计时候温服。

治虚劳盗汗，恶风怯寒，宜服泽泻散方。

泽泻（三分）　牡蛎（一两，烧为粉）　桂心（半两）　白术（一两）　黄芪（一两，锉）

右件药，捣粗罗为散。每服三钱，以水一中盏，煎至六分，去滓，食前温服。

治虚劳盗汗不止方。

麻黄根（一两半）　故败扇灰（半两）

右件药，捣细罗为散。每服食前，以牛乳调下二钱。

又方。

小麦（二合）　麻黄根（三两）

右件药，以水三大盏，煎至一盏半，去滓，不计时候，暖服一小盏。

又方。

牡蛎粉（二两）　麻黄根（二两）　黄芪（二两，锉）

右件药，捣筛为散。每服四钱，以水一中盏，煎至六分，去滓，不计时候温服。

治虚劳烦热诸方

夫虚劳烦热者，由阴阳俱虚，阴气偏少，阳气暴胜，则热乘于心，故烦热也。

治虚劳烦热，四肢疼痛，不欲饮食，宜服柴胡散方。

柴胡（一两，去苗） 黄芪（一两，锉） 枳壳（半两，麸炒微黄，去瓤） 麦门冬（一两半，去心焙） 鳖甲（一两，涂醋炙令黄，去裙襕） 地骨皮（三分） 生干地黄（三分） 人参（一两，去芦头） 葳蕤（三分） 赤茯苓（一两） 赤芍药（三分） 甘草（半两，炙微赤，锉）

右件药，捣粗罗为散。每服四钱，以水一中盏，煎至六分，去滓，不计时候温服。忌苋菜。

治虚劳烦热，体瘦无力，不思饮食，宜服麦门冬散方。

麦门冬（一两，去心） 人参（三分，去芦头） 白术（三分） 黄芪（一两，锉） 诃黎勒皮（三分） 白茯苓（一两） 陈橘皮（三分，汤浸去白瓤，焙） 甘草（半两，炙微赤，锉）

右件药，捣筛为散。每服四钱，以水一中盏，煎至六分，去滓，不计时候温服。

治虚劳烦热，心神不安，四肢疼痛，吃食全少，宜服犀角散方。

犀角屑（半两） 茯神（一两） 赤芍药（三分） 人参（三分，去芦头） 黄芪（一两，锉） 地骨皮（半两） 麦门冬（三分，去心） 生干地黄（一两） 甘草（半两，炙微赤，锉）

右件药，捣筛为散。每服三钱，以水一中盏，煎至六分，去滓，不计时候温服。

治虚劳烦热，心胸壅闷，不思饮食，四肢少力，宜服此方。

黄芪（一两，锉） 前胡（三分，去芦头） 赤茯苓（一两） 枳壳（三分，麸炒微黄，去瓤） 人参（一两，去芦头） 麦门冬（三分，去心） 陈橘皮（三分，汤浸去白瓤，焙） 桂心（三分） 甘草（半两，炙微赤，锉）

右件药，捣筛为散。每服三钱，以水一中盏，入生姜半分，煎至六分，去滓，不计时候温服。

治虚劳胸中烦热，心下痞满，不欲饮食，宜服半夏散方。

半夏（半两，汤洗七遍，去滑） 五味子（半两） 前胡（一两，去芦头） 木香（二分） 桂心（半两） 陈橘皮（一两，汤浸去白瓤，焙）　甘草（半两，炙微赤，锉）　赤茯苓（一两）　桔梗（三分，去芦头）　麦门冬（三分，去心）　人参（一两，去芦头）　枳壳（一两，麸炒微黄，去瓤）

右件药，捣筛为散。每服三钱，以水一中盏，入生姜半分，煎至六分，去滓，不计时候温服。

治虚劳烦热，不欲饮食，四肢少力，宜服枳实散方。

枳实（一两，麸炒微黄）　黄芪（一两，锉）　青葙子（一两）　白前（一两）　黄芩（半两）　栝楼根（一两）　麦门冬（一两半，去心焙）　柴胡（一两，去苗）　地骨皮（一两）

右件药，捣粗罗为散。每服四钱，以水一中盏，入生姜半分，煎至六分，去滓，不计时候温服。

治虚劳烦热，口热，颊赤，多渴，宜服生地黄散方。

生干地黄（一两）　茯神（三分）　葳蕤（三分）　知母（三分）　栝楼根（一两）　黄芪（一两，锉）　地骨皮（一两）　石膏（一两）　人参（一两，去芦头）　麦门冬（一两，去心）　甘草（半两，炙微赤，锉）

右件药，捣筛为散。每服三钱，以水一中盏，煎至六分，去滓，不计时候温服。

治虚劳烦热，食少无力，宜服地骨皮散方。

地骨皮（三分）　玄参（三分）　黄芪（二两，锉）　泽泻（一两）　麦门冬（三分，去心）　生干地黄（一两）　葳蕤（半两）　人参（一两，去芦头）

右件药，捣筛为散。每服四钱，以水一中盏，煎至六分，去滓，不计时候温服。

治虚劳大便难诸方

夫虚劳之人，脾肺损弱，谷食减少，气血阻隔，阴阳不和，胃气壅滞，上焦虚热，流注大肠，故令秘涩也。

治虚劳气壅，大便难，头目昏，心神烦热，宜服大黄散方。

川大黄（一两，锉碎，微炒）　芎䓖（半两）　槟榔（三分）　桑根白皮（半两，锉）　汉防己（半两）　甘草（半两，炙微赤，锉）

右件药，捣粗罗为散。每服三钱，以水一中盏，入生姜半分，煎至六分，去滓，不计时候温服。

治虚劳脏腑气滞，大便难，头目昏，心腹壅闷，宜服槟榔散方。

槟榔（三分）　川大黄（一两，锉碎，微炒）　木香（一分）　枳壳（三分，麸炒微黄，去瓤）　甘草（一分，炙微赤，锉）　郁李仁（一两，汤浸，去皮尖[8]）

右件药，捣筛为散。每服三钱，以水一中盏，煎至六分，去滓，每于食前温服。

治虚劳心腹气壅滞，大便难，四肢拘急，宜服羚羊角圆方。

羚羊角屑（一两）　独活（一两）　川大黄（二两，锉碎，微炒）　威灵仙（三分）　枳壳（三分，麸炒微黄，去瓤）　槟榔（一两）　大麻仁（一两）　郁李仁（二两，去皮尖，微炒）

右件药，捣罗为末，炼蜜和捣三二百杵，圆如梧桐子大。每服，食前以温水下三十圆。

治虚劳胸膈气滞，心腹胀满，大便结涩，宜服郁李仁圆方。

郁李仁（三两，汤浸去皮尖，微炒）　诃黎勒皮（一两）　木香（一两）　桂心（一两）　枳实（一两，微炒黄）　前胡（二两，去芦头）　川大黄（二两，锉碎，微炒）　芎䓖（一两）　槟榔（一两）

右件药，捣罗为末，炼蜜和捣三二百杵，圆如梧桐子大。每服食前，煎生姜汤下三十圆。

治虚劳气壅，大便秘涩，四肢烦疼，宜服麻仁圆方。

大麻仁（二两）　川大黄（一两，锉碎，微炒）　枳壳（一两，麸炒微黄，去瓤）　赤芍药（一两）　郁李仁（一两，汤浸去皮尖，微炒）　木香（半两）　槟榔（一两）　柴胡（一两，去苗）

右件药，捣罗为末，炼蜜和捣百余杵，圆如梧桐子大。每服，食前以生姜汤下三十圆。

治虚劳小便不利诸方

夫虚劳小便不利者，盖膀胱是津液之府也。肾主于水，二经合为表里，水气通行，流于小肠，入于脬而为小便也。令[⑨]脬内有客热，则水不流通而凝涩，故小便难也。

治虚劳骨节疼痛，心膈躁闷，小便不利，宜服泽泻散方。

泽泻（一两） 鳖甲（一两，涂醋炙令微黄，去裙襕） 麦门冬（半两，去心） 栀子仁（半两） 甘草（半两，炙微赤，锉） 木通（三分，锉） 赤芍药（三分） 黄芩（三分） 赤茯苓（一两）

右件药，捣筛为散。每服四钱，以水一中盏，入生姜半分、葱白根七寸、豉五十粒，煎至六分，去滓，不计时候温服。

治虚劳小便不利，心神烦热，宜服蘧麦散方。

蘧麦（半两） 川大黄（一两，锉碎，微炒） 茅根（半两，锉） 枳壳（半两，麸炒微黄，去瓤） 子芩（半两） 木通（半两，锉） 赤芍药（半两） 川朴硝（半两） 甘草（一分，炙微赤，锉）

右件药，捣筛为散。每服三钱，以水一中盏，煎至六分，去滓，温服，日三四服，以利为度。

治虚劳下焦气滞，脐腹妨闷，小便不利，宜服紫苏散方。

紫苏茎叶（二两） 木通（三分，锉） 石韦（三分，去毛） 冬葵子（一两） 木香（半两） 青橘皮（三分，汤浸去白瓤，焙） 赤茯苓（一两） 槟榔（一两）

右件药，捣筛为散。每服四钱，以水一中盏，煎至六分，去滓，食前温服。

治虚劳小便不利，气攻腹内，妨痛，宜服赤茯苓散方。

赤茯苓（一两） 猪苓（一两，去黑皮） 当归（一两） 枳壳（三分，麸炒微黄，去瓤） 羚羊角屑（一两） 大麻仁（一两） 木香（半两） 甘草（半两，炙微赤，锉） 赤芍药（一两）

右件药，捣筛为散。每服三钱，以水一中盏，煎至六分，去滓，食前温服。

治虚劳烦热，小肠不利，阴中疼痛，宜服石韦散方。

石韦（三分，去毛） 蘧麦（一两） 王不留行（三分） 冬葵子（一两） 车前子（一两） 当归（三分）

右件药，捣细罗为散。每于食前，煎木通汤调下二钱。

治虚劳下焦有热，小便不利，骨节疼痛，肌肉急，腹内痞满，宜服赤芍药散方。

赤芍药（三分） 柴胡（一两，去苗） 赤茯苓（一两） 大麻仁（一合） 木通（半两，锉） 槟榔（三枚）

右件药，捣粗罗为散。每服四钱，以水一中盏，入生姜半分、豉五十粒、葱白五寸，煎至六分，去滓，食前温服。

治虚劳小便不利，腹胁满闷，四肢烦疼，宜服大黄圆方。

川大黄（一两，锉碎，微炒） 赤芍药（三分） 木通（一两，锉） 陈橘皮（一两，汤浸去白瓤，焙） 大麻仁（一两） 槟榔（一两）

右件药，捣罗为末，炼蜜和捣百余杵，圆如梧桐子大。每服，食前以清粥饮下三十圆，以利为度。

治虚劳小便不利，心神烦闷，不欲饮食，四肢羸瘦，宜服大麻仁圆方。

大麻仁（二两） 枳实（一两，麸炒微黄） 赤芍药（一两） 杏仁（一两，汤浸去皮尖双仁，麸炒微黄） 川大黄（一两，锉碎，微炒） 陈橘皮（一两，汤浸去白瓤，焙）

右件药，捣罗为末，炼蜜和捣百余杵，圆如梧桐子大。每服，食前以清粥饮下三十圆。

治虚劳小便数诸方

夫虚劳小便数者，由膀胱与肾俱虚，而有客热故也。肾与膀胱为表里，俱主于水，肾气下通于阴，若二经既虚，则不能制水，而小腹有热，则水涩，涩则小便不利，故令数也。

治虚劳内不足，小便数，四肢瘦，心神烦，不能食，宜服肾沥汤方。

人参（一两，去芦头） 石斛（一两，去根，锉） 麦门冬（一两半，去心焙） 泽泻（三分） 桑寄生（半两） 远志（半两，去心） 甘草（半两，炙微赤，锉） 当归（半两） 熟干地黄（一两半） 栝楼（一两） 桂心（三分） 五味子（三分） 黄芪（一两，锉） 白龙骨（一两） 磁石（二两，捣碎，水淘去赤汁） 白茯苓（一两） 地骨皮（一两）

右件药，捣粗罗为散。每服用羊肾一对，切去脂膜，先以水一大盏半，煎肾至一盏，去肾入药末半两、生姜半分、枣三枚，煎至七分，去滓，食前分为二服。

治虚劳少气，小便数，无力，不能食，宜服黄芪散方。

黄芪（二两，锉） 白芍药（一两） 桂心（一两） 当归（一两） 麦门冬（一两半，去心焙） 白龙骨（一两） 熟干地黄（一两） 甘草（半两，炙微赤，锉）

右件药，捣粗罗为散。每服三钱，以水一中盏，入生姜半分、枣三枚，煎至六分，去滓，食前温服。

治虚劳下焦虚伤，微渴，小便数，宜服枸杞子散方。

枸杞子（一两） 黄芪（一两半，锉） 人参（一两，去芦头） 桂心（三分） 当归（一两） 白芍药（一两）

右件药，捣筛为散。每服三钱，以水一中盏，入生姜半分、枣三枚、饧半分，煎至六分，去滓，食前温服。

治虚劳腰脐[10]伤冷，小便日夜五十余行，宜服鹿茸散方。

鹿茸（二两，去毛酒洗，微炙） 白龙骨（一两） 桑寄生（一两） 当归（三分） 人参（一两，去芦头） 白芍药（一两） 乌贼鱼骨（二两） 桑螵蛸（三七枚，微炒）

右件药，捣细罗为散。每服，食前以温酒调下二钱。

治虚劳小便数及精气虚冷，宜服桑螵蛸散方。

桑螵蛸（三七枚，微炒） 薯蓣（一两） 山茱萸（一两） 黄芪（三分，锉） 桂心（三分） 附子（一两，炮裂，去皮脐） 鹿茸（一两半，酒洗去毛，微炒） 杜仲（一两，去粗皮，炙微黄）

右件药，捣细罗为散。每服，食前以温酒调下二钱。

治虚劳小便数及水脏虚冷，补骨脂散方。

补骨脂（一两，微炒） 肉苁蓉（二两，酒浸一宿，刮去皱皮，炙干） 白芍药（三分） 白茯苓（三分） 菌桂（三分） 附子（三分，炮裂，去皮脐） 川椒（四十粒，去目及闭口者，微炒令汗出） 黄芪（一两，锉）

右件药，捣粗罗为散。每服三钱，以水一中盏，煎至六分，去滓，食前温服。忌醋物。

治虚劳小便数或多，心烦，夜卧不安，宜服此方。

黄芪（一两，锉） 当归（半两） 人参（三分，去芦头） 白龙骨（三分） 白芍药（三分） 桂心（三分） 桑螵蛸（半两，微炒） 麦门冬（三分，去心） 甘草（半两，炙微赤，锉）

右件药，捣筛为散。每服四钱，以水一中盏，入生姜半分、枣三枚，煎至六分，去滓，食前温服。

治虚劳但觉羸弱，小便数者，宜服白薇散方。

白薇（三分） 白龙骨（一两） 黄芪（一两，锉） 牡蛎（三分，烧为粉） 附子（三分，炮裂，去皮脐） 甘草（半两，炙微赤，锉） 肉苁蓉（一两，酒浸一宿，去皱皮，炙干）

右件药，捣筛为散。每服四钱，以水一中盏，入生姜半分、枣三枚，煎至六分，去滓，食前温服。

治虚劳小便数，或不禁者，宜服附子散方。

附子（一两，炮裂，去皮脐） 熟干地黄（二两） 白龙骨（一两） 桂心（三分） 续断（一两） 干姜（一两，炮裂） 甘草（一两，炙微赤，锉）

右件药，捣筛为散。每服三钱，以水一中盏，煎至六分，去滓，食前温服。

治虚劳上焦烦热，小便滑数，不可禁止，菝葜[11]散方。

菝葜[11]（一两半） 土瓜根（一两半） 黄芪（一两，锉） 地骨皮（一两） 五味子（一两） 人参（一两，去芦头） 石膏（二两） 牡蛎粉（二两）

右件药，捣粗罗为散。每服三钱，以水一中盏，煎至六分，去滓，不计时候温服。

又方。

鹿角屑（一两，炒令黄） 肉苁蓉（一两，酒浸，削去皱皮，炙干） 桂心（三分） 韭子（一两，微炒） 附子（三分，炮裂，去皮脐）

右件药，捣细罗为散。每服，食前以清粥饮调下二钱。

又方。

菟丝子（二两，酒浸三宿，曝干，捣为末） 鹿茸（一两，去毛，涂酥炙微黄） 桑螵蛸（半两，微炒） 鸡肶胵黄皮（三两，微炙）

右件药，捣细罗为散。每服，以温清粥饮调下二钱。

又方。

白龙骨（一两半） 牡蛎（一两半，烧为粉） 桂心（一两） 白芍药（一两） 甘草（一两，炙微赤，锉）

右件药，捣粗罗为散。四钱，用水一中盏，入生姜半分、枣三枚，煎至六分，去滓，食前温服。

治虚劳四肢羸劣，手足多疼，小便数，心神烦，宜服牡蛎圆方。

牡蛎（一两半，烧为粉） 龙骨（一两半） 续断（一两） 肉苁蓉（二两，酒浸一宿，刮去皱皮，炙干） 远志（一两，去心） 黄芪（一两，锉） 鹿茸（一两，去毛，酥涂炙微黄） 桂心（半两） 附子（半两，炮裂，去皮脐） 天门冬（一两半，去心焙） 熟干地黄（二两）

右件药，捣罗为末，炼蜜和捣三二百杵，圆如梧桐子大。每服空心及晚食前，饮下三十圆。

治虚劳小便白浊诸方

夫虚劳小便白浊者，此由劳伤于肾，肾气虚冷故也。肾主于水，而开窍在阴，阴为小便之道路，令[12]脬冷肾虚，故小便白而浊也。

治虚劳肾脏衰弱，小便白浊，腿膝无力，宜薯蓣圆方。

薯蓣（一两） 车前子（三分） 韭子（一两，微炒） 菟丝子（一两，酒浸一宿，曝干，别捣为末） 桂心（一两） 附子（一两，炮裂，去皮脐） 肉苁蓉（三两，酒浸，削去粗皮，炙干） 白龙骨（一两半）

山茱萸（三分）　五味子（一两）　牡丹（三分）　白茯苓（一两）　石斛（一两，去根）　牛膝（一两，去苗）　熟干地黄（二两）

右件药，捣罗为末，炼蜜和捣三二百杵，圆如梧桐子大。每于食前，以暖酒[13]下三十圆。

治虚劳衰损，小便白浊，宜服补益鹿茸圆方。

鹿茸（二两，去毛，涂酥炙微黄）　蛇床子（三分）　远志（三分，去心）　熟干地黄（二两）　菟丝子（二两，酒浸一宿，曝干，别捣为末）　五味子（一两）　肉苁蓉（二两，酒浸一宿，锉去皱皮，炙干）　薯蓣（一两）　白茯苓（一两）

右件药，捣罗为末，炼蜜和捣三五百杵，圆如梧桐子大。每于食前，以暖酒下三十圆。

治虚劳小便白浊及遗泄不知，宜服韭子圆方。

韭子（三合，微炒）　鹿茸（二两，臂[14]破，涂酥炙微黄）　杜仲（一两半，去粗皮，微炙）　干姜（一两，炮裂，锉）　桑螵蛸（二两，微炒）　白龙骨（一两）　菟丝子（二两，酒浸一宿，曝干，别捣为末）　天雄（一两，炮裂，去皮脐）

右件药，捣罗为末，炼蜜和捣三五百杵，圆如梧桐子大。每于食前，以温酒下三十圆。

治虚劳小便白浊及梦泄尿精，宜服菟丝子散方。

菟丝子（二两，酒浸一宿，曝干，别捣为末）　韭子（二两，微炒）　附子（一两，炮裂，去皮脐）　当归（一两）　芎䓖（一两）　桂心（一两）　车前子（二两）　白矾（二两，烧为末）

右件药，捣细罗为散。每于食前，以温酒调下二钱。

治虚劳精乏，小便白浊及忽出血方。

车前叶　魏桑叶

右件药，等分，细研，取自然汁，每暖一合服，日二三服。

治虚劳下元冷惫，风气攻注，腰胯筋脉拘急，小便白浊色如米泔，宜服天雄圆方。

天雄（一两，生用，去皮为末）　盆口朱[15]（半两）

右件药，都研令匀，用韭根汁和，圆如绿豆大。每服用后方下七圆。

又方。

刀豆壳（蜜涂，炙令熟）　粟米（炒熟）

右等分，同捣罗为散。如茶[16]点一钱，下前圆药。

治虚劳小便出血诸方

夫虚劳之人，阴阳不和，而生客热，热则血渗于脬，血得温则妄行，故因热而流散，致渗于脬而尿血也。

治虚劳小便出血，心神烦热，宜服麦门冬散方。

麦门冬（一两半，去心焙）　当归（三分）　黄芩（三分）　黄芪（一两，锉）　熟干地黄（一两）　蒲黄（半两）　人参（三分，去芦头）　白芍药（三分）　阿胶（一两，锉碎，炒令黄燥）

右件药，捣粗罗为散。每服三钱，以水一中盏，入淡竹茹一分，煎至六分，去滓，食前温服。

治虚劳内伤，小便出血，下焦客热，宜服车前叶散方。

车前叶（一两）　石韦（三分，去苗）　当归（三分）　白芍药（三分）　蒲黄（三分）

右件药，捣筛为散。每服三钱，以水一中盏，煎至五分，去滓，入竹沥半合，藕节汁半合，更煎一二沸，食前温服。

治虚劳小肠热，小便出血，水道中不利，宜服茅根散方。

茅根（一两半，锉）　赤茯苓（一两）　蘧麦（一两）　生干地黄（一两）　滑石（一两）　黄芩（一两）

右件药，捣粗罗为散。每服三钱，以水一中盏，煎至六分，去滓，食前温服。

治虚劳小肠不利，出血，宜服葵子散方。

木通（一两，锉）　冬葵子（一合）　滑石（二两）　石韦（一两，去毛）　当归（一两）　生干地黄（二两）

右件药，捣粗罗为散。每服四钱，以水一中盏，煎至六分，去滓，食前温服。

治虚劳内伤，小便出血，水道中痛，宜服鹿茸散方。

鹿茸（二两，去毛，涂酥炙微黄） 当归（一两） 熟干地黄（二两） 冬葵子（一两） 蒲黄（一两） 阿胶（一两，捣碎，炒令黄燥）

右件药，捣细罗为散。每服，食前以暖酒调下二钱。

治虚劳内伤，小便出血，阴道中痛，时加寒热，熟干地黄散方。

熟干地黄（一两） 柏叶（三分） 黄芩（三分） 当归（一两） 甘草（半两，炙微赤，锉） 阿胶（一两，捣碎，炒令黄燥） 黄芪（一两，锉） 车前叶（一两）

右件药，捣粗罗为散。每服三钱，以水一中盏，煎至六分，去滓，食前温服。

治虚劳小便出血，宜服牡蛎散方。

牡蛎（一两，烧为粉） 车前子（一两） 桂心（三分） 黄芩（一两） 泽泻（三分） 葵子（一两）

右件药，捣细罗为散。每服，食前以清粥饮调下二钱。

治虚劳小便出血，宜服蒲黄圆方。

蒲黄（一两） 菟丝子（一两半，酒浸三宿，曝干，别捣为末） 熟干地黄（一两） 蔓菁子（二两） 葵子（一两） 续断（一两） 芎䓖（一两） 当归（一两）

右件药，捣罗为末，炼蜜和捣二三百杵，圆如梧桐子大。每服，食前以粥饮下三十圆。

治虚劳损，小便出血，时复涩痛，宜服熟干地黄圆方。

熟干地黄（一两） 黄芪（一两，锉） 蒲黄（三分） 鹿茸（一两，去毛，涂酥炙微黄） 菟丝子（一两，酒浸三宿，曝干，别捣为末） 葵子（一两） 当归（三分） 车前子（一两） 赤茯苓（三分）

右件药，捣罗为末，炼蜜和捣三二百杵，圆如梧桐子大。每服，食前以粥饮下三十圆。

治虚劳房损过伤，小便出血，木通散方。

木通（一两，锉） 甜葶苈（一两，微炒） 白茯苓（二两）

右件药，捣细罗为散。每服，食前以粥饮调下二钱。

治虚劳损小便出血方。

生地黄汁（五合） 鹿角胶（一两） 车前叶汁（五合）

右件药，煎二味汁，下胶，令消尽，分温三服。

治虚劳小便余沥诸方

夫虚劳小便余沥者，缘肾主于水，劳伤之人，肾气虚弱，不能藏于水也。脬内有冷，故小便后水液不止，而有余沥，其脉缓细者，小便余沥也。

治虚劳损，小便余沥，阴痿，湿痒，四肢羸弱，不欲饮食，宜服黄芪散方。

黄芪（一两，锉） 人参（三分，去芦头） 牡蛎粉（三分） 肉苁蓉（一两，酒浸一宿，刮去皱皮，炙干） 熟干地黄（一两） 附子（一两，炮裂，去皮脐） 石南（三分） 防风（半两，去芦头） 五味子（半两） 白茯苓（一两） 白芍药（半两） 桂心（半两） 石斛（一两，去根，锉） 甘草（半两，炙微赤，锉） 磁石（一两，捣碎，水淘去赤汁）

右件药，捣筛为散。每服四钱，以水一中盏，入生姜半分、枣三枚，煎至六分，去滓，食前温服。

治虚劳小便余沥，或黄或白，茎中疼痛，囊下湿痒，宜服肉苁蓉散方。

肉苁蓉（二两，酒浸一宿，刮去皱皮，炙干） 五味子（三分） 韭子（一两，微炒） 熟干地黄（一两） 蛇床子（一两） 续断（三分） 车前子（三分） 当归（三分） 天雄（三分，炮裂，去皮脐） 桑螵蛸（一两，微炒） 天门冬（一两，去心焙） 白石英（一两，细研水飞过） 白龙骨（三分） 鹿茸（一两，去毛，涂酥炙微黄） 菟丝子（一两，酒浸一宿，曝干，别捣为末） 磁石（一两，烧醋淬七遍，捣碎，细研水飞过）

右件药，捣细罗为散。每服，食前以温酒调下二钱。

治虚劳羸瘦，五脏气乏，腰脚痛不能行，阴痿，小便余沥，宜服杜仲散方。

杜仲（一两半，去粗皮，微炙，锉） 蛇床子（三分） 五味子（半两） 熟干地黄（一两） 桂心（三分） 巴戟（一两） 菟丝子（一两，酒浸一宿，曝干，别捣为末） 牛膝（一两，去苗） 肉苁蓉（二

两，酒浸一宿，刮去皴皮，炙干）　鹿茸（一两，去毛，涂酥炙微黄）　车前子（一两）　石龙芮（一两）

右件药，捣细罗为散。每服，食前以温酒调下二钱。

治虚劳内伤，肾气绝，小便余沥，不能自禁，宜服泽泻散方。

泽泻（三分）　白龙骨（一两）　桑螵蛸（一两，微炒）　车前子（一两）　狗脊（二两）

右件药，捣细罗为散。每服，食前以温酒调下二钱。

治虚劳久冷，小便余沥，宜服菟丝子散方。

菟丝子（二两，酒浸三宿，曝干，别捣为末）　白龙骨（一两）　韭子（一两，微炒）　肉苁蓉（二两，酒浸一宿，刮去皱皮，炙干）　熟干地黄（一两）　蛇床子（一两）

右件药，捣细罗为散。每服，食前以温酒调二钱。

治虚劳肾气不足，阴痿，小便余沥，或精自出，腰脚无力，宜服补益石斛圆方。

石斛（一两半，去根）　萆薢（一两，锉）　远志（三分，去心）　覆盆子（三分）　泽泻（一两）　白龙骨（一两）　杜仲（一两半，去粗皮，微炙，锉）　防风（三分，去芦头）　牛膝（一两，去苗）　石龙芮（一两）　薯蓣（三分）　磁石（二两，烧醋淬七遍，捣研，水飞过）　五味子（三分）　甘草（半两，炙微赤，锉）　黄芪（一两，锉）　鹿茸（二两，去毛，涂酥炙微黄）　补骨脂（一两，微锉）　附子（一两，炮裂，去皮脐）　人参（一两，去芦头）　车前子（一两）　桂心（一两）　山茱萸（三分）　白茯苓（一两）　熟干地黄（一两）　钟乳粉（二两）　肉苁蓉（一两，酒浸一宿，刮去皱皮，炙干）　巴戟（一两）　菟丝子（二两，酒浸三宿，曝干，别捣为末）　蛇床子（一两）

右件药，捣罗为末，炼蜜和捣五七百杵，圆如梧桐子大。每服，食前以温酒下三十圆。

治虚劳内伤，肾气衰冷，小便余沥，精气滑泄，宜服椒肾圆方。

汉椒（二两，去目及闭口者，微炒去汗）　白术（一两半）　肉桂（一两半，去皴皮）　白龙骨（二两）　白矾灰（一两半）　桑螵蛸（一两半，微炒）　鹿茸（二两，去毛涂，酥炙微黄）　鸡头实（二两，生者）　补骨脂（一两半，微炒）　干姜（一两半，炮裂，锉）

右件药，捣罗为末，入盐花二两，研令匀，用豮猪肾十只，切去脂膜，研令烂，以酒二升渐入，熬成膏，次入药末，和捣三二百杵，圆如梧桐子大。每于食前，以暖酒下三十圆。

治虚劳小便淋涩诸方

夫虚劳小便淋涩者，缘膀胱是津液之府，肾主水，二经为表里，水行于小肠入于脬，而为溲便，令脬内有客热，热则水液涩，故小便难也。

治虚劳小便淋涩，脐下妨闷，心神虚烦，宜服木通散方。

木通（一两，锉） 生干地黄（一两） 桑螵蛸（一两，微炒） 麦门冬（一两半，去心焙） 赤茯苓（一两） 车前子（一两） 地骨皮（一两） 冬葵子（一合）

右件药，捣粗罗为散。每服三钱，以水一中盏，入生姜半分、葱白五寸，煎至六分，去滓，不计时候温服。

治虚劳小便淋沥，脐腹妨痛，宜服木香散方。

木香（半两） 当归（三分） 桑螵蛸（三分，微炒） 川大黄（三分，锉碎微炒） 蘧麦（三分） 子芩（三分） 芎䓖（半两） 槟榔（三分） 滑石（三分）

右件药，捣粗罗为散。每服三钱，以水一中盏，入生姜半分，煎至六分，去滓，食前稍热频服。

治虚劳膀胱气滞，腰中重，小便淋涩，宜服泽泻散方。

泽泻（一两） 牡丹（三分） 桂心（三分） 甘草（三分，炙微赤，锉） 榆白皮（三分，锉） 白术（三分） 赤茯苓（一两） 木通（一两，锉）

右件药，捣粗罗为散。每服三钱，以水一中盏，煎至六分，去滓，食前温服。

治虚劳小便淋沥，脐下坚胀，宜服槟榔散方。

槟榔（三分） 赤茯苓（一两） 木香（半两） 陈橘皮（三分，汤浸去白瓤，焙） 木通（半两，锉） 赤茯苓（三分） 蘧麦（三分）

当归（二分） 大腹皮（一两，锉） 紫苏茎叶（三分） 人参（三分，去芦头） 桂心（三分）

右件药，捣粗罗为散。每服三钱，以水一中盏，煎至六分，去滓，食前稍热频服。

治虚劳小便淋涩，茎中痛，宜服车前子散方。

车前子（三分） 王不留行（半两） 冬葵子（半两） 生干地黄（一两） 桂心（半两） 甘草（一分，炙微赤，锉） 木通（半两，锉） 石韦（半两，去毛） 滑石（半两，去毛）

右件药，捣细罗为散。每服，食前以麻子粥饮，调下二钱。

治虚劳小肠热，小便淋沥，茎中痛，王不留行散方。

王不留行（一两） 赤芍药（三分） 木通（三分，锉） 当归（三分） 滑石（一两） 子芩（半两） 生干地黄（一两） 榆白皮（三分，锉）

右件药，捣细罗为散。每服，食前以清粥饮，调下二钱。

治虚劳手足烦疼诸方

夫虚劳之人，正气衰弱，阴阳不和，邪气乘之，则冷热交争，故手足烦疼也。

治虚劳手足烦疼，不欲饮食，四肢少力，睡恒不足，宜服黄芪散方。

黄芪（一两，锉） 赤芍药（三分） 甘草（半两，炙微赤，锉） 人参（一两，去芦头） 熟干地黄（一两） 麦门冬（一两半，去心焙） 五加皮（半两） 牛膝（三分，去苗）

右件药，捣粗罗为散。每服四钱，以水一中盏，入生姜半分、枣三枚，煎至六分，去滓，不计时候温服。

治虚劳食少乏力，四肢烦疼，宜服人参散方。

人参（三分，去芦头） 黄芪（一两，锉） 半夏（三分，汤洗七遍，去滑） 白茯苓（一两） 桂心（三分） 赤芍药（三分） 甘草（半两，炙微赤，锉） 当归（三分） 熟干地黄（一两） 桑螵蛸（一[17]

分，微炒）　酸枣仁（二分，微炒）　萆薢（三分，锉）

右件药，捣粗罗为散。每服四钱，以水一中盏，入生姜半分、枣二枚，煎至六分，去滓，不计时候温服。

治虚劳手足烦疼，羸瘦无力，不能饮食，小便数，宜服石斛散方。

石斛（一两半，去根）　黄芪（一两，锉）　赤芍药（三分）　桑螵蛸（一两，微炒）　鸡**胜**胵（一两，微炒）　白龙骨（三分）　人参（一两，去芦头）　牛膝（一两，去苗）　麦门冬（三分，去心）　熟干地黄（一两）　当归（一两）

右件药，捣筛为散。每服四钱，以水一中盏，入生姜半分、枣三枚，煎至六分，去滓，不计时候温服。

治虚劳，手足烦疼，羸瘦困乏，两胁里急，不欲饮食，宜服此方。

黄芪（一两）　牛膝（三分，去苗）　五味子（半两）　白术（三分）　陈橘皮（三分，汤浸去白瓤，焙）　麦门冬（一两，去心焙）　甘草（半两，炙微赤，锉）　人参（三分，去芦头）　桂心（三分）　白茯苓（三分）　白芍药（三分）　当归（三分）

右件药，捣粗罗为散。每服四钱，以水一中盏，入生姜半分、枣三枚，煎至六分，去滓，不计时候温服。

【校注】

① 二：抄本作“三”。

② 六：抄本作“一”。

③ 三：抄本作“一”。

④ 分：抄本无“分”字，当为衍文。

⑤ 半：抄本作“六”。

⑥ 牙：抄本作“才”，义胜。

⑦ 三：抄本作“二”。

⑧ 皮尖：抄本作“浮皮”。

⑨ 令：抄本作“今”，义长可从。

⑩ 脐：抄本作“腑”，人卫本作“膝”。

⑪ 菝葜：抄本作“菝瓤”。

⑫ 令：抄本作“今”，义长可从。

⑬ 酒：抄本作“汤”。

⑭ 臂：据文义疑作“劈”。

⑮ 朱：抄本作“米”。

⑯ 茶：抄本作“药”。

⑰ 一：抄本作“二”。

卷第三十

治虚劳痿痹不遂诸方

夫风、寒、湿三气合为痹病也，在于阴则其人筋骨痿枯，身体急痛，此为痿痹之病，皆愁思所致，忧虑之为，诊其脉，尺中虚小者，是膝寒痿痹也。

治虚劳痿痹，四肢不收，不能俯仰，两肩中疼痛，身重筋急，体如刀刺，身不能自任，此皆因饮酒当风，露卧湿地，寒从下入，血精皆虚，众脉寒，使人阴囊下湿，阳气消弱，令人不乐，恍惚忧悲，宜服除风轻身，益气明目，强阴令人有子，补诸不足，石斛散方。

石斛（一两半，去根） 萆薢（一两，锉） 柏子仁（三分） 石龙芮（三分） 泽泻（三分） 附子（一两，炮裂，去皮脐） 杜仲（一两，去粗皮，炙微黄，锉） 牛膝（一两，去苗） 赤芍药（三分） 云母粉（一两） 松脂（一两） 防风（三分，去芦头） 山茱萸（三分） 菟丝子（一两，酒浸三宿，曝干，别捣为末） 细辛（三分） 桂心（三分） 鹿茸（一两，去毛，涂酥炙微黄） 巴戟（一两）

右件药，捣细罗为散。每于食前，以暖酒调下二钱。忌生冷、油腻、牛肉。

治虚劳痿痹不遂，筋脉急痛，宜服抽风独活散方。

独活（一两） 人参（一两，去芦头） 附子（一两半，炮裂，去皮脐） 薏苡仁（一两） 桂心（一两） 防风（三分[1]，去芦头） 赤芍药（三分） 当归（三分） 赤茯苓（三分） 山茱萸（三分） 汉防己（半两） 甘草（半两，炙微赤，锉） 狗脊（三分） 熟干地黄（一

两）　牛膝（一两，去苗）　芎䓖（三分）　石斛（一两，去根）　枳壳（半两，麸炒微黄，去瓤）

右件药，捣粗罗为散。每服三钱，以水一中盏，入生姜半分，煎至六分，去滓，不计时候稍热服。忌生冷、油腻、毒滑。

治虚劳痿痹，肢节疼重或偏枯，或腰痛，挛急，宜服桑寄生散方。

桑寄生（一两）　白芍药（三分）　独活（三分）　熟干地黄（一两[2]）　杜仲（一两，去粗皮，炙微黄，锉）　牛膝（一两，去苗）　附子（一两，炮裂，去皮脐）　细辛（半两）　秦艽（三分，去苗）　白茯苓（一两）　羚羊角屑（三分）　防风（三分，去芦头）　芎䓖（三分）　人参（三分，去芦头）　当归（三分）　桂心（一两）　甘草（一两，炙微赤，锉）

右件药，捣粗罗为散。每服四钱，以水酒各半中盏，煎至六分，去滓，每于食前温服。

治虚劳痿痹，肢节疼痛，宜服羌活散方。

羌活（一两）　甘菊花（半两）　白茯苓（三分）　白蒺藜（半两，微炒去刺）　桂心（三分）　萆薢（一两，锉）　附子（一两，炮裂，去皮脐）　当归（三分）　牛膝（一两，去苗）　肉苁蓉（三分，酒浸一宿，刮去皱皮，炙干）　沉香（半两）　防风（半两，去芦头）　枳壳（半两，麸炒微黄，去瓤）

右件药，捣粗罗为散。每服三钱，以水一中盏，煎至六分，去滓，每于食前温服。

治虚劳痿痹少气，筋挛，关节疼痛，难以屈伸，不能行，精衰目暝，阳气恒弱，腹中不调，此由肾虚所致，宜服菴蕳[3]子散方。

菴蕳子（一两）　酸枣仁（一两，微炒）　大豆卷（一两，微炒）　薏苡仁（一两）　甘菊花（半两）　秦椒（一两，去目，炒去汗）　车前子（半两）　蔓荆子（半两）　菥蓂子（半两）　冬瓜子（半两）　阿胶（一两，捣碎，炒令黄燥）

右件药，捣细罗为散。每服，食前以温酒调下二钱。

治虚劳痿痹，手足疭冷，精气虚乏，骨节疼痛，头眩，吐逆，腰脊强直，服之令人体骨丰盛，肌肤光泽，茯苓圆方。

白茯苓（一两）　牡荆子（半两）　天雄（一两，炮裂，去皮脐）

黄芪（一两，锉） 肉苁蓉（一两，酒浸一宿，刮去皱皮，炙干） 薯蓣（一两） 巴戟（一两） 石长生（三分） 桂心（一两） 菟丝子（一两，酒浸三日，曝干，别捣为末） 杜仲（一两，去粗皮，炙微黄，锉） 牡蛎（一两，烧为粉） 山茱萸（一两） 熟干地黄（一两） 泽泻（三分） 石斛（一两半，去根，锉） 附子（一两，炮裂，去皮脐） 天门冬（一两半，去心焙） 人参（一两，去芦头） 防风（半两，去芦头） 羌活（三分） 当归（三分） 甘草（半两，炙微赤，锉）

右件药，捣罗为末，炼蜜和圆，如梧桐子大。每于食前，以温酒下三十圆。

治虚劳痿痹，百节沉重，四肢不举，食饮渐少，羸瘦乏力，宜服补肾圆方。

熟干地黄（一两） 巴戟（三分） 黄芪（三分，锉） 石斛（一两，去根，锉） 人参（三分，去芦头） 白茯苓（三分） 桂心（三分） 牛膝（一两，去苗） 山茱萸（三分） 防风（三分，去芦头） 菟丝子（一两，酒浸三日，曝干，别捣为末） 羌活（三分） 肉苁蓉（一两，酒浸一宿，刮去皺皮，炙干） 附子（一两，炮裂，去皮脐） 磁石（一两，烧醋淬七遍，捣碎细研，水飞过） 丹参（三分） 五味子（三分） 麦门冬（一两半，去心焙） 甘草（半两，炙微赤，锉） 远志（半两，去心） 柏子仁（一两）

右件药，捣罗为末，炼蜜和捣五七百杵，圆如梧桐子大。每于食前，以温酒下三十圆。忌生冷、毒滑、鱼肉。

治虚劳痿痹，四肢挛急，肌体枯瘦，宜服石斛圆方。

石斛（一两，去根，锉） 熟干地黄（三分） 麦门冬（一两半，去心焙） 五味子（半两） 牛膝（一两，去苗） 泽泻（半两） 肉苁蓉（一两，酒浸一宿，刮去皺皮，炙干） 防风（半两，去芦头） 芎䓖（半两） 独活（半两） 秦艽（二分，去苗） 人参（半两，去芦头） 桂心（三分） 甘草（半两，炙微赤，锉） 细辛（半两） 附子（一两，炮裂，去皮脐） 黄芪（半两，锉） 石龙芮（半两） 白芍药（半两） 白茯苓（三分）

右件药，捣罗为末，炼蜜和捣三五百杵，圆如梧桐子大。每于食前，以温酒下三十圆。忌生冷、猪鸡牛马肉。

治虚劳痿痹，四肢不举，头目昏重，不能饮食，身体乏力，疼痛，宜服牛膝

圆方。

牛膝（一两，去苗） 黄芪（三分，锉） 侧子（一两，炮裂，去皮脐） 羌活（一两） 人参（一两，去芦头） 白附子（一两，炮裂） 附子（一两，炮裂，去皮脐） 肉苁蓉（一两，酒浸一宿，刮去皴皮，炙干） 防风（三分，去芦头） 芎䓖（一两） 桂心（一两） 巴戟（一两） 干蝎（六[④]两，微炒） 白茯苓（一两） 五加皮（一两） 甘菊花（三分） 天麻（一两） 补骨脂（一两，微炒） 熟干地黄（一两） 萆薢（一两，锉） 茵芋（一两）

右件药，捣罗为末，炼蜜和捣三五百杵，圆如梧桐子大。每于食前，以暖酒下三十圆。

治虚劳痿痹，腰脚不遂，头昏目暗，心烦健忘[⑤]，身体沉重，羌活圆方。

羌活（一两） 茯神（一两） 五加皮（一两） 鹿茸（一两半，去毛，涂酥炙微黄） 防风（三分，去芦头） 牛膝（一两，去苗） 人参（一两，去芦头） 远志（三分，去苗） 薯蓣（一两） 桂心（一两） 五味子（三分） 附子（一两，炮裂，去皮脐） 酸枣仁（一两，微炒） 枸杞子（三分） 山茱萸（一两） 黄芪（一两，锉） 熟干地黄（一两） 羚羊角屑（一两）

右件药，捣罗为末，炼蜜和捣三五百杵，圆如梧桐子大。每于食前，以暖酒下三十圆。

治虚劳痿痹，腰脚不遂，骨节酸疼，筋脉拘急，宜服萆薢圆方。

萆薢（一两，锉） 牛膝（一两，去苗） 杜仲（一两，去粗皮，炙微黄，锉） 酸枣仁（一两，微炒） 当归（一两） 防风（三分，去芦头） 附子（一两，炮裂，去皮脐） 茵芋（三分） 熟干地黄（一两） 丹参（一两） 赤芍药（三分） 桂心（一两） 黄芪（一两，锉） 羚羊角屑（三分） 羌活（一两） 石斛（一两，去根，锉） 薏苡仁（一两）

右件药，捣罗为末，炼蜜和捣三二百杵，圆如梧桐子大。每于食前，以暖酒下三十圆。

治虚劳筋脉拘挛诸方

夫肝藏血而主于筋，令[⑥]虚劳损血，则不能荣养于筋，致使筋气极虚，又为寒邪所侵，故筋脉拘挛也。

治虚劳筋脉拘挛，腰膝疼痛，宜服防风散方。

防风（一两，去芦头） 五加皮（一两） 萆薢（一两，锉） 薏苡仁（一两） 杜仲（一两半，去粗皮，炙微黄） 牛膝（一两半，去苗） 海桐皮（一两，锉） 桂心（一两） 枳壳（一两，麸炒微黄，去瓤） 赤芍药（一两） 续断（三分） 鼠粘子（三分） 黄芪（一两，锉） 熟干地黄（一两） 羚羊角屑（三分）

右件药，捣细罗为散。每服，以温酒调下二钱，日三四服。忌生冷、油腻、毒滑、鱼肉。

治虚劳气弱，四肢少力，筋脉拘挛，骨节疼痛，不欲饮食，宜服熟干地黄散方。

熟干地黄（一两） 酸枣仁（三分，微炒） 黄芪（一两，锉） 当归（三分） 牛膝（一两，去苗） 桂心（三分） 五加皮（三分） 白芍药（三分） 防风（三分，去芦头） 人参（一两，去芦头） 薏苡仁（一两） 附子（一两，炮裂，去皮脐） 白茯苓（一两） 甘草（半两，炙微赤，锉）

右件药，捣筛为散。每服四钱，以水一中盏，入生姜半分，煎至六分，去滓，每于食前温服。

治虚劳筋脉拘挛，四肢疼痛，心神烦热，不得睡卧，宜服麦门冬散方。

麦门冬（一两，去心） 防风（三分，去芦头） 羚羊角屑（三分） 茯神（一两） 赤芍药（三分） 柴胡（一两，去苗） 枳壳（三分，麸炒微黄，去瓤） 白术（一两） 黄芪（一两，锉） 芎䓖（三分） 甘草（半两，炙微赤，锉） 酸枣仁（三分，微炒）

右件药，捣筛为散。每服四钱，以水一中盏，入生姜半分，煎至六分，去滓，不计时候温服。

治虚劳伤筋，风引筋脉拘挛疼痛，或时肢节浮肿，手指不可拳，宜服蔓荆子散方。

蔓荆子（一两） 酸枣仁（一两，微炒） 防风（一两，去芦头） 百合（二两） 枳实（一两，麸炒微黄） 桂心（一两） 薏苡仁（二两半） 木通（一两半，锉） 牵牛子（三两，微炒）

右件药，捣粗罗为散。每服三钱，以水一中盏，入生姜半分，煎至六

分，去滓，食前温服。

治虚劳风引筋脉拘挛，不可屈伸，宜服羚羊角散方。

羚羊角屑（三分）　薏苡仁（二两）　桂心（三分）　牛膝（三分，去苗）　防风（三分，去芦头）　附子（一两，炮裂，去皮脐）　甘草（半两，炙微赤，锉）　黄芪（一两，锉）　生干地黄（一两）

右件药，捣粗罗为散。每服三钱，以水一中盏，入生姜半分，煎至六分，去滓，每于食前温服。忌生冷、毒滑、鱼肉。

治虚劳胃闷，筋脉拘挛，皮肤不仁，宜服防风圆方。

防风（一两，去芦头）　酸枣仁（一两，微炒）　蔓荆子（半两）　槟榔（半两）　晚蚕沙（半两，微炒）　意苡仁（二两）　附子（一两，炮裂，去皮脐）　汉防已（一两）　独活（一两）　秦艽（一两，去苗）　芎䓖（一两）　藁本（一两）　牡丹（一两半）　甘菊花（一两半）　五加皮（一两半）　熟干地黄（一两）　大麻仁（一两）

右件药，捣罗为末，炼蜜和捣三五百杵，圆如梧桐子大。每服，以温酒下三十圆，日二三服。忌生冷、黏滑。

治虚劳四肢羸瘦，心神虚烦，筋脉拘挛，疼痛，少得睡卧，宜服黄芪圆方。

黄芪（一两，锉）　防风（半两，去芦头）　人参（一两，去芦头）　远志（半两，去心）　酸枣仁（三分，微炒）　熟干地黄（一两）　羌活（三分）　白茯苓（一两）　薏苡仁（一两）　羚羊角屑（三分）　当归（三分）　桂心（三分）　山茱萸（一两）　枸杞子（三分）

右件药，捣罗为末，炼蜜和捣三二百杵，圆如梧桐子大。每服不计时候，以温酒下三十圆。

治虚劳筋脉拘挛，牵引头面，眼口瞤动，胸中气逆，不多思食，宜服羚羊角圆方。

羚羊角屑（一两）　酸枣仁（一两，微炒）　防风（一两，去芦头）　晚蚕沙（一两，微炒）　附子（一两，炮裂，去皮脐）　藁本（一两）　黄芪（一两，锉）　威灵仙（一两）　羌活（一两）　白芍药（一两）　熟干地黄（二两）　白茯苓（一两）

右件药，捣罗为末，炼蜜和捣三二百杵，圆如梧桐子大。每服，以温酒下三十圆，日三四服。

治虚劳少气诸方

夫虚劳少气者，为虚劳伤于肺，故少气也。肺主气，气为阳，此为阳气不足故也。

治虚劳少气，补诸虚不足，四肢乏劣[7]，宜服鹿骨汤方。

鹿骨（一具，净洗，锉） 桂心（一两半） 干姜（一两半，炮裂，锉） 防风（一两，去芦头） 厚朴（一两半，去粗皮，涂生姜汁，炙令香熟） 独活（一两） 当归（一两） 肉苁蓉（一两半，酒浸一宿，刮去皴皮炙干） 甘草（一两，炙微赤，锉） 陈橘皮（一两，汤浸去白瓤，焙） 白芍药（一两） 人参（一两，去芦头） 龙骨（一两半） 黄芪（二两，锉）

右件药，捣筛为散。以水三斗，先煮鹿骨，取一斗澄滤取清，每服，取散半两，以鹿骨汁一大盏，煎至七分，去滓，食前分温二服。忌生冷、油腻。

治虚劳少气，面色萎黄，四肢羸瘦，腹胁妨闷，吃食减少，日渐虚困，宜服黄芪散方。

黄芪（一两，锉） 续断（三分） 当归（三分） 熟干地黄（一两） 白术（三分） 五味子（三分） 石解[8]（一两，去根，锉） 桂心（一两） 白芍药（一两） 诃黎勒皮（一两） 人参（三分，去芦头） 木香（半两） 白茯苓（一两） 附子（一两，炮裂，去皮脐） 甘草（半两，炙微赤，锉） 麦门冬（一两，去心焙） 牛膝（一两，去苗） 陈橘皮（三分，汤浸去白瓤，焙）

右件药，捣粗罗为散。每服四钱，以水一中盏，入生姜半分、枣三枚，煎至六分，去滓，每于食前温服。

治虚劳少气，胸中逆满，不能下食，渐加羸弱，宜服人参散方。

人参（一两，去芦头） 白茯苓（一两） 白芍药（一两） 前胡（一两，去芦头） 川椒（半两，去目及闭口者，微炒去汗） 桂心（一两）　麦门冬（一两半，去心焙）　当归（半两）　陈橘皮（三分，汤浸去白瓤，焙）　五味子（半两）　枳壳（半两，麸炒微黄，去瓤）　甘草（半两，炙微赤，锉）

右件药，捣筛为散。每服四钱，以水一中盏，入生姜半分、枣三枚，煎至六分，去滓，不计时候温服。

治虚劳少气，羸弱，宜服强肾气附子散方。

附子（一两，炮裂，去皮脐）　芎䓖（半两）　白芍药（三分）　当归（三分）　熟干地黄（一两）　人参（一两，去芦头）　半夏（半两，汤洗七遍，去滑）　白茯苓（三分）　桂心（三分）　五味子（三分）　肉苁蓉（一两，酒浸一宿，刮去皴皮，炙干）　黄芪（三分，锉）

右件药，捣筛为散。每服四钱，以水一中盏，入生姜半分、枣三枚，煎至六分，去滓，食前温服。

治虚劳盗汗，虚弱翕少气，宜服此方。

黄芪（一两，锉）　五味子（半两）　白茯苓（一两）　白术（一两半）　熟干地黄（一两）　牡蛎（一两半，烧为粉）　天门冬（一两，去心）　甘草（半两，炙微赤，锉）

右件药，捣筛为散。每服四钱，以水一中盏，入枣三枚，煎至六分，去滓，食前温服。

治虚劳羸乏少气，五脏萎损，腰痛不能行，宜服益气补虚杜仲散方。

杜仲（一两，去粗皮，炙微黄锉）　蛇床子（三分）　五味子（三分）　熟干地黄（一两）　萆薢（一两，锉）　巴戟（三分）　桂心（三分）　肉苁蓉（一两半，酒浸一宿，刮去皴皮，炙干）　菟丝子（一两半，酒浸三日，曝干，别捣为末）

右件药，捣细罗为散。每服食前，以温酒调下二钱。

治虚劳少气无力，宜服沉香散方。

沉香（一两）　五味子（半两）　人参（一两，去芦头）　远志（半两，去心）　天门冬（半两，去心）　石斛（一两，去根，锉）　桂心（一两）　牛膝（一两，去苗）　黄芪（一两，锉）

右件药，捣筛为散。每服三钱，以水一中盏，入生姜半分、枣三枚，煎至六分，去滓，不计时候温服。

治虚劳少气，羸损，宜服鹿角胶散方。

鹿角胶（二两，捣碎，炒令黄燥） 肉苁蓉（二两，酒浸一宿，刮去皴皮，炙干） 熟干地黄（三两） 黄芪（一两，生锉） 当归（一两半） 麦门冬（二两半，去心，焙） 石斛（一两，去根） 五味子（一两）

右件药，捣细罗为散。每服，食前以生姜枣汤，调下二钱，温酒下亦得。

治虚劳少气，补养肾脏，宜服磁石圆方。

磁石（二两，烧醋淬七遍，捣碎，细研水飞过） 阳起石（一两，细研水飞过） 白石英（一两，细研水飞过） 菟丝子（一两，酒浸三日，曝干，别捣为末） 熟干地黄（一两） 石斛（一两，去根，锉） 五味子（三分） 栝楼根（三分） 防风（三分，去芦头） 巴戟（一两） 桂心（三分） 人参（一两，去芦头） 蛇床子（三分）

右件药，捣罗为末，炼蜜和捣三五百杵，圆如梧桐子大。每于食前以温酒下三十圆。

治虚劳少气，羸弱乏力，宜服鹿茸圆方。

鹿茸（一对，去毛，涂醋炙微黄） 枸杞子（一两） 泽泻（一两） 白术（一两） 杏仁（一两，汤浸去皮尖双仁，麸炒微黄） 薯蓣（一两） 菟丝子（一两，酒浸三日，曝干，别捣为末） 白芍药（一两） 黄芪（一两，锉） 桂心（一两） 阿胶（一两，捣碎，炒令黄燥） 附子（一两，炮裂，去皮脐）

右件药，捣罗为末，炼蜜和捣三二百杵，圆如梧桐子大。每服，食前以温酒下三十圆，或枣汤下亦得。

治虚劳少气，四肢无力，宜服薯蓣圆方。

薯蓣（二两） 黄芪（一两，锉） 远志（半两，去心） 五味子（半两） 牛膝（半两，去苗） 柏子仁（三分） 桂心（三分） 巴戟（一两） 熟干地黄（二两）

右件药，捣罗为末，炼蜜和捣三五百杵，圆如梧桐子大。每服，食前以温酒下三十圆。

治虚劳上气诸方

夫虚劳上气者，缘肺主于气，气为阳，阳气有余，则致肺满上逆，虚劳之病，或阴阳俱伤，或血气偏损，今是阴气不足，阳气有余，故上气也。

治虚劳上气，胸膈满闷，不能饮食，四肢少力，宜服紫苏散方。

紫苏茎叶（一两） 五味子（半两） 赤茯苓（三分） 前胡（一两，去芦头） 陈橘皮（一两，汤浸去白瓤，焙） 白术（三分） 桂心（三分） 木香（半两） 泽泻（半两） 人参（三分，去芦头） 黄芪（三分，锉） 半夏（半两，汤洗七遍，去滑） 诃黎勒皮（三分） 甘草（半两，炙微赤，锉）

右件药，捣筛为散。每服三钱，以水一中盏，入生姜半分，煎至六分，去滓，不计时候稍热服，忌炙爄、湿面。

治虚劳上气，脾胃气弱，胸膈多痰，食饮无味，神思昏闷，肢节烦疼，体虚乏力，宜服沉香散方。

沉香（三分） 枇杷叶（三分，拭去毛，炙微黄） 前胡（一两，去芦头） 半夏（半两，汤洗七遍，去滑） 白术（三分） 诃黎勒皮（一两） 人参（三分，去芦头） 黄芪（一两，锉） 桂心（半两） 五味子（半两） 细辛（半两） 白茯苓（一两） 陈橘皮（三分，汤浸去白瓤，焙） 甘草（半两，炙微赤，锉）

右件药，捣筛为散。每服三钱，以水一中盏，入生姜半分、枣三枚，煎至六分，去滓，不计时候稍热服。

治虚劳上气，四肢羸弱，不能饮食，宜服五味子散方。

五味子（半两） 续断（半两） 人参（三分，去芦头） 紫苏子（三分） 钟乳粉（一两） 半夏（一两，汤洗七遍，去滑） 白茯苓（一两） 陈橘皮（三分，汤浸去白瓤，焙） 白术（三分） 桂心（半两） 黄芪（一两，锉） 熟干地黄（一两） 甘草（半两，炙微赤，锉） 紫菀（半两，洗去苗土）

右件药，捣粗罗为散。每服三钱，以水一中盏，入生姜半分、枣三枚，煎至六分，去滓，不计时候温服。

治虚劳上气，心膈气滞，不思饮食，宜服诃黎勒散方。

诃黎勒皮（一两） 陈橘皮（一两，汤浸去白瓤，焙） 白术（三分） 人参（一两，去芦头） 桂心（三分） 甘草（半两，炙微赤，锉） 紫苏茎叶（一两半） 半夏（半两，汤洗七遍，去滑） 槟榔（三分）

右件药，捣筛为散。每服三钱，以水一中盏，入生姜半分，煎至六分，去滓，不计时候稍热服。

治虚劳上气，胸中满闷，不下饮食，宜服草豆蔻散方。

草豆蔻（三分，去皮） 前胡（一两半，去芦头） 桔梗（三分，去芦头） 木香（三分） 赤茯苓（一两） 大腹皮（三分，锉） 槟榔（一两） 紫苏茎叶（二两） 陈橘皮（一两，汤浸去白瓤，焙）

右件药，捣粗罗为散。每服三钱，以水一中盏，入生姜半分，煎至六分，去滓，不计时候稍热服。忌炙煿、醋物、猪肉。

治虚劳上气，胸中逆满，不下饮食，宜服赤茯苓散方。

赤茯苓（二两） 诃黎勒皮（二两） 木香（半两） 当归（一两） 吴茱萸（半两，汤浸七遍，焙干微炒） 槟榔（一两） 川大黄（一两，锉碎微炒）

右件药，捣粗罗为散。每服三钱，以水一中盏，入生姜半分，煎至六分，去滓，不计时候稍热服。

治虚劳上气及心腹气胀，不能饮食，呕吐酸水，宜服白术散方。

白术（一两） 陈橘皮（三分，汤浸去白瓤，焙） 槟榔（三分） 紫苏茎叶（三分） 人参（一两，去芦头） 白茯苓（一两） 木香（半两） 半夏（半两，汤洗七遍，去滑） 桂心（三分） 诃黎勒皮（一两） 厚朴（一两，去粗皮，涂生姜汁，炙令香熟）

右件药，捣筛为散。每服三钱，以水一中盏，入生姜半分，煎至六分，去滓，不计时候稍热服。

治虚劳上气，肢体羸乏[9]，不能饮食，宜服钟乳圆方。

钟乳粉（二两） 熟干地黄（一两） 续断（三分） 白茯苓（三分） 黄芪（三分，锉） 覆盆子（三分） 甘草（半分[10]，炙微赤，锉） 石斛（一两，去根，锉） 五味子（三分） 桂心（三分） 肉苁蓉（一两，酒浸一宿，刮去皴皮，炙干） 菖蒲（三分） 人参（一两，去芦头） 山茱萸（三分） 薯蓣（一两）

右件药，捣罗为末，炼蜜和捣三二百杵，圆如梧桐子大。每服，不计时候，煮姜枣粥饮下三十圆。忌生冷，饴糖。

治虚劳目暗诸方

夫肝候于目而藏于血，血为荣养于五脏，今脏腑已有劳伤，则血气俱虚，五脏既虚，则不能荣养于目，故令昏暗也。

治虚劳肝肾风虚，头昏目暗，四肢少力，宜服羚羊角散方。

羚羊角屑（半两） 黄芪（一两，锉） 柴胡（一两半，去苗） 防风（一两，去芦头） 人参（三分，去芦头） 附子（一两，炮裂，去皮脐） 泽泻（三分） 山茱萸（一两） 覆盆子（一两） 决明子（一两） 车前子（一两） 青葙子（一两） 甘草（半两，炙微赤，锉）

右件药，捣粗罗为散。每服四钱，以水一中盏，煎至六分，去滓，不计时候温服。

治虚劳肝气乏弱，四肢不收，筋骨疼痛，目多昏暗，宜服防风散方。

防风（三分，去芦头） 山茱萸（三分） 羚羊角屑（三分） 枳实（半两，麸炒微黄） 黄芪（三分，锉） 白茯苓（一两） 羌活（三分） 黄芩（半两） 当归（三分） 麦门冬（一两半，去心，焙） 五味子（半两） 薏苡仁（半两）

右件药，捣粗罗为散。每服三钱，以水一中盏，煎至六分，去滓，温服，日三四服。

治虚劳益肝明目，黄芪散方。

黄芪（一两） 钟乳粉（一两半） 白茯苓（一两） 云母粉（一两半） 远志（一两，去心） 细辛（一两）

右件药，捣细罗为散。入钟乳粉等，更都研令匀。每服，以温酒调下二钱，日二三服。

治虚劳乏弱，四肢无力，头昏目暗，身体疼痛，不欲吃食，宜服羚羊角圆方。

羚羊角屑（三分） 鹿茸（一两半，去毛，涂醋炙微黄） 山茱萸（三分） 防风（三分，去芦头） 肉苁蓉（一两，酒浸一宿，刮去皴皮，炙干） 牛膝（一两，去苗） 薯蓣（三分） 密蒙花（三分） 当归（三分） 白茯苓（一两） 黄芪（三分，锉） 车前子（三分） 菟丝子（一两，酒浸三日，曝干，别捣为末） 人参（三分，去芦头） 五味子（半两） 桂心（三分） 细辛（半两） 地肤子（半两） 甘菊花（半两） 决明子（半两） 青葙子（半两） 熟干地黄（一两） 附子（一两，炮裂，去皮脐） 磁石（二两，烧醋淬七遍，捣碎，细研水飞过） 甘草（半两，炙微赤，锉）

右件药，捣罗为末，炼蜜和捣五七百杵，圆如梧桐大。每服，以温酒下三十圆，日三服，枣汤下亦得。忌炙爆、热面、荤辛。

治虚劳目暗，宜服还睛圆方。

菟丝子（一两，酒浸三日，曝干，别捣为末） 真珠（三分，细研） 远志（半两，去心） 防风（半两，去芦头） 蔓荆子（半两） 车前子（半两） 石斛（一两，去根，锉） 白茯苓（一两） 玄参（半两） 人参（半两，去芦头） 木香（半两） 决明子（半两） 地肤子（半两） 蕤仁（半两，汤浸去赤皮） 芎䓖（半两） 羌活（半两） 羚羊角屑（半两） 熟干地黄（一两） 枸杞子（半两） 牛膝（一两，去苗） 薯蓣（半两） 甘菊花（半两） 黄芪（半两，锉） 地肤子（半两） 覆盆子（三分） 兔肝（二两，炙微黄）

右件药，捣罗为末，炼蜜和捣三五百杵，圆如梧桐子大。每服，食前以温酒下三十圆，清粥饮下亦得。忌热面、荤辛、生冷。

治虚劳目暗，宜服磁石圆方。

磁石（一两半，烧醋淬七遍，捣碎，细研水飞过） 朱砂（半两，细研水飞过） 补骨脂（半两，微炒） 肉苁蓉（三分，酒浸一宿，刮去皴皮，炙干） 神曲（三分，炒令微黄） 远志（半两，去心） 木香（半两） 覆盆子（半两） 五味子（半两） 熟干地黄（三分） 巴戟（半两） 桂心（半两） 牛膝（三分，去苗） 石斛（三分，去根，锉） 薯蓣（半两） 甘草（半两，炙微赤，锉） 车前子（半两）

右件药，捣罗为末，入研了药令匀，炼蜜和捣三五百杵，圆如梧桐子大。每服，食前煎黄芪汤下三十圆。

治虚劳肝肾风虚，眼漠漠昏暗，不能久视，无力，宜服兔肝圆方。

兔肝（二两，炙微黄） 防风（三分，去芦头） 玄参（一两） 白茯苓（一两） 羚羊角屑（三分） 人参（三分，去芦头） 决明子（三分） 车前子（一两） 地骨皮（三分） 枳壳（半两，麸炒微黄，去

瓤）　黄芪（一两，锉）　熟干地黄（一两）　甘菊花（三分）　麦门冬（一两半，去心焙）

右件药，捣罗为末，炼蜜和捣三五百杵，圆如梧桐子大。每服，食前以温粥饮下三十圆。

治虚劳目暗，远视无力，四肢乏弱，宜服肉苁蓉圆方。

肉苁蓉（二两，酒浸一宿刮，去皴皮，炙干）　薯蓣（一两）　巴戟（一两）　车前子（一两）　黄芪（一两，锉）　覆盆子（一两）　菟丝子（一两半，酒浸三宿，曝干，别捣为末）　山茱萸（一两）　熟干地黄（二两）　人参（一两，去芦头）　牛膝（一两，去苗）　续断（一两）　犀角屑（半两）　甘菊花（一两）

右件药，捣罗为末，炼蜜和捣三二百杵，圆如梧桐子大。每服，食前以粥饮下三十圆。忌生冷、油腻、热面。

治虚劳气目昏暗，身体少力，宜服车前子圆方。

车前子（一两）　磁石（二两，烧醋淬七遍，捣碎，细研水飞过）　石斛（一两，去根，锉）　菟丝子（二两，酒浸三日，曝干，研捣为末）　熟干地黄（一两）　远志（一两，去心）　泽泻（一两）　牛膝（一两，去苗）　桂心（半两）　蒺藜子（一两，微炒去刺）　白茯苓（一两）　山茱萸（一两）　五味子（一两）　巴戟（一两半）　肉苁蓉（一两，酒浸一宿，刮去皴皮，炙干）　甘草（半两，炙微赤，锉）　黄芪（一两，锉）　人参（一两，去芦头）

右件药，捣罗为末，炼蜜和捣三五百杵，圆如梧桐子大。每服，空心及晚食前，以盐酒下三十圆。

治虚劳腹痛，泪多，不明，宜服地肤子圆方。

地肤子（半两）　川大黄（一两，锉碎微炒）　柏子仁（三分）　蕤仁（半两，去皮）　决明子（三分）　甜瓜子（半两）　青葙子（半两）　白蒺藜（三分，微炒去刺）　茺蔚子（半两）　蓝子（三分）　菟丝子（一两，酒浸三日，曝干，别捣为末）　黄连（三分，去须）　细辛（三分）　桂心（三分）　萤火虫（三分）

右件药，捣罗为末，炼蜜和捣三二百杵，圆如梧桐子大。每日不计时候，以粥饮下二十圆。忌生冷、猪肉、热面、荤辛。

治虚劳目暗，或见黑花，宜服此方。

磁石（三两，烧令通赤，以醋淬七遍，捣碎，研水飞过） 木香（一两） 干姜（三两，用浆水一斗，盐花一合与附子一处，以慢火煮水尽为度，片切焙干） 汉椒（三两，醋浸一宿，取出用炭火半秤，先烧地令通赤，将椒薄摊于地上，以盆子盖却一宿取出） 附子（三两，炮裂，去皮脐）

右件药，捣细罗为散，入磁石都研令匀，用羊肾二对，切去脂膜，入砂盆内细研，用酒二升同熬成膏，入药末和为圆如梧桐子大。每日空心及晚食前，以盐汤下三十圆。

治虚劳目暗，昏闷，宜服明目，百岁可读细书，神曲圆方。

神曲末（四[11]两，炒微黄） 磁石（二两，烧通赤以醋淬七遍，捣碎，水飞过） 朱砂（一两，细研水飞过）

右件药，都研令匀，炼蜜和捣三五百杵，圆如梧桐子大。每服，于食前以粥饮下三十圆。忌羊血。

治虚劳目暗，补肝散方。

地肤子（二升，阴干捣末） 生地黄（十斤）

右件药，捣取生地黄汁，和拌地肤子末，干却，捣细罗为散。每服，以温水调下二钱，日三服。

又方。

三月采蔓菁花，阴干为末。每服，空腹以井华水调下二钱，久服长生目明，可夜读细书。

又方。

蔓菁子（一升）

右一味，以水九升，煮令汁尽，取出曝干，如此三度，后捣罗为末。每服，以温水调下二钱，日二三服。

治虚劳耳聋诸方

夫肾候于耳，劳伤则肾气虚，风邪入于肾经，则令人耳聋而[12]鸣，若膀胱有停水，浸渍于肾，则耳聋而满也。

治虚劳肾脏乏损，耳聋体瘦，脚膝少力，疼痛，宜服补肾汤方。

磁石（二两，捣碎，水淘去赤汁） 牛膝（一两，去苗） 桂心（一两） 黄芪（一两半，锉） 人参（一两，去芦头） 白茯苓（一两） 独活（一两） 芎䓖（一两） 当归（一两） 白芍药（一两） 白术（一两） 白蒺藜（一两，微炒去刺） 附子（一两，炮裂，去皮脐） 泽泻（一两） 汉椒（一两，去目及闭口者，微炒去汗）

右件药，捣粗罗为末，每服，用羊肾一对，切去脂膜，以水一大盏半，煎羊肾至一盏，去肾，下药末半两，更煎至六分，去滓，空心及晚食前，分暖为二服。

治虚劳耳聋及虚鸣，宜服此方。

熟干地黄（一两） 磁石（二两，捣碎，水淘去赤汁） 防风（三分，去芦头） 羌活（三分） 黄芪（一两，锉） 白芍药（三分） 木通（三分，锉） 桂心（三分） 人参（一两，去芦头）

右件药，捣粗罗为散。每服，用羊肾一对，切去脂膜，以水一大盏半，煎至一盏，去肾，入药末半两，煎至六分，去滓，空心及晚食前，分暖为二服。

治虚劳羸瘦，脚膝无力，耳聋盗汗，心多忪悸，宜服白羊肉汤方。

白羊肉（二斤，去脂膜，以水四升煮取二升） 杜仲（一两，去粗皮，炙微黄，锉） 白茯苓（一两） 熟干地黄（一两半） 牛膝（一两，去苗） 人参（一两，去芦头） 黄芪（一两，锉） 白术（一两） 桂心（三分） 磁石（三两，捣碎，水淘去赤汁） 龙骨（一两） 远志（一两，去心）

右件药，捣粗罗为散。每服四钱，用羊肉汁一中盏，煎至六分，去滓，每于食前温服之。

治虚劳耳聋，宜服菖蒲浸酒方。

菖蒲（三两） 木通（二两，锉） 磁石（五两，捣碎，水淘去赤汁） 防风（二两，去芦头） 桂心（二两） 牛膝（三两，去苗）

右件药，细锉，用生绢袋盛，以酒一斗，内药浸七日后，每日食前，暖一小盏服之。

治虚劳肾脏乏弱，耳聋，或常闻钟磬风雨之声，宜服补肾虚磁石圆方。

磁石（二两，烧令赤，以醋淬七遍，捣碎，研水飞过） 鹿茸（一两半，去毛，涂酥炙微黄） 人参（二[13]两，去芦头） 黄芪（一两，锉） 白茯苓（一两） 远志（三分，去心[14]） 附子（三分，炮裂，去皮脐） 牡蛎（三分，烧为粉） 牛膝（一两，去苗） 楮实子（一两半，水淘去浮者，焙干） 防风（三分，去芦头） 肉苁蓉（三分，酒浸一宿，刮去皴皮，炙干） 五味子（半两） 薯蓣（三分） 巴戟（三分） 石斛（一两，去根，锉） 桂心（三分） 熟干地黄（一两）

右件药，捣罗为末，炼蜜和捣三五百杵，圆如梧桐子大。每服，空心及晚食前，以温酒下三十圆。

治虚劳肾气不足，耳聋，宜服肉苁蓉圆方。

肉苁蓉（一两，酒浸一宿，刮去皱皮，炙干） 黄芪（一两，锉） 熟干地黄（一两） 巴戟（一两） 枳壳（三分，麸炒微黄，去瓤） 白蔹（三分） 五味子（三分） 白术（三分） 牛膝（一两，去苗） 附子（一两，炮裂，去皮脐） 牡蛎粉（三分） 泽泻（一两） 干姜（三分，炮裂，锉） 菟丝子（一两，酒浸三日，曝干，别捣为末）

右件药，捣罗为末，炼蜜和捣三五百杵，圆如梧桐子大。每日空心及晚食前，以温酒下三十圆。

治虚劳浮肿诸方

夫肾主水，脾主土，若脾虚则土不能克制于水，肾虚则水气流溢，散于皮肤，故令身体浮肿。劳伤之人，气血皆涩，则变成水病也。

治虚劳通体洪满，腹坚胀喘急，不能饮食，宜服郁李仁散方。

郁李仁（一两，汤浸去皮尖，微炒） 川大黄（一两，锉碎微炒） 柴胡（三分，去苗） 泽泻（三分） 赤芍药（三分） 猪苓（三分，去黑皮） 杏仁（半两，汤浸去皮尖双仁，麸炒微黄） 桑根白皮（三分，锉） 鳖甲（一两，涂醋炙令黄，去裙襕） 赤茯苓（半两） 桔梗（三分，去芦头） 麻黄（三分，去根节）

右件药，捣粗罗为散。每服三钱，以水一中盏，入生姜半分，煎至六分，去滓，不计时候温服。

治虚劳四肢浮肿，喘息促，小便不利，坐卧不安，汉防己散方。

汉防己（三分） 猪苓（三分，去黑皮） 海蛤（一两） 陈橘皮（一两，汤浸去白瓤，焙） 木香（半两） 白术（半两） 桑根白皮（三分，锉） 赤茯苓（三分） 槟榔（一两） 紫苏茎叶（一两） 木通（一两，锉）

右件药，捣粗罗为散。每服三钱，以水一中盏，入生姜半分，煎至六分，去滓，不计时候温服。

治虚劳心胸壅闷，喘促，四肢肿，宜服细辛散方。

细辛（半两） 枳壳（三分，麸炒微黄，去瓤） 汉防己（半两） 桂心（半两） 黄芪（一两，锉） 白术（三分） 赤茯苓（三分） 赤芍药（三分） 当归（半两）

右件药，捣筛为散。每服三钱，以水一中盏，入生姜半分，煎至六分，去滓，不计时候温服。

治虚劳损，脐下痛，抽肾入腹，四肢浮肿，宜服木香散方。

木香（一两） 五加皮（一两） 松节（二两，锉） 桑根白皮（一两，锉） 薏苡仁（三分） 槟榔（一两） 桃仁（一两，汤浸去皮尖双仁，微炒） 陈橘皮（三分，汤浸去白瓤，微炒） 郁李仁（一两，汤浸去皮尖，微炒）

右件药，捣粗罗为散。每服三钱，以水一中盏，煎至六分，去滓，不计时候稍热服。

治虚劳四肢浮肿，宜服麻仁散方。

大麻仁（一两） 商陆（一两） 防风（一两，去芦头） 附子（一两，炮裂，去皮脐） 陈橘皮（一两，汤浸，去白瓤，焙） 汉防己（一两）

右件药，捣粗罗为散。每服五钱，以水一大盏，入赤小豆一百粒，煎至五分，去滓，食前温服。

治虚劳四肢浮肿，心胸满闷，不欲饮食，宜服前胡圆方。

前胡（一两，去芦头） 旋覆花（半两） 人参（三两，去芦头） 槟榔（二两） 木香（半两） 陈橘皮（半两，汤浸，去白瓤，焙） 诃

黎勒皮（一两） 赤茯苓（三分） 桑根白皮（三分，锉） 郁李仁（一两，汤浸去皮尖，微炒） 桂心（半两）

右件药，捣罗为末，炼蜜和捣三二百杵，圆如梧桐子大。每服，煎姜枣汤下三十圆，日三服。

治虚劳心胸壅闷，喘促，大小便不利，四肢浮肿，宜服陈橘皮圆方。

陈橘皮（二两，汤浸，去白瓤，焙） 紫苏子（三分，微炒） 郁李仁（一两，汤浸去皮尖，微炒） 甘遂（半两，煨，微黄） 汉防己（半两） 桑根白皮（一两，锉） 甜葶苈（一两，隔纸炒令紫色） 赤茯苓（一两） 木通（一两，锉）

右件药，捣罗为末，炼蜜和捣三二百杵，圆如梧桐子大。每服，空心及晚食前，以姜枣汤下二十圆。

治虚劳腰脚疼痛诸方

夫虚劳腰脚疼痛者，由肾气不足，受于风邪之所为也，劳伤则肾虚，虚则受于风冷，邪气与真气交争，故腰脚疼痛也。

治虚劳腰脚疼痛，行立不得，宜服也[15]戟散方。

巴戟（三分） 五加皮（一两） 萆薢（一两，锉） 牛膝（一两，去苗） 石斛（一两，去根，锉） 防风（一两，去芦头） 白茯苓（一两） 附子（一两，炮裂，去皮脐） 桂心（三分） 甘草（半两，炙微赤，锉） 当归（三分） 羌活（三分）

右件药，捣粗罗为散。每服三钱，以水一中盏，煎至六分，去滓，食前温服。

治虚劳损腰脚疼痛，宜服牛膝散方。

牛膝（一两，去苗） 附子（三分，炮裂，去皮脐） 熟干地黄（一两） 五加皮（半两） 桂心（三分） 当归（三分） 赤茯苓（一两） 防风（半两，去芦头） 赤芍药（一两） 羚羊角屑（三分） 酸枣仁（三分，微炒）

右件药，捣粗罗为散。每服三钱，以水一中盏，煎至六分，去滓，食前温服。

治虚劳伤惫，腰脚疼痛，宜服附子圆方。

附子（一两，炮裂，去皮脐） 肉苁蓉（一两，酒浸一宿，刮去皱皮，炙干） 巴戟（一两） 防风（三分，去芦头） 当归（一两） 羌活（三分） 桂心（三分） 萆薢（三分，锉） 酸枣仁（三分，微炒） 牛膝（一两，去苗） 木香（三分） 白蒺藜（三分，微炒去刺） 补骨脂（一两，微炒） 鹿茸（二两，去毛，涂醋炙微黄） 石斛（一两，去根，锉） 桃仁（一两，汤浸去皮尖双仁，麸炒微黄） 白茯苓（一两）

右件药，捣罗为末，炼蜜和捣三五百杵，圆如梧桐子大。每服，空心及晚食前，以温酒下三十圆。

治虚劳腰脚疼痛，不可行步，宜服鹿角胶圆方。

鹿角胶（一两半，捣碎，炒令黄燥） 附子（一两，炮裂，去皮脐） 干姜（半两，炮裂，锉） 桂心（一两） 杜仲（一两，去粗皮，炙微黄，锉） 山茱萸（一两） 菟丝子（一两，酒浸三日，曝干，别捣为末） 熟干地黄（一两） 肉苁蓉（一两，酒浸一宿，刮去皱皮，炙干） 五味子（一两） 巴戟（一两） 牛膝（一两，去苗）

右件药，捣罗为末，炼蜜和捣三二百杵，圆如梧桐子大。每服，食前以温酒下三十圆。

治虚劳冷气，腰脚疼痛，宜服石斛圆方。

石斛（二两，去根，锉） 汉椒（二两，去目及闭口者，微炒去汗） 硫黄（二两，细研水飞过） 杜仲（一两，去粗皮，炙微黄，锉） 楮实（二两，水淘去浮者，焙干） 柏子仁（一两半） 补骨脂（二两，微炒） 续断（一两） 鹿茸（一两，去毛，涂酥炙微黄） 巴戟（一两） 桂心（三分） 附子（一两，炮裂，去皮脐）

右件药，捣罗为末，入研了药令匀，炼蜜和捣三五百杵，圆如梧桐子大。每服，食前以暖酒下三十圆。

治虚劳损腰脚疼痛，少力，宜服杜仲圆方。

杜仲（一两半，去粗皮，炙微黄，锉） 远志（三分，去心） 熟干地黄（一两） 桂心（一两） 白茯苓（一两） 枳壳（一两，麸炒微黄，去瓤） 牛膝（一两，去苗） 菟丝子（二两，酒浸三日，曝干，别捣为末） 羌活（一两）

右件药，捣罗为末，炼蜜和捣三五百杵，圆如梧桐子大。每服，食前以温酒下三十圆。

治虚劳羸损，腰脚疼痛，不能行李，天雄圆方。

天雄（一两，炮裂，去皮脐）　柏子仁（一两）　山茱萸（一两）　牛膝（一两，去苗）　桂心（一两）　酸枣仁（一两，微炒）

右件药，捣罗为末，炼蜜和捣三二百杵，圆如梧桐子大。每于食前，以温酒下三十圆。

治虚劳下焦风冷，腰脚疼痛无力，宜服山茱萸散方。

山茱萸（一两）　牛膝（二两，去苗）　桂心（一两）

右件药，捣细罗为散。每服，食前以暖酒调下二钱。

治虚劳膝冷诸方

夫虚劳膝冷者，此由肾气弱，骨髓虚，为风冷所搏故也。肾居下焦，主于脚腰，其气荣润骨髓，今肾气虚，受于风寒，故令膝冷也。

治虚劳，膝冷阴痿，四肢羸弱，宜服川椒圆方。

川椒（一两，去目及闭口者，微炒去汗）　菟丝子（二两，酒浸三日，曝干，别捣为末）　桂心（三分）　牛膝（一两半，去苗）　续断（一两）　鹿茸（二两，去毛，涂酥炙微黄）　肉苁蓉（一两，酒浸一宿，刮去皱皮，炙干）　附子（一两，炮裂，去皮脐）　山茱萸（一两）　蛇床子（一两）　远志（三分，去心）　防风（三分，去芦头）

右件药，捣罗为末，炼蜜和捣三二百杵，圆如梧桐子大。每服，食前以温酒下三十圆。

治虚劳膝冷疼痛，下元伤惫，宜服补益干漆圆方。

干漆（一两，捣碎，炒令烟出）　续断（一两）　熟干地黄（一两）　牛膝（一两半，去苗）　桂心（一两）　山茱萸（一两）　附子（一两，炮裂，去皮脐）　泽泻（一两）　杜仲（一两半，去粗皮，炙微黄，锉）　狗脊（一两半）　菟丝子（二两，酒浸三日，曝干，别捣为末）　肉苁蓉（一两，酒浸一宿，刮去皱皮，炙干）

右件药，捣罗为末，炼蜜和捣三五百杵，圆如梧桐子大。每服，空心以暖酒下三十圆，晚食前再服。

治虚劳乏弱，膝冷无力，宜服石斛圆方。

石斛（一两，去根节） 黄芪（三分，锉） 桂心（三分） 白茯苓（一两） 山茱萸（一两） 薯蓣（一两） 牛膝（一两半，去苗） 木香（三分） 附子（一两，炮裂，去皮脐） 羌活（三分） 巴戟（一两） 桂心（一两） 菟丝子（一两，酒浸三日，曝干，别捣为末）

右件药，捣罗为末，炼蜜和捣三五百杵，圆如梧桐子大。每服，空心以温酒下三十圆，晚食前再服。

治虚劳伤惫，膝冷无力，小便利，不思食，宜服山茱萸圆方。

山茱萸（一两） 薯蓣（一两） 牛膝（一两半，去苗） 天雄（一两，炮裂，去皮脐） 菟丝子（二两，酒浸三日，曝干，别捣为末） 楮实（一两，水淘去浮者，焙干） 五味子（三分） 萆薢（一两，锉） 覆盆子（一两） 桂心（三分） 石斛（一两，去根，锉） 巴戟（一两） 熟干地黄（一两半） 牡蛎粉（一两）

右件药，捣罗为末，炼蜜和捣五七百杵，圆如梧桐子大。每服，食前以暖酒下三十圆。

治虚劳膝冷，补益气力，宜服麋茸圆方。

麋[16]茸（三两，去毛，涂酥炙微黄） 桂心（一两） 石斛（一两，去根，锉） 蛇床子（一两） 补骨脂（一两，微炒） 牛膝（一两半，去苗） 附子（一两，炮裂，去皮脐） 山茱萸（一两） 远志（三分，去心） 萆薢（一两，锉） 肉苁蓉（一两，酒浸一宿，刮去皴皮，炙干） 杜仲（一两半，去粗皮，炙微黄，锉） 防风（三分，去芦头）[17] 熟干地黄（一两）

右件药，捣罗为末，炼蜜和捣五七百杵，圆如梧桐子大。每于食前，以温酒下三十圆。

治虚劳膝冷，宜服补益黄芪浸酒方。

黄芪（一两，锉） 萆薢（一两半，锉） 防风（一两半，去芦头） 牛膝（二两，去苗） 桂心（一两） 石斛（二两，去根） 杜仲（一两半，去粗皮，炙微黄，锉） 肉苁蓉（一两，酒浸一宿，刮去皴皮，炙干） 附子（一两，炮裂，去皮脐） 山茱萸（一两） 石南（一两）

白茯苓（一两）

右件药，细锉，以绢袋盛，用酒二斗，于瓷瓶中浸，密封瓶头，候三日后，每于食前暖一小盏服。

治虚劳损，肾腰疼，膝冷少力，补益驻颜，宜服菟丝子圆方。

菟丝子（三两，酒浸三日，曝干，别捣为末） 车前子（二两） 白术（二两） 桂心（二两） 杜仲（二两，去粗皮，炙微黄，锉） 熟干地黄（四两）

右件药，捣罗为末，炼蜜和捣五七百杵，圆如梧桐子大。每于食前，以温酒下三十圆。

治虚劳膝冷，附子圆方。

附子（半斤，每日早以新汲水浸，日一度换水，浸经七日，去黑皮，薄切曝干为末） 石斛（四两，去根，锉） 肉苁蓉（四两，酒浸一宿，刮去皴皮，炙干） 补骨脂（四两，微炒）

右件药，捣罗为末，炼蜜和捣千余杵，圆如梧桐子大。每于食前，以温酒下三十圆。

治虚劳衰弱，绝阳阴痿，膝冷，宜服钟乳圆方。

钟乳粉（二两） 蛇床子（三分） 石斛（一两，去根，锉） 菟丝子（三两，酒浸三日，曝干，别捣为末） 桂心（三分） 肉苁蓉（一两，酒浸一宿，刮去皴皮，炙干）

右件药，捣罗为末，炼蜜和捣三五百杵，圆如梧桐子大。每服，食前以温酒下三十圆。

治虚劳四肢逆冷诸方

夫经脉所行，皆起于手足，若有虚劳，则血气衰损，不能温其四肢，故四肢逆冷也。

治虚劳四肢逆冷，乏力，少气，不能饮食，宜服厚朴散方。

厚朴（一两半，去粗皮，涂生姜汁，炙令香熟） 人参（一两，去芦头） 附子（一两，炮裂，去皮脐） 白术（一两） 陈橘皮（一两，汤浸去白瓤，焙）　黄芪（三分，锉）　白茯苓（一两）　桂心（一两）　石斛（一两，去根，锉）　甘草（半两，炙微赤，锉）　白芍药（三分）

右件药，捣粗罗为散。每服三钱，以水一中盏，入生姜半分、枣三枚，煎至六分，去滓，稍热服，日三四服。

治虚劳四肢逆冷，脉厥绝，面无颜色，宜服吴茱萸散方。

吴茱萸（三分，汤浸七遍，焙干微炒）　当归（一两）　桂心（一两）　白芍药（一两）　细辛（三分）　木通（一两）　甘草（半两，炙微赤，锉）　白术（一两）

右件药，捣粗罗为散。每服三钱，以水一中盏，入生姜半分、枣三枚，煎至六分，去滓，温服，日三四服。

治虚劳羸瘦，四肢逆冷，或心腹虚满，不能饮食，宜服理中人参散方。

人参（一两，去芦头）　陈橘皮（一两，汤浸去白瓤，焙）　白术（一两）　干姜（三分，炮裂，锉）　甘草（半两，炙微赤，锉）　附子（一两，炮裂，去皮脐）　白茯苓（一两）　桂心（三分）　麦门冬（一两半，去心焙）

右件药，捣粗罗为散。每服三钱，以水一中盏，入生姜半分、枣三枚，煎至六分，去滓，稍热服，日三四服。

治虚劳，四肢逆冷，心神烦躁，不能饮食，宜服附子散方。

附子（一两，炮裂，去皮脐）　桂心（三分）　半夏（半两，汤洗七遍，去滑）　白术（三分）　人参（一两，去芦头）　陈橘皮（一两，汤浸去白瓤，焙）　白茯苓（一两）　甘草（半两，炙微赤，锉）　麦门冬（一两，去心焙）

右件药，捣粗罗为散。每服三钱，以水一中盏，入生姜半分、枣三枚，煎至六分，去滓，稍热服，日三四服。

治虚劳四肢逆冷，心膈滞闷，不能饮食，宜服诃黎勒散方。

诃黎勒皮（一两）　人参（三分，去芦头）　前胡（一两，去芦头）　附子（一两，炮裂，去皮脐）　细辛（半两）　干姜（半两，炮裂，锉）　桂心（三分）　白术（一两）　半夏（半两，汤洗七遍，去滑）　白茯苓（一两）　甘草（半两，炙微赤，锉）

右件药，捣粗罗为散。每服三钱，以水一中盏，入生姜半分、枣三枚，煎至六分，去滓，稍热服，日三四服。

治虚劳四肢逆冷，胸中痞满，或时呕逆，不纳饮食，宜服吴茱萸圆方。

吴茱萸（一两，汤浸七遍，焙干微炒）　附子（三分，炮裂，去皮脐）　厚朴（一两半，去粗皮，涂生姜汁，炙令香熟）　桂心（三分）　石矾（一两，烧令汁尽）　人参（一两，去芦头）　半夏（三分，汤浸七遍去滑）　枳实（一两，麸炒微黄）　干姜（半两，炮裂，锉）

右件药，捣罗为末，炼蜜和捣百余杵，圆如梧桐子大。每服不计时候，以暖酒下二十圆。

治虚劳四肢逆冷，心腹气胀，唇青，呕逆，宜服木香圆方。

木香（三分）　荜澄茄（三分）　附子（一两，炮裂，去皮脐）　干姜（半两，炮裂，锉）　吴茱萸（半两，汤浸七遍，焙干微炒）　桂心（三分）　诃黎勒皮（一两）　硫黄（三分，细研）　陈橘皮（一两，汤浸去白瓤，焙）

右件药，捣罗为末，炼蜜和捣三二百杵，圆如梧桐子。每服不计时候，以姜枣汤下十圆。

治虚劳梦与鬼交诸方

夫人禀五行秀气而生，承五脏神气而养。若阴阳调利，则脏腑强盛，风邪鬼魅不能干之，若将摄失节，血气虚衰，则风邪乘具[18]虚，鬼气干其正也。是以劳伤之人，脏腑气弱，神气不守，故邪乘虚所干，因梦与鬼交通也。

治虚劳不足，梦与鬼交，四肢无力，宜服鹿角散方。

鹿角屑（二两）　韭子（一两，微炒）　芎䓖（三分）　白茯苓（一两）　当归（三分，锉，微炒）　鹿茸（二两，去毛，涂醋炙微黄）

右件药，捣筛为散。每服三钱，以水一中盏，入生姜半分、枣三枚、粳米一百粒，煎至六分，去滓，食前温服。忌生冷、油腻、犬肉、醋物。

治虚劳无力，梦与鬼交，神心虚烦，宜服茯神散方。

茯神（一两）　黄芪（一两，锉）　人参（一两，去芦头）　桂心（三分）　牡蛎（三分，烧为粉）　龙骨（三分）　甘草（三分，炙微

赤，锉）　麝香（一钱，研）

右件药，捣粗罗为散，入麝香令匀，每服三钱，以水一中盏，入生姜半分、枣三枚，煎至六分，去滓，温服，日三四服。

治虚劳肾气久弱，阴下湿痒，小便遗失，因梦鬼交，精泄不禁，鹿角圆[19]。

鹿角（半斤，镑细，以少牛乳拌和得所，于小甑子内以大麦压蒸一复时）　黄芪（二[20]两，锉）　补骨脂（二两，微炒）　韭子（三两，微炒）　蛇床子（一两）　人参（二两，去芦头）　石龙芮（一两）　覆盆子（一两）　附子（一两，炮裂，去皮脐）　远志（一两，去心）　续断（一两）　石斛（一两，去根，锉）　当归（二两）　龙骨（二两）　柏子仁（一两）

右件药，捣罗为末，炼蜜和捣三五百杵，圆如梧桐子大。每服，空心及晚食前，以温酒下三十圆。

治虚劳梦与鬼交，精泄不止，四肢羸瘦，少力，心神虚烦，宜服鹿茸圆方。

鹿茸（三分，去毛，涂酥炙微黄）　韭子（一两，微炒）　柏子仁（一两）　泽泻（半两）　菟丝子（一两，酒浸三日，曝干，别捣为末）　茯神（半两）　石斛（半两，去根锉）　天门冬（一两，去心焙）　黄芪（一两，锉）　巴戟（一两）　龙骨（三分）　石龙芮（半两）　附子（一两，炮裂，去皮脐）　露蜂窠（三分，微炒）　麝香（半两，细研入）

右件药，捣罗为末，炼蜜和捣三二百杵，圆如梧桐子大。每服，空心及晚食前，以温酒下三十圆。

治虚劳梦与鬼交，失精，腰膝疼痛，补益覆盆子圆方。

覆盆子（四两）　菟丝子（二两，酒浸三日，曝干，别捣为末）　龙骨（一两半）　肉苁蓉（二两，酒浸一宿，刮去皴皮，炙干）　附子（一两，炮裂，去皮脐）　巴戟（一两）　人参（一两半，去芦头）　蛇床子（一两）　熟干地黄（二两）　柏子仁（一两）　鹿茸（一两，去毛，涂醋炙微黄）

右件药，捣罗为末，炼蜜和捣三五百杵，圆如梧桐子大。每服，空心及晚食前，以温酒下三十圆。

治虚劳梦与鬼交，失精，虚竭至甚，紫石英圆方。

紫石英（二两，细研水飞过）　朱砂（一两，细研水飞过）　柏子仁

（二两）　龙骨（二两）　人参（二两，去芦头）　桑螵蛸（一两，微炒）　麝香（半两，细研）　肉苁蓉（一两，酒浸一宿，刮去皴皮，炙干）

右件药，捣罗为末，研入朱砂、石英、麝香令匀，炼蜜和捣三二百杵，圆如梧桐子大。每服，食前，以温酒下二十圆。

治虚劳梦泄诸方

夫虚劳梦泄者，由肾脏气虚，为邪气之所乘也。邪客于阴，则梦交接，肾脏主于精，令肾虚不能制于精，故因梦感动而泄也。

治虚劳梦中失精，心悸，小腹急，阴间寒，目眶疼痛，头发脱落，龙骨散方。

白龙骨（二两）　甘草（半两，炙微赤，锉）　续断（一两）　泽泻（一两）　牡蛎粉（三分）　附子（一两，炮裂，去皮脐）　覆盆子（三分）　棘刺（三分，微炒）　白芍药（一两）

右件药，捣粗罗为散。每服三钱，以水一中盏，入生姜半分、枣三枚，煎至六分，去滓，每于食前温服。

治虚劳梦中失精，虚乏少力，宜服薰草散方。

薰草（二两）　人参（二两，去芦头）　龙骨（一两）　赤石脂（一两）　熟干地黄（二两）　白术（二两）　棘刺（一两，微炒）　车前子（一两）　白芍药（二两）　茯神（一两）　桂心（一两半）　甘草（一两，炙微赤，锉）

右件药，捣粗罗为散。每服四钱，以水一中盏，入枣三枚，煎至六分，去滓，每于食前温服。

治虚劳梦泄，心多忪悸，宜服此方。

龙骨（二两）　牡蛎粉（一两）　桂心（一两）　车前子（一两）　泽泻（一两）　韭子（一两，微炒）　甘草（一两，炙微赤，锉）　黄芪（一两，锉）　茯神（一两）

右件药，捣筛为散。每服四钱，用水一中盏，入生姜半分、枣三枚，煎至六分，去滓，食前温服。

治虚劳梦泄甚者，心下悸，腹里急，阴头寒，目眶痛，发落，宜服桂心散方。

桂心（一两） 白芍药（一两） 龙骨（一两半） 牡蛎粉（一两半） 甘草（半两，炙微赤，锉）

右件药，捣粗罗为散。每服三钱，以水一中盏，入生姜半分、枣三枚，煎至六分，去滓，食前温服。

治虚劳梦泄，乏力，盗汗，牡蛎散方。

牡蛎粉（三两） 龙骨（三两） 桂心（一两） 棘刺（一两，微炒） 白芍药（一两） 苍术（三两，微炒） 甘草（一两，炙微赤，锉） 柏子仁（一两） 车前子（一两） 桑螵蛸（一两，微炒）

右件药，捣细罗为散。每于食前，以粥饮调下二钱。

治虚劳羸瘦，肾虚，梦泄不知，韭子圆方。

韭子（三合，微炒） 鹿茸（二两，去毛，涂酥炙微黄） 杜仲（二两，去皴皮，炙微赤，锉） 干姜（二两，炮裂，锉） 桑螵蛸（二两，微炒） 白龙骨（三两） 天雄（二两，炮裂，去皮脐） 菟丝子（三两，酒浸三日，曝干，别捣为末） 五味子（二两） 山茱萸（二两）

右件药，捣罗为末，炼蜜和捣三五百杵，圆如梧桐子大。每服，空心及晚食前，以温酒下三十圆。

治虚劳肾气不足，数梦泄，宜服棘刺圆方。

棘刺（一两，微炒） 干姜（三分，炮裂，锉） 乌头（半两，炮裂，去皮脐） 小草[21]（半两） 菟丝子（二两，酒浸三日，曝干，别捣为末） 防风（半两，去芦头） 薯蓣（三分） 石龙芮（三分） 枸杞子（三分） 巴戟（三分） 萆薢（一两，锉） 细辛（半两） 葳蕤（一两） 石斛（一两，去根，锉） 牛膝（一两，去苗） 厚朴（一两，去粗皮，涂生姜汁，炙令香熟） 桂心（三分） 天门冬[22]（一两半，去心焙）

右件药，捣罗为末，炼蜜和捣三五百杵，圆如梧桐子大。食前，以温酒下二[23]十圆。

治虚劳梦泄，立效鹿角胶散方。

鹿角胶（一两，研碎，炒令黄燥） 覆盆子（一两） 车前子（一两）

右件药，捣细罗为散。每于食前，以温酒调下二钱。

又方。

新韭子（三两，十月霜后采者，酒浸一宿，曝干微炒）　地肤子（一两半）　柏子仁（一两）　枸杞子（一两，微炒）

右件药，捣罗为末，以煮枣肉和捣百余杵，圆如梧桐子大。每服，空心及晚食前，以粥饮下三十圆。

又方。

韭子（二两，微炒）　桑螵蛸（一两，微炒）

右件药，捣细罗为散。每服，空心以温酒调下二钱，晚食前再服。

又方。

白龙骨（二两）　韭子（二两，微炒）

右件药，捣罗为散，更研令细，每服，空心及晚食前，以温酒调下二钱。

治虚劳梦泄，镇精真珠圆方。

真珠（六两，以牡蛎六两用水同煮一日，去牡蛎只取真珠用）

右捣，细罗为末，却入水于乳钵内，研三五日后，宽著水，飞过，候干，用蒸饼和，圆如梧桐子大。每服食前，以温酒下二十圆。

治虚劳肾损，梦中泄精，韭子散方。

韭子（二两，微炒）

右件药，捣细罗为散。每于食前，以温酒调下二钱。

治虚劳阴痿[24]诸方

夫虚劳阴痿者，缘肾气通于阴，若阴伤于肾，肾虚不能荣于阴气，故萎弱也。诊其脉，瀓瀓如羹上肥，阳气微，连连如蜘蛛丝，阴气衰，脉微而弱者，是风邪入于肾经，故阴不起，或引腹痛也。

治虚劳阳气不足，阴气萎弱，囊下湿痒，小便余沥，宜服天雄散方。

天雄（一两，炮裂，去皮脐）　五味子（半两）　薯蓣（三分）　熟干地黄（三分）　巴戟（一两）　续断（三分）　蛇床子（一两）　远志（三分，去心）　桂心（三分）

右件药，捣细罗为散。每服，食前以温酒调下二钱。忌生冷，油腻。

治虚劳羸损，阴痿，精气乏弱，宜服肉苁蓉散方。

肉苁蓉（一两，酒浸一宿，刮去皱皮，炙） 石斛（三分，去根，锉） 枸杞子（一两） 远志（半两，去心） 续断（三分） 蠹[25]蚕蛾（三分，微炒） 菟丝子（二两，酒浸三日，曝干，别捣为末） 天雄（一两，炮裂，去皮脐） 熟干地黄（一两）

右件药，捣细罗为散。每服，食前以温酒调下二钱。

治虚劳阳气不足，阴痿，小便滑数，宜服鹿茸散方。

鹿茸（一两半，去毛，涂酥炙微黄） 肉苁蓉（一两，酒浸一宿，刮去皱皮，炙干） 钟乳粉（一两） 蛇床子（三分） 远志（三分，去心） 续断（一两） 薯蓣（三分） 桑螵蛸（一两，微炒） 熟干地黄（一两）

右件药，捣细罗为散。每服，食前以温酒调下二钱。

治虚劳阴痿，四肢乏力，宜服蛇床子散方。

蛇床子（半两） 菟丝子（一两，酒浸三日，曝干，别研为末） 远志（半两，去心） 肉苁蓉（一两，酒浸一宿，刮去皱皮，炙干） 五味子（半两） 防风（半两，去芦头） 巴戟（三分） 杜仲（一两，去粗皮，炙微黄，锉） 熟干地黄（一两）

右件药，捣细罗为散。每服，食前以温酒调下二钱。

治虚劳阴痿，脏腑乏弱，面无颜色，肢体俱痒，宜服熟干地黄圆方。

熟干地黄（一两） 蛇床子（半两） 薯蓣（半两） 牡蛎粉（三分） 天雄（三分，炮裂，去皮脐） 远志（半两，去心） 桂心（半两） 枸杞子（三分） 鹿药（半两） 五味子（半两） 黄芪（一两，锉） 人参（三分，去芦头） 杜仲（一两，去粗皮，炙微黄，锉） 鹿茸（一两，去毛，涂醋炙微黄） 车前子（三分） 覆盆子（三分） 磁石（一两，烧通赤，酥[26]淬七遍，捣，细研水飞过） 雄蚕蛾（半两，微炒） 菟丝子（一两半，酒浸三日，曝干，别研为末） 雄鸡肝（一两，微炙） 肉苁蓉（一两，酒浸一宿，刮去皱皮，炙干） 石斛（一两，去根，锉） 阳起石（一两半，酒煮一日，细研水飞过） 白茯苓（三分）

右件药，捣罗为末，炼蜜和捣五七百杵，圆如小豆大。每服，食前以温酒下二十圆。

治虚劳羸弱，阳气不足，阴痿，小便数，宜服天雄圆方。

天雄（二两，炮裂，去皮脐）　覆盆子（一两）　鹿茸（二两，去毛，涂酥炙微黄）　巴戟（一两）　菟丝子（一两，酒浸三日，曝干，别捣为末）　五味子（一两）　肉苁蓉（二两，酒浸一宿，刮去皴皮，炙干）　牛膝（一两半，去苗）　桂心（一两）　石龙芮（一两）　石南（一两）　熟干地黄（二两）

右件药，捣罗为末，炼蜜和捣五七百杵，圆如梧桐子大。每服，食前以温酒下三十圆。

又方。

雄鸡肝（一具）　鲤鱼胆（一枚）

右件药，阴干，捣罗为末，用雀卵和，圆如小豆大。每服，食前以温酒下五圆。

又方。

菟丝子（二两，酒浸三日，曝干，别研为末）　五味子（一两）　蛇床子（一两）

右件药，捣罗为末，炼蜜和圆，如梧桐子大。每服，食前以温酒下十圆。

又方。

天雄（炮裂，去皮脐）　鹿茸（去毛，涂酥炙微黄）　桂心（各二两）

右件药，捣罗为末，炼蜜和捣三二百杵，圆如梧桐子大。每服，食前以温酒下十圆。

又方。

鹿角屑（四两，炒令黄）　天雄（二两，炮裂，去皮脐）

右件药，捣罗为末，炼蜜和捣三二百杵，圆如梧桐子大。每服，食前以暖酒下二十圆。

治虚劳失精诸方

夫虚劳失精者，由肾气虚不能藏于精，故漏失也。其病小腹痛，脉弦急，阴头冷，目眶疼，髭发落，诊其脉数而散者，失精脉也，凡脉芤动而微紧者是也。

治虚劳肾气乏弱，或时失精，心中虚烦，宜服黄芪散方。

黄芪（一两，锉） 白茯苓（一两） 熟干地黄（一两） 韭子（一两，微炒） 麦门冬（一两半，去心焙） 车前子（一两） 鹿茸（一两，去毛，涂醋炙微黄） 菟丝子（二两，酒浸三日，曝干，别捣为末） 白龙骨（三分）

右件药，捣细罗为散。每服，食前以温粥调下二钱。

治虚劳羸损，失精，宜服菟丝子散方。

菟丝子（二两，酒浸三日，曝干，别捣为末） 补骨脂（一两，微炒） 麦门冬（一两半，去心焙） 车前子（一两） 龙骨（半两）

右件药，捣细罗为散。每服，食前以温酒调下二钱。

治虚劳失精，心多忪悸，宜服龙骨散方。

龙骨（一两） 韭子（三分，微炒） 赤石脂（一两） 黄芪（一两，锉） 桑螵蛸（一两，微炒） 远志（三分，去心） 茯神（一两） 麦门冬（一两半，去心焙） 熟干地黄（一两）

右件药，捣粗罗为散。每服四[27]钱，用水一中盏，入枣三枚，煎至六分，去滓，食前温服。

治虚劳失精，百法未效，宜服龙角散方。

龙角（一两，赤锦文[28]者） 干姜（三分，炮裂，锉） 甘草（三分，炙微赤，锉） 桂心（三分）

右件药，捣细罗为散。每服，食前以温酒调下一钱。

治虚劳肾气乏弱，失精，腰膝无力，小便数，宜服鹿茸圆方。

鹿茸（二两，去毛，涂酥炙微黄） 补骨脂（一两，微炒） 牛膝（一两，去苗） 杜仲（一两，去粗皮，炙微黄，锉） 菟丝子（一两半，酒浸三日，曝干，别捣为末） 桂心（三分） 牡蛎粉（三分） 薯蓣（一两） 黄芪（一两，锉） 桑螵蛸（一两，微炒） 附子（一两，炮裂，去皮脐） 泽泻（三分） 防风（三分，去芦头） 干姜（三分，炮裂，锉） 熟干地黄（一两） 肉苁蓉（一两半，酒浸一宿，刮去皴皮，炙干） 远志（三分，去心） 龙骨（三分）

右件药，捣罗为末，炼蜜和捣五七百杵，圆如梧桐子大。每服，食前以温酒下三十圆。

治虚劳失精，小便过多，不能饮食，腰膝无力，宜服菟丝子圆方。

菟丝子（一两半，酒浸三日，曝干，别捣为末） 鹿茸（一两半，去毛，涂酥炙微黄） 萆薢（一两，锉） 厚朴（一两，去粗皮，涂生姜汁，炙令香熟） 柏子仁（三分） 肉苁蓉（一两半，酒浸一宿，刮去皴皮，炙干） 桂心（三分） 石斛（一两，去根，锉） 远志（三分，去心） 龙骨（一两） 杜仲（一两，去粗皮，炙微黄，锉） 石龙芮（一两） 牛膝（一两半，去苗） 防风（三分，去芦头） 棘刺（三分，微炒）

右件药，捣罗为末，炼蜜和捣五七百杵，圆如梧桐子大。每服，食前以温酒下三十圆。

治虚劳肾气衰弱，阴痿，失精，腰膝无力，宜服石斛圆方。

石斛（一两半，去根，锉） 巴戟（一两） 杜仲（一两半，去粗皮，炙微黄，锉） 牛膝（一两，去苗） 桑螵蛸（一两，微炒） 鹿茸（一两半，去毛，涂醋炙微黄） 补骨脂（一两，微炒） 龙骨（一两）

右件药，捣罗为末，炼蜜和捣五七百杵，圆如梧桐子大。每服，食前以温酒下三十圆。

治虚劳尿精诸方

夫虚劳小便精出者，此由肾气衰弱故也。肾脏主于精，其气通于阴，劳伤则肾气虚，不能藏于精，故因小便而精出也。

治虚劳膀胱寒，小便数而精出，宜服鸡肠散方。

赤雄鸡肠（二具，炙令干） 鸡肶胵（二具，炙令干） 熟干地黄（一两） 牡蛎粉（三分） 龙骨（三分） 白石脂（三分） 黄连（三分，去须） 赤石脂（三分） 桑螵蛸（三分，微炒） 肉苁蓉（一两半，酒浸一宿，刮去皴皮，炙干）

右件药，捣细罗为散。每服，食前以温酒调下二钱。

治虚劳小便精出，口干，心烦，宜服枸杞子散方。

枸杞子（一两） 五味子（三分） 覆盆子（三分） 白芍药（三

分） 白龙骨（一两） 麦门冬（一两，去心焙）

右件药，捣细罗为散。每服不计时候，以温粥饮调下二钱。

治虚劳小便出精[29]，宜服金鏁[30]子圆方。

补骨脂（二[31]两，微炒） 韭子（二两，微炒） 牛膝（一两，去苗） 巴戟（一两） 肉苁蓉（一两，酒浸一宿，刮去皴皮，炙干） 龙骨（一两） 菟丝子（一两，酒浸三日，曝干，别捣为末） 山茱萸（一两） 桑螵蛸（一两，微炒）

右件药，捣罗为末，炼蜜和捣三二百杵，圆如梧桐子大。每服，食前以温酒下三十圆。

治虚劳小便出精，宜服韭子圆方。

韭子（一两，微炒） 鹿茸（一两半，去毛，涂酥炙微黄） 桑螵蛸（一两，微炒） 龙骨（一两半） 车前子（一两） 天雄（一两，炮裂，去皮脐） 干姜（一两，炮裂，锉） 菟丝子（二两，酒浸三日，曝干，别捣为末）

右件药，捣罗为末，炼蜜和捣三二百杵，圆如梧桐子大。每服，食前以温酒下三十圆。

又方。

栝楼根（一两） 泽泻（一两半） 牡蛎粉（二两）

右件药，捣罗为末，炼蜜和圆，如梧桐子大。每服，食前以温酒下三十圆。

又方。

棘针（二两） 韭子（一两，微炒）

右件药，捣细罗为散。每服，食前以温酒调下二钱。

又方。

韭子（一两，微炒） 桑螵蛸（三七枚，微炙）

右件药，捣细罗为散。每服，食前以温酒调下二钱。

又方。

稻米（一合） 韭子（半两，微炒为末）

右以水一大盏，煮稀粥，空肚服之。

治虚劳少精诸方

夫肾主骨髓而藏于精，虚劳之人，肾气虚弱，故精液少也，诊其脉，左手尺中绝者，无肾脉也，若是体里拘急，主精气竭少，劳伤所致也。

治虚劳精气之少，四肢羸弱，宜服覆盆子散方。

覆盆子（二两）　五味子（三分）　黄芪（一两，锉）　石斛（一两半，去根，锉）　肉苁蓉（一两，酒浸一宿，刮去皱皮，炙干）　车前子（三分）　鹿角胶（一两，捣碎，炒令黄燥）　熟干地黄（一两）　钟乳粉（二两）　天门冬（一两半，去心焙）　紫石英（一两半，细研水飞过）　菟丝子（一两，酒浸三日，曝干，别捣为末）

右件药，捣细罗为散。每于食前，以温酒调下二钱。

治虚劳伤惫，骨气不足，精清而少，阴痿，脚膝无力，宜服鹿茸圆方。

鹿茸（一两半，去毛，涂酥炙微黄）　菟丝子（二两，酒浸三日，曝干，别捣为末）　牛膝（一两半，去苗）　石斛（一两半，去根，锉）　五味子（一两）　巴戟（一两）　肉苁蓉（一两半，酒浸一宿，刮去皱皮，炙干）　覆盆子（一两）　萆薢（一两，锉）　白茯苓（一两）　防风（三分，去芦头）　黄芪（一两，锉）　麦门冬（一两半，去心焙）　钟乳粉（二两）　桂心（一两）　熟干地黄（二两）　人参（一两，去芦头）　附子（一两，炮裂，去皮脐）

右件药，捣罗为末，炼蜜和捣五七百杵，圆如梧桐子大。每服，食前以暖酒下三十圆。

治虚劳乏弱，精少，骨痿，腰膝无力，不能饮食，日渐羸困，宜服钟乳圆方。

钟乳粉（二两）　熟干地黄（一两半）　人参（一两，去芦头）　薯蓣（一两）　肉苁蓉（二两，酒浸一宿，刮去皱皮，炙干）　牛膝（一两，去苗）　黄芪（一两）　白茯苓（一两）　枸杞子（一两）　巴戟（一两）　杜仲（一两半，去粗皮，炙微黄，锉）　续断（一两）　天门冬（一两半，去根，锉）　石斛（一两半，去根，锉）　桂心（一两）

蛇床子（一两） 补骨脂（一两，微炒） 石龙芮（一两） 覆盆子（一两） 防风（一两，去芦头） 山茱萸（一两） 五味子（一两） 远志（一两，去心） 附子（一两，炮裂，去皮脐） 鹿茸（二两，去毛，涂醋炙微黄） 车前子（一两）

右件药，捣罗为末，炼蜜和捣五七百杵，圆如梧桐子大。每服，食前以温酒下三十圆。

治虚劳，益脏腑，久服轻身，驻颜色，治精少强急，力补虚损，宜服地黄煎圆方。

生地黄（五斤，洗净，肥好者） 巨藤子（三两） 牛膝（三两，去苗） 桂心（三两） 生黄精（五斤，净洗，同地黄于木臼中烂捣绞取汁，旋更入酒三升于银锅中，慢火熬成膏） 附子（三两，炮裂，去皮脐） 干漆（三两，捣碎，炒令烟出） 肉苁蓉（三两，酒浸一宿，刮去皴皮，炙干） 补骨脂（三两，微炒） 鹿角胶（三两，捣碎，炒令黄燥） 菟丝子（三两，酒浸三日，曝干，别捣为末）

右件药，捣罗为末，入地黄黄精膏中，和捣千余杵，圆如梧桐子大。每日空心，以温酒下三十圆，晚食前再服。

治虚劳肾脏衰惫，精少，腰膝无力，面色萎黄，肌肤瘦乏，宜服此方。

钟乳粉（二两） 鹿茸（一两半，去毛，涂酥炙微黄） 附子（一两，炮裂，去皮脐） 石斛（一两半，去根，锉） 菟丝子（二两，酒浸三日，曝干，别捣为末） 蛇床子（一两） 桂心（一两） 干漆（一两，捣碎，炒令烟出）

右件药，捣罗为末，炼蜜和捣三五百杵，圆如梧桐子大。每服，食前以温酒下三十圆。

治虚劳精少，阳事衰弱，宜服补益地黄圆方。

熟地黄干（二两） 五味子（一两） 鹿角屑（二[32]两，微炒） 远志（一两，去心） 桂心（一两） 巴戟（一两） 天门冬（一两半，去心焙） 菟丝子（一两，酒浸三日，曝干，别捣为末） 石龙芮（一两） 肉苁蓉（二两，酒浸一宿，刮去皴皮，炙干）

右件药，捣罗为末，炼蜜和捣三五百杵，圆如梧桐子大。每服，食前以温酒下三十圆。

治虚劳少精方。

鹿角末（三两）

炼蜜和圆，如梧桐子大。每服，食前以温酒下二十圆。

治虚劳阴肿诸方

夫虚劳阴肿者，此由风热客于肾经故也，令肾虚不能宣散，致肿也。疝者气痛也，众筋皆会于阴器，邪客于厥阴、少阴之经，与冷气相搏，则阴肿痛而挛缩也。

治虚劳损，肾阴肿，疼痛，宜服海藻圆方。

海藻（一两，洗去咸味）　肉苁蓉（三分，酒浸一宿，刮去皴皮，炙干）　牡蛎粉（半两）　茯香子（三分，去苗）　木香（半两）　沉香（三分）　天雄（三分，炮裂，去皮脐）　牛膝（半两，去苗）　硫黄（半两，细研）

右件药，捣罗为末，入硫黄，都研令匀，炼蜜和捣五七百杵，圆如梧桐子大。每服，食前以温酒下三十圆，盐汤下亦得。

治虚劳阴肿，大如升，核痛，人所不能疗者，雄黄淋蘸方。

雄黄（一两，细研，绵裹）　甘草（一尺）

右件药末，以水三升，煮取二升，去滓，看冷热，于密室中洗之，后以暖棉衣裹之，一日一度用之。

又方。

苋菜根，捣敷之。

又方。

蔓菁根捣敷之，

又方。

捣马鞭草敷之，

治虚劳阴肿痛方。

右取桃仁去尖皮，炒微黄，为末，以热酒服弹圆许，日三四服，即差。

治虚劳阴肿大方。

取鸡翅烧灰，以粥饮调服二钱，肿在左取左，在右取右翅也。

治虚劳阴肿冷痛方。

右取椒拣择新好者，令净布于绵内令厚，以裹肿处，须臾热气大通，即效，日再易之。

治虚劳阴疮诸方

夫虚劳阴疮者，为肾气荣于阴，今肾虚不能荣，则津液汗湿于阴也，虚则为风邪所乘，客于腠理，而正气不泄，邪正相干，在于皮肤，故痒搔之，则生疮也。

治虚劳阴湿生疮，宜用此方。

桑螵蛸灰（一分）　牡蛎粉（半两）　米粉（一分）　胡粉（一分）　麒麟竭（一分）　密陀僧（一分）

右件药，都细研如粉，用涂疮妙。

又方。

麻黄根末（半两）　硫黄（半两，细研）　米粉（一分）

右件药，都研令匀细，每用，如粉涂之。

又方。

麒麟竭（半两）　坐拏[33]（三分）　黄柏（半两[34]）

右件药，捣罗为末，入腻粉一分，都研令匀，如疮破有脓水，即干上，如无脓水，即以生油调涂。

又方。

右用黄柏涂蜜，炙令黑焦，捣罗细研，敷于疮上。

治虚劳阴下痒湿生疮诸方

夫虚劳损肾气不足，故阴汗自泄也，风邪乘之则多痒，搔之则成疮也。

治虚劳阴下湿痒，生疮及萎弱，宜服牡蒙散方。

牡蒙（一两）　菟丝子（二两，酒浸三日，曝干，别捣为末）　柏子

仁（一两） 肉苁蓉（二两，酒浸一宿，刮去皴皮，炙干）

右件药，捣细罗为散。每服，食前以温酒调下一钱。

治虚劳阴痿湿痒，搔之汁出生疮，小便淋沥，或赤黄，茎中痛，甚者，失精剧苦尿血，目视䀮䀮，得风泪出，脚弱不能久立，宜服天雄圆方。

天雄（一两，炮裂，去皮脐） 蛇床子（三分） 细辛（半两） 川大黄（半两，锉碎，微炒） 杜仲（三分，去粗皮，炙微黄，锉） 柏子仁（三分） 白茯苓（三分） 防风（半两，去芦头） 萆薢（三分，锉） 菖蒲（三分） 泽泻（三分） 栝楼（三分） 桂心（三分） 薯蓣（三分） 远志（半两，去心） 川椒（半两，去目及闭口者，微炒去汗） 牛膝（三分，去苗） 石韦（半两，去毛） 山茱萸（三分） 白术（三分）

右件药，捣罗为末，炼蜜和捣三五百杵，圆如梧桐子大。每服，食前以温酒下三十圆。

治虚劳阳气衰绝，阴痿，湿痒生疮，宜服蛇床子圆方。

蛇床子（三分） 续断（半两） 薯蓣（半两） 桑寄生（半两） 肉苁蓉（一两，酒浸一宿，刮去皴皮，炙干） 附子（半两，炮裂，去皮脐） 菟丝子（一两，酒浸三日，曝干，别捣为末） 远志（半两，去心） 莨菪子（半两，水淘去浮者，水煮牙出，焙干炒黑色）

右件药，捣罗为末，炼蜜和捣三二百杵，圆如梧桐子大。每服，食前以温酒下二十圆。

治虚劳阴湿痒生疮，小浴方。

川椒（一两半） 蛇床子（一两半） 苦参（一两半） 白矾（一两） 香附子（一两） 桂心（三分） 白芷（一两） 狗脊（一两） 细辛（一两）

右件药，捣粗罗为散。每用一两，以水三升，煎至二升，去滓，倾入盆子内，但乘热气，坐盆子上熏之，良久通手便洗患处，甚者不过三五度效。

又方。

乌梅（十四枚） 青钱（四十文） 盐（三钱）

右件药，以水酒各一升，于铜器中煎至一升半，去滓，看冷暖，洗之立效。

又方。

槐白皮（二两）　黄柏（一两半）　香茅叶（一两半）

右件药，细锉，都以水三升，煎至二升，去滓，看冷暖，洗之。

又方。

猪蹄（二枚，锉）　槐树寄生（细锉，一升）

右以水五升，煮取三升，去滓，看冷热，洗疮三五度，用之永差。

又方。

右用甘草一尺，细锉，以水五升，煮取三升，去滓，看冷热，洗之。

【校注】

①三分：抄本作“一两”。

②一两：据人卫本补，此处脱文。

③蔺：抄本作“藺”，义长可从。

④六：抄本作“半”。

⑤忌：据文义疑作“忘”。

⑥令：抄本作“今”，义长可从。

⑦劣：抄本作“力”，义胜。

⑧石解：抄本作“石斛”，义长可从。

⑨乏：抄本作“瘦”，义长可从。

⑩分：抄本作“两”。

⑪四：抄本作“二”。

⑫而：其下抄本有“苦”，可参。

⑬二：抄本作“一”。

⑭心：抄本作“苗”。

⑮也：抄本作“巴”，义长可从。

⑯麋：抄本作“鹿”，义胜。

⑰防风三分，去芦头：抄本无此七字，待考。

⑱具：抄本作“其”，义长可从。

⑲圆：其下抄本有“方”，此处脱文。

⑳二：抄本作“一”。

㉑小草：抄本作“甘草”。

㉒天门冬：抄本作“麦门冬”。

㉓二：抄本作“三”。

㉔阴痿：抄本作“阳痿”。此节下同。

㉕蠠：《唐韵》《集韵》愚袁切，音元。晚蚕也。

㉖酥：抄本作“醋”。

㉗四：抄本作“三”。

㉘文：据文义疑作“纹”。

㉙出精：抄本作“精出”。

㉚鏁：抄本作“韮”，义长可从。

㉛二：抄本作“三”。

㉜二：抄本作“一”。

㉝坐蓳：疑为“竹茹”之误，待考。

㉞两：抄本作“分”。